TRAITÉ

DES

MALADIES DES FEMMES

ET

DES ENFANS.

TRAITÉ

DES

MALADIES DES FEMMES

ET

DES ENFANS;

Par Alexandre Hamilton,

Professeur à l'Université d'Edimbourg, etc.

TRADUIT DE L'ANGLAIS

Par F. T. D.

Et revu par le Citoyen J. M., Médecin.

PREMIÈRE PARTIE.

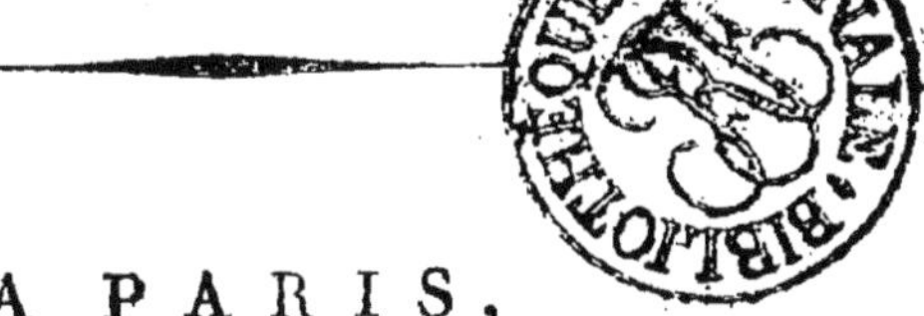

A PARIS,

Chez BATILLIOT frères, Imprimeurs-Libraires, rue du Foin Saint-Jacques, N°. 11.

L'AN VI DE LA RÉP. (1798).

PRÉFACE.

L E S objections que l'on fait communément contre les ouvrages de médecine à l'usage des familles, paroissent fondées sur la partialité, les vues d'intérêt, les préjugés ou l'ignorance de quelques auteurs qui ont écrit sur cette matière.

Quoique la méthode curative des maladies, pour chaque cas particulier, ne puisse être complétement expliquée à ceux qui ignorent l'art de la médecine, en ce qu'on ne peut appliquer aucune règle invariable pour le traitement de la même maladie, suivant les différentes constitutions, on ne peut nier cependant qu'on ne puisse donner des préceptes propres à retarder les progrès de plusieurs maladies, et des règles pour se mettre en garde contre les causes d'un grand nombre.

La branche de l'art de guérir, dans laquelle l'auteur de cet ouvrage s'est particulièrement livré pendant plus de trente ans, lui a fourni de fréquentes occasions de sentir combien il étoit nécessaire de donner un traité sur les maladies des femmes, fait de manière à remplir ces indications importantes. C'est ce qui l'a engagé, il y a dix ans, à publier un ouvrage de cette nature.

Il s'est aperçu, depuis quelques mois, en le corrigeant pour en faire une troisième édition, qu'on pouvoit y faire plusieurs augmentations qui le rendroient d'une utilité plus générale; mais il a senti qu'il ne pourroit faire ces augmentations sans altérer complétement la forme et le style du livre. L'importance du sujet a rendu l'auteur insensible aux difficultés de cette entreprise; il y a d'ailleurs été encouragé par le secours d'un homme qui, pendant plusieurs années, s'est livré à la même partie de la médecine; son propre fils.

Il pense que cet ouvrage, qui renferme des règles pour le traitement des maladies des femmes dans chaque période de la vie, et pour celui des maladies des enfans dans le premier âge, est maintenant composé de manière à pouvoir être d'un usage général.

L'auteur s'est soigneusement attaché à indiquer la nature des différentes maladies dont il traite, à faire connoître les circonstances qui sont la source de plusieurs, afin de se mettre en garde contre elles, et à distinguer les cas où les malades pourroient sans danger se conduire elles-mêmes, de ceux qui exigent le secours d'un médecin expérimenté.

Quoiqu'il n'ait pas manqué de profiter des observations des autres, quand elles se sont trouvées confirmées par son expérience, il s'est cependant abstenu de faire des citations, parce qu'en général il ne conviendroit pas de renvoyer aux ouvrages de médecine, les personnes pour qui celui-ci est destiné.

Le style de ce livre est simple. L'élégance et la bassesse y auroient également été déplacées. On a toujours eu en vue la clarté , qui est l'objet de cet ouvrage ; en conséquence on ne s'est jamais servi des termes techniques , et le petit nombre de mots étrangers qu'on a employés sont universellement entendus , ou peuvent s'apprendre très-aisément. On les a uniquement substitués aux expressions anglaises , que des oreilles délicates auroient pu trouver dures.

Comme la nature des maladies , qui attaquent le genre humain , ne peut être expliquée à ceux qui ignorent totalement la structure du corps humain, on a donné dans l'Introduction une esquisse de cet intéressant sujet , et on l'a rendu intelligible en le dépouillant des termes de l'art , et en éloignant les recherches anatomiques trop minutieuses.

La première partie comprend les observations relatives au traitement de toutes les maladies qui attaquent les femmes hors l'état de grossesse ; elle renferme aussi les changemens qui sont les suites de la conception. Dans la seconde partie on détaille le traitement des maladies particulières à la grossesse ; et dans la troisième , on donne des règles sur la conduite des femmes en couche.

Plusieurs des observations sont éclaircies par des exemples ; mais, pour des raisons faciles à comprendre , on s'est abstenu de nommer les personnes. On espère que le caractère de l'auteur le mettra à l'abri des censures que pourroit lui attirer cette précaution nécessaire.

Il est probable que la grande mortalité des enfans, sur-tout dans les grandes villes , est principalement une suite de la négligence des soins qu'exige l'enfance : c'est pourquoi, dans le premier chapitre qui roule sur la manière de les élever, on donne pour leur traitement des règles que l'expérience a prouvées les plus efficaces, pour prévenir les maladies auxquelles ils sont sujets. Dans le deuxième, on décrit les maladies qui arrivent le plus communément pendant le temps de la nourriture, et la manière de les guérir.

On a généralement adopté les noms vulgaires des maladies; mais on a souvent aussi ajouté les dénominations scientifiques.

L'Appendix contient les formes des médicamens qui conviennent aux maladies dont il est parlé dans l'ouvrage, des préceptes sur la manière de consulter par lettres les médecins expérimentés, et des avis sur le choix d'une nourrice.

L'auteur, en publiant cet ouvrage, a eu en vue de le faire servir comme de texte aux femmes qui viennent l'entendre, et de le rendre utile aux fa-

milles. Mais comme plusieurs des objets qui étoient absolument nécessaires
pour remplir son premier but , ne peuvent plus trouver place dans ce dernier
ouvrage , il les a renvoyés dans un petit abrégé, qui ne peut être utile qu'aux
sages-femmes qui suivent ses leçons. Il
a ainsi évité toute discussion trop peu
décente.

INTRODUCTION.

INTRODUCTION.

ON convient généralement que la structure
du corps humain doit être bien connue de ceux
qui s'occupent de prévenir ou de guérir les
maladies; on s'est néanmoins imaginé qu'une
connoissance partielle de l'anatomie étoit
suffisante pour ceux qui pratiquent l'art des
accouchemens.

Cette idée est très-erronée, en ce que les
différens organes sont si intimement liés entre
eux, qu'on ne peut expliquer la structure d'un
seul sans renvoyer à celle des autres.

La connoissance du mécanisme du corps
humain doit faire sentir à ceux qui pratiquent
l'art des accouchemens, combien il est nécessaire d'user des plus grandes précautions; on
ne sauroit trop insister sur cet objet, parce
que souvent on peut prévenir plusieurs de ces
accidens funestes, que l'ignorance de la délicatesse et de la complication des différentes
parties du système a fréquemment occasionnées.

On présume, en conséquence, que cette légère esquisse de l'anatomie du corps humain
sera considérée comme une introduction nécessaire au sujet qu'on va traiter, et on espère

que celles pour qui cet ouvrage est destiné la recevront favorablement en ce qu'elle servira à éclaircir plusieurs des remarques qu'on aura occasion de faire.

SUBSTANCES

Dont le corps est formé.

Le corps humain est composé de certains principes généraux dont la combinaison forme les différens organes qui entretiennent les différentes fonctions nécessaires à la vie; ces principes ont été divisés en solides et en fluides.

SOLIDES.

Les solides consistent principalement en nerfs, vaisseaux, parties charnues, os avec leurs dépendances, et en une substance insensible qui enveloppe, joint ou entre dans la composition de tous les autres solides, et qui, par sa structure, s'appelle substance cellulaire.

Nerfs. —Les nerfs sont des espèces de cordes blanches et luisantes qui tirent leur origine et probablement leur puissance des parties qui en dépendent.

Le mouvement et la sensation des différentes parties du corps dépendent tellement des nerfs, que quand le principal nerf de chaque organe est entièrement coupé ou fortement comprimé, la sensation et les fonctions de cet organe sont complétement détruites.

Chaque partie du corps doit par conséquent sa sensibilité aux nerfs dont elle est pourvue, et tous les mouvemens des différens organes, depuis le plus petit jusqu'au plus considérable, s'exécutent par le moyen des nerfs.

Outre ces propriétés générales, les nerfs en ont encore quelques-unes de particulières, car c'est par leur moyen que les actions des sens s'accomplissent. Ainsi les sens de la vue et de l'odorat dépendent des nerfs de l'œil et du nez; car si les nerfs sont détruits, les sens n'existent plus.

Chaque fonction du corps doit donc être attribuée à la puissance des nerfs. On n'est cependant pas assuré de quelle manière ils agissent, et ce sera probablement toujours un de ces mystères qu'il n'est pas permis aux hommes de sonder.

Vaisseaux —Les vaisseaux du corps humain sont très-nombreux ; ils sont de différente grosseur et de différentes formes ; ils ont des usages différens. Quelques-uns sont destinés à porter au sang ce qui lui est nécessaire pour réparer ses pertes continuelles ;

d'autres portent le sang lui-même dans toutes les diverses parties, pour servir à la nutrition : quelques-uns le préparent pour cet objet, et d'autres le distribuent, tout préparé, aux différens organes du corps. Tous les vaisseaux peuvent donc être rangés sous la dénomination de vaisseaux absorbans, *circulatoires*, secrétoires et excrétoires.

Les vaisseaux absorbans s'ouvrent tous sur la surface du corps et dans ses différentes cavités, par des extrémités si petites qu'on ne peut s'assurer de leur structure ; ils sont cependant capables d'absorber des fluides qu'ils envoyent dans un réservoir général que nous décrirons ci-après ; ils sont pourvus de nombreuses valvules qui empêchent le fluide qu'ils voiturent de refluer, et qui l'obligent de se porter vers le réservoir général.

D'après l'apparence qu'offre la matière qu'ils contiennent, les vaisseaux absorbans ont été divisés en vaisseaux lymphatiques et en vaisseaux lactées. Les lactées se bornent au ventre, et les lymphatiques sont distribués dans tout le reste du corps. Dans le cours de ces derniers vaisseaux, on trouve des petits corps presque ronds, d'une couleur rouge ou brune, plus gros dans les enfans que chez les adultes, et qu'on appelle glandes conglobées.

Leurs

Leurs fonctions n'ayant pas été jusqu'ici expliquées d'une manière satisfaisante , il est inutile de décrire leur structure en détail,

Les vaisseaux circulatoires sont ceux qui envoyent le sang dans les différentes parties du corps et le rapportent de ces mêmes parties au cœur, qui est le réservoir général. Ceux du premier genre s'appellent artères, et les autres portent le nom de veines.

Les artères sont des tubes cylindriques épais et forts , qui jouissent de la faculté de pousser en avant le fluide qu'ils contiennent ; d'où résultent alternativement une contraction et une dilatation qui occasionnent l'action particulière connue sous le nom de poulx. C'est cette propriété qui distingue dans le corps vivant les artères des veines.

Les artères se terminent principalement de deux manières : en vaisseaux exhalans et en veines.

Les vaisseaux exhalans sont si petits qu'on ne les connoît qu'imparfaitement ; il n'en est pas de même de leurs usages : on sait qu'ils remplissent l'importante fonction de réparer le fluide qui humecte toutes les parties internes du corps, et qu'ils contribuent à pousser au-dehors, par ce qu'on nomme transpiration in-

Partie I.   B

sensible, toutes les parties impures dont le sang se trouve surchargé.

On regarde les veines comme des prolongemens des artères; elles ramènent le sang des différentes parties, et accompagnent généralement les artères dans leurs cours; elles sont si transparentes que le sang qu'elles charient paroît sous une couleur bleuâtre; elles sont pourvues, de même que les vaisseaux absorbans, de valvules qui empêchent le sang de changer son cours qui est dirigé vers le cœur, et elles n'ont point de pulsation.

Sous tout autre rapport elles ressemblent aux artères.

Les vaisseaux secrétoires sont ceux qui sont destinés à préparer ou à extraire de la masse du sang les différens fluides nécessaires à la conservation des diverses fonctions du corps humain. Ces vaisseaux ne sont que des modifications des vaisseaux sanguins, des nerfs et des vaisseaux lymphatiques, connus sous le nom de glandes. Quelques-unes de ces dernières ont une structure simple, car étant creuses et recevant une grande quantité de vaisseaux sanguins, elle paroissent uniquement destinées à recevoir le sang qui, après y avoir séjourné, est obligé de passer à travers l'ouverture qu'il rencontre, par la pression que les parties voisines exercent sur lui, ou bien est repompé par un mécanisme particulier.

Les glandes les plus compliquées, quoiqu'elles préparent divers genres de fluides, paroissent toutes de la même structure générale. Elles sont de différentes grosseurs, et formées par un très-grand nombre de vaisseaux sanguins admirablement entrelacés l'un dans l'autre, qui se divisent en rameaux extrêmement fins : ces glandes forment de petites inégalités très nombreuses.

Les vaisseaux excrétoires viennent de ces glandes. Ils commencent par d'innombrables petites branches, et se terminent par un ou plusieurs troncs. Ils portent le fluide qu'ils préparent vers les parties pour lesquelles il est destiné.

Le corps est donc nourri par ces vaisseaux : ce sont eux qui poussent au-dehors toutes les parties qui lui deviennent inutiles. De-là il est aisé de voir que toute partie du corps est pourvue de vaisseaux, quoique dans quelques-unes ils soient si fins qu'on ne peut les apercevoir.

Parties charnues.—Les parties charnues du corps se divisent naturellement en portions de diverses formes, que les anatomistes appellent muscles.

Les muscles sont composés d'un nombre étonnant de fils très-menus, entrelacés avec les vaisseaux sanguins, qui leur donnent une couleur rougeâtre, et avec les nerfs dont ils reçoivent la faculté d'agir.

Les parties charnues sont destinées à exécuter les divers mouvemens du corps; elles varient par leurs formes, leurs grosseurs et leurs situations.

La manière d'agir des parties charnues consiste dans le raccourcissement des fibres ou des fils dont elles sont composées; et c'est aux nerfs, comme nous venons de l'observer, qu'est dû cet effet.

L'action de la plupart des parties charnues est assujettie à la volonté, et pour cela se nomme action volontaire. Les muscles qui ne sont pas soumis à la volonté sont ceux dont la vie dépend. L'Être-suprême n'a pas jugé à propos de confier à l'homme aucun pouvoir sur ces organes. Ils exécutent les actions involontaires du corps. Cependant comme quelques-unes de ces actions peuvent être accrues ou diminuées par la volonté, on a donné le nom de mixte à ce troisième genre d'action musculaire.

Os. —Les os sont les parties du corps les plus dures et les plus solides. Ils déterminent sa forme ; ils soutiennent et font mouvoir ses diverses parties ; et quelques-uns d'eux , par le moyen des cavités qu'ils forment , fournissent un abri sûr à plusieurs organes importans.

Les os, quoique garnis de petits nerfs, sont insensibles ; dans l'état de santé ils sont d'une couleur blanchâtre , malgré la quantité de petits vaisseaux sanguins renfermés dans leur substance.

Les parties des os , tant externes qu'internes , offrent différentes apparences : car à l'extérieur ils sont fermes et solides, et à l'intérieur ils sont creux et d'une structure semblable à une éponge ou à un rayon de miel ; et cette structure les rend moins lourds , et leur donne beaucoup plus de force que s'ils étoient entièrement solides.

Les os s'unissent aux parties charnues du corps, et les uns aux autres ; quoique les muscles exécutent les mouvemens du corps, ils ne peuvent néanmoins agir sans un appui convenable que les os leur fournissent , tandis que les nerfs leur communiquent le pouvoir d'agir.

Appendices des os. —On peut considérer

les cartilages et les ligamens comme les appendices des os.

Le cartilage est une substance blanche, solide, polie et insensible, qui sert généralement à unir les os entr'eux, et à fournir des attaches aux parties charnues.

Les ligamens sont des espèces de cordes blanches, brillantes et insensibles, dont la forme et l'épaisseur varient suivant les parties. Ils servent à former, et, dans quelques endroits, à fortifier les articulations des os entr'eux. Ils fournissent aussi des attaches aux parties charnues, dans les endroits où les os laissent un vide.

Jonction des os. — Les os sont joints de deux manières. Quelques-uns peuvent se mouvoir; les autres sont fortement unis ensemble : de-là vient la division d'articulation mobile et immobile.

Il y a différentes articulations mobiles. Quelques - unes sont formées de manière qu'elles peuvent se mouvoir dans toutes sortes de directions; les autres ne se meuvent qu'en arrière et en avant, les troisièmes, enfin, de droite à gauche.

Les articulations immobiles sont de deux sortes : deux os se reçoivent mutuellement, de manière que les cavités de l'un correspondent aux éminences de l'autre ; ou bien ils sont fortement attachés ensemble par le moyen de cartilages ou de ligamens.

Substance cellulaire. — Les diverses parties molles du corps sont jointes, par une substance insensible, d'un tissu lâche qui laisse des espaces vides et à-peu-près comme un réseau : d'où lui vient le nom de tissu cellulaire.

Les différentes parties de cette substance communiquent tellement entr'elles, que quand l'air, ou tout autre fluide, pénètre dins une, il s'étend aisément sur le tout. (1)

FLUIDES.

On peut ranger les fluides du corps humain dans les classes suivantes :

1°. Le fluide formé par la digestion, appelé chyle.

2°. Le sang.

3°. Les fluides préparés et extraits du sang.

---

(1) Les lecteurs qui ont déjà quelque connoissance de l'anatomie, s'appercevront que l'on a omis, dans la description que nous venons de donner, quelques parties solides, telles que les tégumens, les cheveux et les ongles. On renvoie, pour leur description, à la structure particulière du corps.

Chyle. —Le chyle est un fluide blanc, semblable au lait, douceâtre, sans odeur ou aucune qualité sensiblement active. Il sert à réparer le sang qui se dissipe continuellement. Par-conséquent, la conservation et la nourriture du corps doivent dépendre d'une certaine quantité de chyle.

Sang. — La couleur du sang est connue de tout le monde. Quand on le tire d'une personne vivante, comme dans la saignée, il paroît d'abord d'une consistance uniforme; mais après avoir reposé quelque temps, il se sépare tout-à-coup en deux parties : l'une est une eau légère, jaunâtre, et l'autre une gelée rouge, épaisse. La première est d'un goût salé, et susceptible de se cailler à la chaleur; la seconde est composée de parties rouges et d'une substance qui se coagule quand elle est en repos.

La proportion de ces parties entr'elles varie dans les différens sujets, et dans le même, suivant l'état de santé. Tous les fluides du corps, excepté le chyle, sont préparés et extraits du sang.

Fluides préparés et extraits du sang.

Les fluides sont préparés et extraits du sang de deux manières, ou par une simple sépaartion, ou par une certaine faculté des organes qui le préparent, qu'on ne peut rapporter, aux principes de la mécanique.

Ces fluides diffèrent matériellement entre eux. Les uns sont aqueux ; les autres visqueux, et d'autres coagulables ou huileux. On peut les classer tous dans l'ordre suivant :

Les fluides aqueux ;

Les fluides visqueux ;

Les fluides gélatineux ;

Les fluides huileux ;

Les fluides mixtes.

Fluides aqueux. — Quelques-uns de ces fluides sont nécessairement rejetés du corps , comme inutiles ou nuisibles ; d'autres servent à délayer les alimens et la boisson. Les premiers sont l'urine et la matière transpirable; les seconds, la salive ou crachat, et le fluide que prépare un des viscères nommé pancréas. On peut aussi ranger les larmes au nombre des fluides aqueux.

Urine. — L'urine est très-connue. Dans l'état de santé elle est d'un goût salé, et d'une couleur paillée. Lorsqu'elle est quelque temps en repos , elle dépose un sédiment de même couleur.

Son apparence et sa quantité varient dans les différens sujets, selon la quantité et la qualité de leur boisson; et aussi dans le même sujet suivant l'état de santé.

La matière transpirable, quand elle est en grande quantité, prend le nom de sueur. Elle ressemble à l'urine pour le goût et les qualités, mais elle en diffère par la couleur et l'odeur, et cette différence vient probablement de ce qu'elle se mêle avec quelqu'autre substance en sortant du corps.

La salive ou crachat est claire, limpide, presqu'insensible et plus visqueuse que l'urine et la matière transpirable.

La salive entretient la souplesse de l'organe du goût, conserve la faculté de la parole, prévient l'incommode sensation de la soif, et est probablement d'un usage important dans la digestion.

Le fluide préparé par le pancréas est presque semblable à la salive, et sert dans la digestion au même usage.

Larmes. —Les larmes sont bien connues. Elles lubrifient continuellement l'organe délicat de la vue, qui, sans cela, seroit exposé à être blessé.

Fluides visqueux. —Les fluides visqueux ou muqueux diffèrent des fluides aqueux, en ce qu'ils sont plus gluans; et des fluides gélatineux, en ce qu'ils ne sont pas coagulables par la chaleur.

Les fluides visqueux sont d'une couleur blanchâtre et d'un goût insipide; ils servent à défendre les organes qui donnent passage à l'air ou autres fluides. Le nez, le gosier, etc., sont continuellement humectés par ces fluides.

Fluides gélatineux. — Les fluides gélatineux ressemblent aux fluides muqueux, et de très-près à quelques-uns des fluides aqueux. Ils en sont distingués par leur coagulabilité à la chaleur. Le fluide qui se trouve dans l'estomac et les intestins est de cette nature. Toute la substance cellulaire est humectée par un léger fluide qu'on a cru coagulable. Par-tout où ce fluide manque, les parties contigues de la substance cellulaire se réunisssent.

Le fluide qui se trouve dans l'estomac et les intestins, ressemble, en apparence, à la salive; mais il en diffère beaucoup par ses qualités: il est d'un goût salé, et possède la faculté de faire cailler le lait.

Ce fluide est certainement un agent principal de la digestion; mais sa manière d'agir n'est pas bien connue.

Fluides huileux. — Les fluides huileux

sont la graisse, le suif, la moelle, et la cire des oreilles.

La graisse. — La graisse est sous la même forme dans tous les corps morts. Dans les corps vivans elle est sous celle d'huile renfermée dans les petites cavités de la substance cellulaire.

La graisse sert à préserver plusieurs parties du corps des effets du froid ou du frottement, à faciliter l'action des différentes parties molles, en les lubrifiant, à donner de la beauté au corps, en le rendant par-tout uni et poli, et à le nourrir dans certains cas.

Suif. — La matière semblable au suif, que les anatomistes nomment matière sébacée, est préparée pour défendre les parties qui sont trop exposées à l'air ou au frottement, comme le visage, les aisselles, etc.

Moelle. — La moelle est un fluide de nature onctueuse et huileuse, entièrement fluide dans le corps vivant, plus pénétrant que la graisse, et renfermé dans les os. On a cru que la moelle rendoit les os moins cassans qu'ils ne le seroient, sans une substance semblable; et que peut-être elle pouvoit servir, comme la graisse, à donner de la nourriture dans quelques circonstances.

La cire des oreilles est un fluide huileux

d'une couleur sombre et d'un goût très-âcre ; elle défend l'organe délicat de l'ouie des injures extérieures.

Fluides mixtes. — Il y a quelques fluides qui diffèrent par leurs qualités de tous ceux dont nous venons de faire mention , et qu'on ne peut pour cela comprendre dans aucune des classes précédentes : tels sont le lait , la bile , et le fluide qui lubrifie toutes les articulations.

Lait. — Le lait et les différentes parties qui le composent (la créme , le petit-lait , la partie caseuse et le sucre à qui il doit sa douceur) sont très-connus.

Les qualités du lait ne sont pas toujours les mêmes dans la même femme , encore moins dans chaque femme. Elles dépendent de quantité de circonstances , et plus particulièrement de la santé , de la nourriture , et du genre de vie.

Le lait est destiné pour la nourriture des enfans dans le premier âge , et la femme ne le donne qu'après l'accouchement , quoique, à la vérité , on puisse , par la succion , tirer des mamelles un fluide qui lui ressemble , ce qui arrive quelquefois en conséquence de maladies particulières , ou par les effets de machines appliquées aux mamelles.

La bile est un fluide jaunâtre, d'un goût amer, semblable au savon pour ses propriétés. Elle est préparée dans la vue de se mêler avec le sang, dont elle combine toutes les diverses parties, et dont elle rend la masse d'une nature uniforme, en mêlant ensemble les parties aqueuses et huileuses, et en corrigeant toute tendance à l'acidité.

Le fluide qu'on trouve dans toutes les jointures est d'une couleur blanchâtre et d'une nature huileuse et mucilagineuse; il sert à lubrifier les jointures, afin de prévenir les effets du frottement.

OBSERVATIONS GÉNÉRALES

Sur les solides et les fluides.

PAR l'esquisse légère que nous venons de donner des substances qui composent principalement le corps humain, on verra que les solides et les fluides dépendent mutuellement les uns des autres.

Quelques-uns des solides servent à préparer et à conduire les fluides, et ceux-ci, dans leur cours, à nourrir les premiers. D'où vient que chaque partie du corps doit être pourvue de vaisseaux; et comme ceux - ci ne peuvent exécuter leurs mouvemens sans les nerfs, ils doivent aussi entrer nécessairement dans la composition de chaque partie.

Les parties charnues du corps sont toutes liées aux os ou aux cartilages, d'une manière immédiate ou éloignée ; ce qui leur donne un appui ferme, et les rend capables d'exécuter les différens mouvemens nécessaires.

Toutes les diverses parties du corps sont jointes les unes aux autres par le tissu cellulaire. Conséquemment la forme extérieure du corps dépend beaucoup de cette substance.

Ces observations rendent inutile l'énumération particulière des vaisseaux, des nerfs, des parties charnues, etc., des différens organes. Il suffira donc de décrire en général leur structure, leur figure et leurs fonctions.

STRUCTURE ANATOMIQUE DU CORPS HUMAIN.

Le corps humain peut se diviser en tête, tronc, et extrémités. Toutes ces parties sont cependant contenues sous la peau, qui leur sert d'enveloppe commune. On doit donc examiner sa structure avant celle de toute autre partie.

Structure de la peau. — La peau est composée de l'épiderme et de la vraie peau.

L'épiderme est cette membrane fine, transparente, insensible, qui couvre la vraie peau dans toute son étendue, et en forme toute la partie extérieure. Elle a différens dégrés d'épaisseur dans différentes parties, et une infinité de petits trous qui donnent passage aux poils et aux vaisseaux exhalans et absorbans. Son usage est de défendre la vraie peau.

L'épiderme est lié à la vraie peau par une substance semblable à la gelée, dont dépend principalement la couleur de l'extérieur du corps. Cette substance est d'une couleur blanche ou brune chez les européens, et noire ou d'un brun foncé chez les nègres ou les mulâtres. Elle est semblable à la gelée, et probablement destinée à servir de défense additionnelle à la vraie peau, ainsi qu'à couvrir les inégalités.

La vraie peau est immédiatement sous cette dernière substance. Elle est composée de nombre de fibres d'où dépend son élasticité, et mêlée de beaucoup de nerfs et de différens genres de vaisseaux. La surface extérieure de la vraie peau est couverte de petites inégalités qui produisent, à travers l'épiderme, l'apparence de sillons. Ces inégalités sont occasionnées par diverses substances : telles que les nerfs, les glandes et

les

les racines des poils. La vraie peau est extrêmement sensible. Elle forme un des organes dès sens, celui du toucher. Ce sens est plus aigu dans les mains et vers les extrémités des doigts, que dans toute autre partie, où il est protégé par une substance transparente semblable à la corne (les ongles).

La vraie peau et l'épiderme sont troués par les poils qui sont répandus sur toute la surface extérieure du corps, excepté à la paume des mains et à la plante des pieds, quoiqu'ils soient beaucoup plus longs sur quelques parties particulières. Les racines des poils sont placées dans la vraie peau, et sont des parties régulièrement organisées, munies de petits vaisseaux et de nerfs.

Le poil sur quelques parties, comme la tête, sert d'ornement pour décorer ce que la nature n'a point négligé. Il est plus évidemment utile sur les autres parties, où il sert à défendre les organes délicats des injures extérieures, comme les yeux, le nez et sur la surface du corps, où il sert probablement à protéger les tendres orifices de la peau.

On trouve sur la surface de la peau de petites glandes innombrables. Quelques-unes préparent le suif dont il a été déjà parlé, et qui sert à défendre et à amollir la peau ; les autres contribuent , avec les extrémités des artères , à laisser passer la matière de la transpiration. Toutes les cavités dans le corps humain sont couvertes d'une substance qu'on a crue une continuation de la peau. Cette opinion, par sa simplicité, peut être reçue dans un ouvrage de ce genre , quoiqu'elle ne soit pas strictement conforme à celle des anatomistes.

On peut donc considérer la peau, privée de cette substance qui est semblable à la gelée, et conséquemment d'une couleur rouge extrêmement sensible, et qui est munie d'un appareil qui rejette les humeurs et la défend contre l'action de l'air et des fluides , comme tapissant toute les cavités du corps.

TÊTE.

LA tête forme la partie la plus élevée du corps humain ; elle est jointe au tronc par le cou. On la divise en tête et en face. Les limites de l'une et de l'autre sont si familièrement connues, qu'il est inutile d'en donner une description.

La tête , proprement dite , est simplement une boîte ovale formée par un nombre d'os étroitement unis les uns aux autres , et qui contient le cerveau et une partie de ses appendices. Le cou est joint à la base de cette boîte.

Cerveau. —Le cerveau est une substance molle, pulpeuse, colorée de blanc, et qu'on croit donner naissance aux nerfs. Il occupe toute la partie antérieure et supérieure de la téte. Sa figure est irrégulière ; et comme on ne peut, par sa structure, se former une idée de ses usages, il est inutile de décrire ses diverses parties.

Appendices du cerveau. —Le cerveau est joint au cervelet par deux prolongemens qui naissent de sa partie postérieure-inférieure. La substance du cervelet ressemble à celle du cerveau.

Le cerveau et le cervelet, unis à la base de la téte, forment la moelle allongée, d'où les nerfs tirent immédiatement leur origine. De cette substance partent dix paires de nerfs qui passent à travers de petites ouvertures, situées à cette partie de la tête nommée la rose du crâne. La continuation du cerveau et du cervelet passent ensuite par une large ouverture au fond de la tête, où les os du cou sont attachés, et là elle prend le nom de moelle épinière.

C 2

Face.—La forme et la situation de la face n'exigent pas une description particulière.

La face de l'homme surpasse celle des autres animaux, non-seulement par la beauté de sa couleur, mais par la variété des signes des passions qu'elle est capable d'exprimer.

La partie supérieure de la face s'appelle le front; il diffère par sa forme dans les différens sujets. La peau dont il est recouvert peut à volonté se contracter d'une manière remarquable, pour exprimer quelque passion.

Yeux.—Les yeux sont placés au-dessous du front, de chaque côté de la racine du nez: ils sont logés dans un creux formé par les os, et rendu mou par une quantité de graisse; ils sont, par ce moyen, à l'abri des injures extérieures, et plus particulièrement encore par les paupières.

Les sourcils.—Les sourcils, situés au bas du front et au-dessus des yeux, consistent principalement dans une certaine disposition regulière de poils courts et épais, qui contribuent beaucoup à l'expression et à la beauté du visage.

Les paupières sont une continuation de la peau, et capables de mouvement. Elles sont doublées par une substance fine et délicate, et terminées par une rangée de poils appelés

les cils, implantés dans une substance cartilagineuse.

Au bord de chaque paupière, et à l'angle
le plus près du nez, est une petite ouverture
par où les larmes, après avoir humecté les
yeux, passent et vont dans le nez. A l'angle
opposé, et sous la paupière supérieure, est
un petit corps qui les fournit. Les paupières,
outre qu'elles défendent les yeux, servent
encore à arrêter les larmes, qui couleroient
continuellement sur les joues.

Chaque œil est construit, de manière que
la peinture d'un objet vu est représentée en
miniature dans son intérieur : car la lumière,
entrant dans la pupille, passe à travers un
fluide aqueux, ensuite à travers un petit corps
transparent comme le cristal, et enfin à travers un fluide visqueux et glaireux, semblable
au blanc de l'œuf, et par ce moyen, elle est
rassemblée dans un petit espace, au fond de
l'œil.

Ces humeurs, comme on les appelle, sont
contenues par une forte enveloppe, composée
de trois principales couches, qu'on a nommées tuniques.

La tunique extérieure est presque ronde,
et se jette un peu sur le devant, qui est tout-
à-fait transparent. Cette tunique est de cou-

leur blanc-de-lait. A cette enveloppe exté-rieure sont attachées les paupières et l'appa-reil qui fait mouvoir les yeux.

La seconde tunique est d'une couleur obs-cure, et double l'intérieur de la première, excepté la partie transparente où elle forme, en tournant sur elle-même, un anneau de dif-férentes couleurs dans les différentes per-sonnes.

Cet anneau environne la pupille, est très-irritable, et possède la faculté très-active d'élargir ou de diminuer la pupille. Il sert comme de rideau pour arrêter la trop grande quantité de lumière qui pourroit entrer dans l'œil.

La troisième tunique est celle sur laquelle les objets sont représentés. Elle tapisse les deux tiers internes postérieurs de la cavité extérieure de l'œil. Elle est d'une couleur blanche, et quand on l'examine avec soin, on trouve qu'elle est formée par la branche du gros nerf disposé en forme de réseau ; ce nerf, qui s'appelle optique, passe du cerveau au fond de l'œil.

Les yeux sont capables de mouvemens très-considérables, et les deux étant précisé-ment de la même structure, excepté dans les cas de maladies , les mouvemens de chacun se correspondent exactement.

Quand on regarde un objet , les deux yeux sont tournés sur lui , et quoiqu'il soit représenté au fond de chaque œil dans une position inverse , cependant il est vu simple et dans sa situation naturelle. On ignore comment l'idée de l'objet est transmise à l'ame.

Nez.—Le nez est l'organe de l'odorat. Sa forme et sa situation contribuent beaucoup à donner de la beauté ou de l'expression à la figure.

L'intérieur du nez est divisé dans toute son étendue en deux parties égales , par une séparation , qui est en partie osseuse, et en partie cartilagineuse. La partie supérieure est couverte par une voûte osseuse, terminée en une substance cartilagineuse , qui peut élargir ou diminuer les ouvertures du nez appelées narines.

L'intérieur du nez est tapissé et défendu comme les autres passages exposés à l'admission de l'air , et sur sa partie postérieure, le nerf qui constitue l'organe de l'odorat est étendu d'une manière admirable.

La cavité du nez est d'une figure si irrégulière , qu'on ne peut aisément la décrire. A la partie supérieure , sous la voûte osseuse,

la cavité est petite et d'une surface inégale :
au-dessous, elle s'étend en arrière sur le palais de la bouche, et se termine en deux ouvertures au-dessus de la racine de la langue.

Il y a plusieurs petites cavités dans les os qui entourent le nez, tapissées comme lui et communiquant à la cavité.

De chaque côté de la voûte osseuse est une petite ouverture qui conduit les larmes dans le nez; d'où, après avoir humecté les yeux, elles sont employées à délayer le mucus qui défend l'intérieur du nez, et qui, sans cela, étant exposé à l'air, deviendroit trop épais.

Le sens de l'odorat est, comme on croit, produit par l'air, qui, passant dans le nez, lui porte les particules odorantes des corps environnans, et les applique aux branches nerveuses qui sont étendues sur toute la partie postérieure du nez.

Les tempes doivent leur égalité à la forme particulière des os de cette partie; elles servent à donner à la face une forme régulière, tandis qu'elles fournissent une large surface, pour attacher quelques-unes des parties charnues qui font mouvoir la mâchoire inférieure, etc.

Joues.—Les joues sont formées par plusieurs muscles qui font mouvoir les lèvres et la mâchoire. Elles ont à leur côté voisin de l'oreille une grosse glande. Cette glande prépare la salive, qui est envoyée dans la bouche par un conduit qui se termine et s'ouvre dans l'intérieur de chaque joue. Cette glande, par sa situation, est considérablement comprimée, quand la mâchoire inférieure est en mouvement.

Les joues contribuent beaucoup à la beauté et à la régularité de la figure ; elles servent à la parole, et à retenir les alimens dans la bouche, etc.

Oreilles.—L'oreille extérieure peut être regardée comme un entonnoir propre à rassembler les sons. Quoique la nature l'ait munie d'un appareil convenable pour le mouvement, très-peu de personnes ont la faculté de la remuer.

L'oreille interne est située dans un de ces os qui forme le côté de la tête. Sa structure est si compliquée, et ses différentes parties sont si petites, qu'il est difficile de les décrire avec exactitude.

Les sons rassemblés dans l'oreille externe sont transmis par un long canal étroit et tortueux, défendu des injures extérieures par un liniment mou appelé cire d'oreille, à une petite membrane étendue sur une cavité irrégulière, nommée le tambour de l'oreille ou le tympan. Dans la cavité du tambour sont quatre très-petits os attachés l'un à l'autre par des articulations mobiles.

Le tambour a plusieurs petites ouvertures : il n'est nécessaire que d'en décrire trois. Une d'elles, couverte par la membrane déjà mentionnée, répond au conduit de l'oreille externe ; l'autre forme l'entrée d'un passage dans la bouche, et la troisième, couverte par une espèce de membrane, sépare le tambour d'une cavité très-irrégulière, appelée labyrinthe. Une extrémité du rang formé par la jonction des petits os, répond à la membrane du tambour, et l'autre à la membrane qui couvre l'ouverture du labyrinthe.

Le labyrinthe est d'une forme si irrégulière, qu'il est impossible dans cette esquisse d'essayer de le décrire. Sa surface interne est doublée d'une membrane fine, sur laquelle sont étendus quantité de petits fils nerveux.

Il est probable que le passage de l'oreille externe et du tambour avec ses os sert à réunir les sons qui, appliqués aux nerfs du labyrinthe, occasionnent la sensation de l'ouie. Mais la manière particulière par laquelle l'idée de cette sensation est transmise à l'ame est aussi peu connue que celle des autres sens.

Bouche.—Les lèvres forment l'ouverture de la bouche. Elles sont couvertes par une peau fine et délicate, d'une couleur d'un rouge vif. Elles sont capables d'un grand nombre de mouvemens, et sont par conséquent admirablement adaptées pour exprimer les signes des passions, et pour modifier la voix dans les différentes modulations qui constituent la parole.

La face est terminée, sous la lèvre inférieure, par le menton qui complète la symétrie.

Le dedans des lèvres et des joues est couvert d'une peau fine, dans laquelle on trouve quelques glandes muqueuses : celles-ci, en lubrifiant toute la surface interne de la bouche, empêchent l'interruption de ses fonctions.

Le devant et les côtés de la bouche sont environnés par les mâchoires supérieure et inférieure. La première est immobile, et formée par des os qui tiennent à ceux de la bouche et du nez. La seconde est composée d'une seule pièce chez les adultes : sa forme est semblable à celle d'un fer-à-cheval ; elle est attachée par ses extrémités aux côtés de la tête, sous l'œil, de manière à pouvoir exécuter un mouvement très-libre de haut en bas, et un mouvement considérable de droite à gauche.

Comme les mouvemens de la mâchoire inférieure sont nécessaires pour différentes fonctions, elle a plusieurs muscles, dont quelques-uns sont fixés aux tempes et aux os des joues, et les autres au cou.

Il y a à chaque mâchoire seize dents, environnées d'une substance molle et spongieuse, appelée les gencives.

Les dents sont de différentes formes. Quelques-unes sont faites pour couper, et d'autres pour broyer ou moudre les alimens : d'où vient la division en dents incisives, canines et molaires.

Les dents canines sont en forme de coin, et ont seulement une racine : elles sont six sur le devant de chaque mâchoire.

Les dents molaires, dont il y a cinq sur chaque côté des deux mâchoires, sont plus grosses que les canines. Elles ont deux, trois ou quatre racines, et leur surface sur leur partie supérieure est rendue inégale par plusieurs petits points qui la terminent.

Les dents sont couvertes d'un émail fin sur cette partie qui est hors des gencives. Sous les autres rapports , elles sont purement des os , et comme eux , elles ont des vaisseaux sanguins et des nerfs.

Tout l'espace qui est entre les dents de la mâchoire supérieure s'appelle le palais de la bouche. Il est en quelque sorte en forme de voûte, et couvert de la même peau qui tapisse toutes les parties contigues. Il est formé par les os qui séparent le nez de la bouche, et terminé par une espèce de rideau dont la partie postérieure s'abaisse sur la racine de la langue.

Ce rideau, qui peut être appelé le palais mobile, se voit, à la partie supérieure et postérieure de la bouche, en forme d'une voûte divisée au milieu par un petit corps semblable à un mamelon appelé le mamelon du gosier , ou la luette.

A l'endroit où se termine le palais mobile, et de chaque côté, est une glande ovale, nommée amygdale : son usage est de fournir la salive.

Le palais mobile est situé devant les ouvertures du nez dans la bouche, et , par son mécanisme , non-seulement il ferme ces ouvertures après la déglutition en les couvrant exactement , mais encore il conduit le mucus superflu du nez dans la gorge.

L'espace environné par les dents de la mâchoire inférieure est occupé par la langue, dont la forme est très-connue.

La langue est faite de manière qu'elle constitue l'organe principal du goût, et est capable d'une grande variété de mouvemens, dans la vue de modifier la voix dans l'articulation des sons, et d'exécuter les diverses fonctions préparatoires à la déglutition.

Le nombre de nerfs dont elle est fournie la rendent propre au premier objet, et les nombreuses parties charnues dont elle est composée, au second.

La langue est attachée par en bas à la partie inférieure de la bouche par une corde membraneuse, afin d'arrêter le trop grand degré de mouvement.

Par sa racine, la langue est attachée à la mâchoire inférieure et à la trachée-artère, mais plus particulièrement à un petit os qui ressemble en miniature à la mâchoire inférieure.

Cet os, qu'on peut appeler l'os de la langue, donne attache, par sa surface extérieure, à la langue et aux muscles qui la font mouvoir, et, par sa surface intérieure, fournit au sommet de la trachée-artère un abri sûr, et sert comme de base à plusieurs des puissances qui mettent en jeu la trachée-artère.

L'os de la langue est attaché à la mâchoire inférieure par des parties cartilagineuses.

En regardant dans la bouche d'une personne vivante, on découvre, au-delà du palais et de la racine de la langue, une large ouverture communément appelée gorge.

La partie supérieure de la gorge est plus voûtée que le palais de la bouche : elle est formée par la partie cachée de la base du crâne convenablement couvert, et par le palais mobile.

La partie postérieure et les côtés de la gorge sont formés par les os supérieurs du cou, en quelque sorte applatis, et par les extrémités de la mâchoire inférieure couvertes de la même substance qui tapisse l'intérieur de la bouche.

La partie de la gorge qui peut être vue dans une personne vivante, est presque semblable à un sac membraneux. Elle forme la partie supérieure du gosier.

Le sommet de la trachée-artère est situé entre la langue et l'origine du gosier ; sur le devant est attaché un petit corps mobile et catilagineux, semblable, en miniature, à la langue, de manière que quand quelque chose est avalé , il ferme exactement le passage à la trachée-artère, tandis qu'il fait passer sur le gosier les alimens et la boisson, comme sur un pont.

Tronc.

Le tronc consiste dans le cou, la poitrine et le ventre. Ces parties sont jointes ensemble à la partie postérieure, par une rangée d'os qui les soutient toutes, et qu'on nomme l'épine. La description de la structure de l'épine doit donc nécessairement précéder celle des autres parties du tronc.

L'épine. — L'épine est une colonne osseuse qui s'étend depuis le sommet du cou jusqu'au croupion, sert d'appui à la tête, d'attache à plusieurs parties du tronc, et de canal à la moelle épinière qui va fournir des nerfs au tronc et aux extrémités.

L'épine est divisée en vraie et en fausse épine : la première s'étend du sommet du cou jusqu'au bas des reins; le reste de la colonne osseuse constitue l'épine fausse.

L'épine vraie est composée de vingt-quatre os semblables entr'eux par leur structure générale, quoiqu'ils deviennent graduellement

plus

plus gros et plus épais à mesure qu'ils s'a-
baissent. Il y en a sept le long du cou ,
douze le long de la poitrine, et les cinq autres avec la fausse épine le long du ventre.

Chacune de ces pièces est arrondie par
le devant, et à la partie postérieure elle **a**
plusieurs projections, une proéminence particulière au milieu , une de chaque côté,
une autre plus petite en haut et en bas des
projections de chaque côté. Entre le devant
et ces projections est un trou assez large pour
passer le doigt.

Les surfaces supérieures et inférieures de
ces os sont plates.

Toutes les pièces qui composent l'épine
vraie sont attachées les unes aux autres par
un tendon cartilagineux qui est entr'elles,
et par de forts ligamens fixés à leurs projections aux côtés et derrière, de manière
que le trou de chacune forme un canal continuel pour recevoir la moelle épinière.

Les os de l'épine sont capables d'exécuter
un mouvement d'arrière en avant, et jusqu'à
un certain point, d'un côté à l'autre.

L'épine vraie, par sa structure particulière,
est disposée de manière à donner différens
mouvemens à la tête et au tronc, sans offenser la moelle épinière, dont la moindre

Partie I.   D

compression paralyseroit les parties inférieures.

L'épine fausse consiste dans un grand os
et dans une rangée de petits os. Le premier
est appelé l'os *sacrum* ; il est joint au dernier os de l'épine vraie, de la même manière
que les os d'en haut le sont entr'eux.

L'os *sacrum* est un grand os immobile et
de forme triangulaire ; il est large à la partie
qui s'attache à l'épine vraie, et s'étrécit
à mesure qu'il approche de la petite rangée
d'os qui lui est attachée par en bas.

La surface de l'os *sacrum* ressemble à celle
de deux ou trois os de l'épine vraie, unis
ensemble. Cette surface donne attache aux
forts ligamens qui l'attachent par les côtés
aux os des hanches, ainsi qu'à quelques-uns
des muscles qui font mouvoir les cuisses.

Le canal osseux de la moelle épinière se
prolonge jusqu'à-peu-près l'extrémité de l'os
sacrum, où il se termine par une large ouverture qui est couverte par un fort ligament.

L'intérieur de l'os *sacrum* est uni ; il est
perforé par quatre ou cinq trous sur chaque
côté de sa partie du milieu, par où passent
les nerfs.

La petite rangée d'os qui termine l'épine,
s'appelle le coccis ; il consiste en trois ou

quatre pièces jointes ensemble par un cartilage capable de se mouvoir de devant en arrière.

Ces os, en diminuant vers leur extrémité
inférieure, terminent l'épine par un point.

Le coccis donne attache à l'insertion de
quelques-uns des muscles qui ferment la partie inférieure du tronc, et soutiennent quelques-unes des parties du ventre.

La moelle épinière est improprement nommée, en ce qu'elle diffère beaucoup de la
substance huileuse appelée moelle. C'est une
large et grosse corde nerveuse prolongée du
cerveau, qui fournit les nerfs à chaque parties du tronc et à ses extrémités. La moelle
épinière est si essentielle à la vie, que ses
blessures deviennent généralement fatales.
Aussi est-elle très-surement protégée par le
canal osseux qui la loge.

Dans son cours, à travers le canal de
l'épine, la moelle épinière envoie, par les
ouvertures qui sont entre les côtés des
os et celles de l'os *sacrum*, trente paires de
nerfs. Elle se termine à l'extrémité de l'os
sacrum, en se divisant en un grand nombre
de branches qui vont aux extrémités inférieures.

Le cou. — Le cou est joint à la tête et au

tronc. Sa figure extérieure étant connue de tout le monde, n'a pas besoin de description.

Devant et le long du cou se trouve la trachée-artère, et derrière elle un canal membraneux et charnu qui s'étend depuis le gosier, ou la gorge, jusqu'au tronc.

La trachée-artère est ce canal par lequel l'air passe de la bouche dans les poumons. Ce canal est composé d'anneaux cartilagineux posés de champ les uns sur les autres, unis entr'eux par une substance ligamenteuse et des fibres charnues. Le tiers postérieur de ce canal, est aussi charnu et ligamenteux, et couvert d'une peau fine, délicate et extrêmement sensible, qui est défendue par plusieurs glandes muqueuses.

La partie supérieure et antérieure de la trachée - artère est couverte d'une grosse glande, dont l'usage n'est pas encore bien connu. Le long de ses côtés sont placés de gros vaisseaux qui reçoivent, portent et rapportent, le sang de la tête.

Le gosier est placé derrière la trachée-artère entre elle et les os du cou; c'est un tube charnu et membraneux qui va de la gorge à l'estomac, et est capable d'une forte contraction (On le nomme l'œsophage).

L'intérieur du gosier est tapissé d'une peau

fine semblable à celle de la bouche, et protégée, comme elle, par le mucus que lui
fournissent des glandes situées sur sa surface.

Os du cou. — Les sept os les plus élevés
de l'épine forment les os du cou. Le premier
de ces os est attaché à la tête par une articulation mobile; les six autres sont capable d'un mouvement de derrière en ayant,
et d'un côté à l'autre.

Les os du cou sont plus petits, et ont un
mouvement plus considérable que les autres
os de l'épine. Ils sont aussi en quelque sorte
applatis sur leur partie antérieure, afin de
donner place au gosier et à la trachée - artère. Sous les autres rapports ils ressemblent
à ceux de l'épine du dos.

La moelle épinière envoie sept paires de
nerfs qui passent par les trous formés par les
os du cou. Quelques-uns sont distribués aux
côtés de la tête, au muscles du cou, à la
trachée-artère et au gosier, et quelques autres descendent sur la partie des viscères situés dans la poitrine. Le reste des nerfs, passant sous les aiselles, s'unit aux autres branches nerveuses pour se distribuer aux bras.

La partie restante du cou est composée de
glandes, de muscles, et des branches des

vaisseaux sanguins et des nerfs : le tout couvert par une peau commune.

Les usages des principales glandes du cou
sont connus.

Les muscles du cou sont ceux qui exécutent les différens mouvemens de la tête,
du cou, du gosier et de la trachée-artère.

Poitrine. — La poitrine est une large cavité
dans laquelle sont placés quelques - uns des
organes les plus essentiels à la vie. Elle répond par en haut au cou, et par en bas au
ventre. La poitrine est recouverte extérieu-
rement par la peau, au-dessous de laquelle
sont situées plusieurs portions charnues.
Celles-ci exécutent un grand nombre de fonctions : car quelques-unes font mouvoir les
extrémités supérieures ; d'autres servent à la
respiration, et quelques autres, sur la partie
postérieure, sont employées à mouvoir le
tronc.

Sur le devant de la poitrine sont placées
les mamelles ; elles sont décrites dans un
autre endroit de ce livre.

La cavité de la poitrine est formée par
une partie de l'épine, par les côtes, et par
le sternum.

Douze os de l'épine s'étendent du cou le
long du dos ; ils ont à leurs côtés des demi-

cavités qui reçoivent une extrémité des côtes.

Les côtes sont douze de chaque côté. Les sept premières sont appelées vraies, parce qu'elles joignent l'épine et l'os du milieu, ou sternum; les cinq restantes deviennent graduellement plus courtes à mesure qu'elles baissent. Elles sont fixées par une extrémité à l'épine; leurs autres extrémités servent d'appui aux parties charnues. Elles sont nommées côtes bâtardes ou fausses.

Les côtes vraies deviennent cartilagineuses à leur extrémité, qui est près de l'os de la gorge. Elles sont articulées avec lui et avec l'épine, de manière qu'elles ont un mouvement de haut en bas; en exécutant ces mouvemens, les côtes tournent obliquement, ce qui les fait avancer un peu en devant. Par ce mécanisme, la cavité de la poitrine peut s'élargir. Ces côtes sont jointes l'une à l'autre par des parties charnues qui leur font exécuter leurs mouvemens. Les nerfs et les vaisseaux sanguins, qui se distribuent aux parties charnues, passsent le long du bord inférieur de chaque côte.

L'os de la gorge. — La situation de l'os de la gorge est bien connue. C'est un os long et plat, consistant en deux ou trois pièces. Il est large à sa partie supérieure; il se termine par un ou deux points étroits qui s'étendent dans le ventre. L'os de la gorge est articulé avec l'extrémité antérieure des côtes vraies ; il se meut jusqu'à un certain point, d'arrière en devant, par le moyen de la respiration.

Les os de la poitrine forment une espèce de cage qui est étoite par en haut, et large par en bas.

La poitrine est séparée du ventre par une cloison charnue appelée diaphragme. Elle est attachée aux extrémités des fausses côtes, à la partie inférieure de l'os de la gorge ou sternum, au bord inférieur de la dernière côte vraie, et à l'épine par les lombes.

Par la situation de cette cloison, la partie inférieure de la poitrine s'échancre graduellement depuis l'extrémité de l'os de la gorge jusqu'aux os des lombes. Le côté du diaphragme, qui répond à la poitrine, est convexe ; celui du côté du ventre est concave.

Le diaphragme, par sa structure, est capable d'élargir ou de diminuer les deux cavités de la poitrine et du ventre. Par son action sur la première, il sert à la respiration, à la parole, au rire, à la toux, etc. ; et par son action sur la seconde, il excite le cours des alimens à travers les intestins.

La poitrine renferme les poumons avec la trachée-artère, la continuation du gosier, un canal appelé conduit thorachique, et le cœur avec ses dépendances.

Toute la cavité de la poitrine, et l'extérieur de tout ce qu'elle contient, sont tapissés d'une membrane très-fine, délicate et extrêmement sensible, qui est humectée par un fluide que fournissent les vaisseaux exhalans qui sont sur sa surface.

Cette membrane qui est double, et fixée à l'épine et à l'os de la gorge, divise la poitrine en deux cavités. Les cavités, ainsi divisées, ne sont pas parfaitement égales ; car celle qui est à droite est généralement plus grande.

De cette manière les accidens qui affectent un côté de la poitrine, ne communiquent pas à l'autre.

Trachée-artère et poumons. — La trachée-artère, continuée du cou, entre dans la poitrine par la partie supérieure de l'os de la gorge. Elle se prolonge dans la duplicature de la cloison de la poitrine, jusqu'à ce qu'elle arrive vers le quatrième os postérieur ; alors elle se divise en deux branches, dont l'une va à droite, et l'autre à gauche.

Ces branches, en entrant dans les poumons, se divisent en petites ramifications innombrables qui vont à chaque partie des poumons, et se terminent en petites cellules capables de recevoir l'air, et qui communiquent l'une à l'autre.

La structure de la trachée-artère a été déjà décrite. Les anneaux cartilagineux la tiennent continuellement ouverte pour l'admission constante de l'air, et les parties membraneuses en modifient la proportion nécessaire dans les diverses occasions, comme dans la parole, dans le chant, etc.; ce qui s'effectue par quantité de petits muscles qui sont à sa partie supérieure.

Les poumons occupent presque toute la cavité de la poitrine. Ils consistent en deux grande portions appelées lobes, placées aux différens côtés de la poitrine, et que la séparation déjà décrite distingue parfaitement l'une de l'autre. Les poumons sont de couleur grisâtre, excepté dans les enfans et dans les vieillards. Ils sont formés des ramifications de la trachée-artère, de nombre de cellules, et d'une grande quantité de vaisseaux sanguins; et pour leur propre économie particulière, ils sont aussi fournis de vaisseaux lymphatiques, sanguins, et de nerfs.

On ne peut décrire l'important office des

poumons , tant que la structure du cœur n'est pas démontrée.

Gosier. — Après avoir passé le long du cou , le gosier , ou l'œsophage , entre dans la poitrine , et s'abaisse sur le milieu de l'épine derrière la séparation. Il s'incline d'une part un peu sur le côté droit , et de l'autre sur le côté gauche ; enfin il s'avance en avant , et pénétrant le diaphragme , il vient à l'estomac.

Conduit thorachique. — Il y a un petit canal, transparent et étroit, qui entre du ventre dans la poitrine ; il s'étend tout le long du côté de la partie antérieure des os du dos à la hauteur de la quatrième ou cinquième côte ; alors il se croise sur le côté gauche ; et formant un tour, il se termine à une large veine entre la première et la seconde côte de ce côté.

Ce canal est appelé conduit thorachique. Il est le réservoir du chyle, qu'il envoie dans la veine où il se termine.

Glandes de la poitrine. — La cloison qui divise la poitrine, sépare un peu, à la partie supérieure, un côté d'avec l'autre. Dans la cavité, ainsi formée, est située une glande nommée thymus , plus grosse dans les enfans que chez les adultes , et dont l'usage n'a pas été découvert.

Péricarde. — Les deux couches qui forment la séparation, laissent entr'elles une large cavité qui s'étend depuis environ le milieu de l'os de la gorge jusqu'au diaphragme : le cœur est placé dans cette cavité.

Cette couverture s'appelle péricarde ; elle environne le cœur de presque tous les côtés, et sert à le retenir dans sa propre situation, et à le défendre des injures.

Le péricarde est constamment humecté par un léger fluide lubrifiant.

Cœur. — Le cœur est le grand réservoir du sang ; il est placé dans la séparation de la poitrine dans une direction oblique, ayant sa base vers le côté droit, et sa pointe du côté gauche sur la sixième côte.

Le cœur est attaché à la base de son enveloppe, et il est presque sur le milieu du diaphragme.

La partie la plus grosse du cœur est composée de deux forts sacs charnus, étroitement unis ensemble, et appelés ventricules. Ceux-ci possèdent la faculté de se contracter et de se dilater ; ils chassent par là le sang de leurs cavités, qu'une forte cloison sépare distinctement.

Les ventricules sont obliquement situés vers l'os de la gorge, ou l'épine ; celui qui est près du premier s'appelle le ventricule droit, et l'autre le ventricule gauche.

A la base du cœur sont deux petites substances charnues semblables aux oreilles d'un quadrupède, et attachées aux ventricules : on les appelle oreillettes. La situation des oreillettes correspond à celle des ventricules. Comme eux elles sont creuses, et possèdent la faculté de se contracter et de se dilater.

Vaisseaux sanguins du cœur. — Le cœur, comme les autres organes, est muni de vaisseaux sanguins et de nerfs pour son économie particulière. Outre cela il y a quelques vaisseaux sanguins qui vont directement dans les cavités du cœur : telles sont les veines, le long des oreillettes, et les artères le long des ventricules.

Circulation du sang. — Tout le sang est rassemblé de toutes les parties du corps par une grosse veine, dans l'oreillette droite, qui, en se contractant, le pousse en avant dans le ventricule correspondant. Une grosse artère qui vient du ventricule droit, et se divise en deux branches en sortant du cœur, envoie le sang (qui y est poussé par la contraction du ventricule) dans chaque lobe des poumons.

Les branches de cette artère forment, dans les poumons, un grand nombre de petites ramifications correspondant presque à celles de la trachée-artère. Elles distribuent le sang sur toute la substance des poumons, et l'exposent à l'air qui est reçu dans la trachée-artère et les cellules.

Le sang est reporté des poumons par les veines. Celles-ci forment enfin un seul gros vaisseau qui entre dans l'oreillette gauche; cette dernière, en se contractant, pousse le sang dans le ventricule avec lequel elle est unie, et qui, par les mêmes moyens, le pousse dans une très-grosse artère destinée à le porter à toutes les parties du corps.

A chaque ouverture, par où passe le sang dans le cœur, est placé un appareil particulier qui favorise ce passage dans le cours qu'on vient de décrire, mais qui prévient son retour.

La grande artère venant du ventricule gauche se croise sur le quatrième os de derrière, d'une manière oblique, vers le côté droit; alors elle s'élève en forme de crosse, ou arche, au deuxième os en tournant en bas; elle continue le long du côté gauche de l'épine, jusqu'à ce qu'elle sorte de la poitrine à travers le diaphragme.

De la convexité de la grande artère partent trois ou quatre gros vaisseaux qui portent le sang à la tête, à la face, aux organes des sens, aux extrémités supérieures, aux seins, etc. Le sang est reporté de ces parties par les veines qui se terminent dans la poitrine sur le côté droit de l'épine, et un gros vaisseau qui entre dans l'oreillette droite du cœur.

Ce vaisseau, qu'on peut appeler la grande veine, est sur le côté droit de la grande artère, derrière la cloison de la poitrine. Il est joint, à l'endroit où il entre dans le cœur, par un vaisseau semblable qui, du ventre, pénètre dans le diaphragme et rapporte le sang des parties inférieures du corps.

Usage des poumons. — Les poumons exécutent l'importante fonction de la respiration. Le sang, par cette opération, est aidé des choses nécessaires à la vie, et dégagé de ses parties inutiles : c'est pour cela que le sang est distribué en grande quantité dans les poumons.

La respiration s'accomplit par l'air qui, tour-à-tour, est reçu et chassé des poumons. Le diaphragme et les côtes, en élargissant et en diminuant alternativement la cavité de la poitrine, sont les principaux agens dans cette opération. Cependant on ne connoît pas encore clairement les circonstances particulières dont cette action nécessaire dépend.

La voix est aussi formée par la respiration. La modulation des sons qui constituent la parole, est probablement produite par l'action de la partie supérieure de la trachée-artère, dont l'air passe par les poumons. La manière dont elle s'effectue n'est pas bien connue.

Ventre. — Toute la partie du tronc sous le diaphragme s'appelle ventre. Sa forme extérieure, générale, n'a pas besoin de description.

La cavité du ventre est d'une forme irrégulière à la partie supérieure; elle est échancrée, de devant en arrière, par la situation particulière du diaphragme. Derrière, elle est divisée en deux parties par la saillie de l'épine; et au-dessous elle est environnée d'un cercle osseux, qui lui donne en quelque sorte la forme d'un bassin, d'où lui vient ce nom.

Le bassin est une zone osseuse composée de l'os *sacrum*, du croupion, et de deux autres gros os d'une figure irrégulière, appelés os innominés ou sans nom. Les deux premiers

sont

sont placés par derrière, et les deux autres ferment les côtés et le devant.

L'os *sacrum* est joint au dernier os de l'épine vraie de manière que sa partie supérieure se jette en avant, tandis que son autre partie, le long de l'os du croupion, incline en arrière.

Les os innominés, un de chaque côté, sont attachés à la moitié supérieure de l'os *sacrum* par une articulation immobile ; ils sont fortement collés ensemble, et leur union est assurée par une forte bande ligamenteuse, en devant, dans une ligne directement au-dessous du nombril.

Ces os forment, par-conséquent, un cercle qui est incapable de mouvemens. Chaque os innominé est divisé, dans les enfans, en trois portions jointes par un cartilage. Quoiqu'ils s'unissent ensemble chez les adultes, les noms par lesquels ils sont distingués dans leur état primitif, sont retenus par les anatomistes. Les os innominés consistent dans les hanches, le siége, et l'os bertrand.

L'os de la hanche de chaque côté s'étend en haut et à l'extérieur, et forme les côtés du bas-ventre. Son bord supérieur est presque demi-circulaire. Il donne place à l'insertion de plusieurs muscles.

Partie I.   E

En devant, au-dessus des cuisses, son bord devient irrégulier par deux projections, auxquelles sont attachées des parties charnues.

La partie inférieure de l'os de la hanche tient seulement au bassin proprement dit. Elle forme un sillon qui s'étend depuis le sommet de l'os *sacrum*, sous lequel il est échancré en forme de large entaille. A travers cette ouverture passe un gros nerf et des vaisseaux sanguins, pour se rendre aux extrémités inférieures.

L'os du siége s'étend de la partie antérieure de la hanche, à la partie inférieure sur laquelle le corps reste assis : cette partie est défendue par un cartilage.

A sa partie postérieure l'os du siége a deux projections, auxquelles sont attachées des cordes ligamenteuses qui s'étendent sur l'os *sacrum* et l'os du croupion.

Les os bertrand de chaque os innominé, joints ensemble comme nous l'avons déjà dit, occupent l'espace entre les aines.

La ligne formée par les os *sacrum* et des hanches est continuée par son bord supérieur, et forme un cercle d'une figure irrégulière appelée détroit. Ce cercle diffère, dans les mâles et dans les femelles, par la forme et la grandeur.

En devant, sur le bord supérieur de chaque os bertrand, il y a une projection à laquelle s'attache l'extrémité des parties charnues fixées aux projections de l'os de la hanche.

Les os bertrand, à leur partie inférieure, se séparent graduellement l'un de l'autre à mesure qu'ils s'abaissent, pour joindre les os du siége. Ils forment ainsi, entr'eux, un angle ou une voûte, qu'on appelle angle ou voûte des os bertrand.

Au dedans du sommet de chaque cuisse est un grand trou oval entouré des os du siége bertrand. Il est couvert d'une forte membrane qui donne passage à un nerf et à des vaisseaux sanguins.

Au milieu de l'extérieur de chaque os innominé est une grande cavité cachée et ronde, qui reçoit la tête de l'os de la cuisse : toutes les parties des os innominés contribuent à former cette cavité. Par la description des parties constitutives du bassin, on verra évidemment qu'il est d'une figure très-irrégulière : son extrémité est dans une direction oblique, quand le corps est droit, parce qu'alors la tête de l'os sacrum est près de deux pouces plus élevée que celle des os bertrand.

Son issue, si l'on considère les os seuls,

est une ligne tournoyante ; mais quand on a reconnu les ligamens qui s'étendent des os sacrum et du croupion aux os du siége, on voit qu'elle a la même figure que l'extrémité.

Le défaut d'os à la partie inférieure du bassin sert à alléger la pesanteur générale, ainsi qu'à donner un passage sûr à plusieurs parties importantes.

Le bassin soutient le corps , fournit une forte attache aux os des cuisses , et un logement sûr dans sa cavité à plusieurs organes.

Nombre de parties charnues qui s'étendent le long des côtes sont attachées aux os des hanches et bertrand, couvertes d'une peau fine, et forment le devant ou les côtés du ventre. Par la manière dont elles sont insérées dans les os du bassin , elles laissent une ouverture de chaque côté immédiatement au haut des os bertrand , et une autre entre la projection de l'os des hanches et celle de chaque os bertrand. Elles donnent passage à des vaisseaux sanguins , etc.

La partie postérieure du ventre est terminée par les os inférieurs de l'épine , et la partie des portions charnues qui font mouvoir le tronc, est couverte d'une manière commune.

La partie inférieure du ventre ou l'issue du bassin est conservée par des parties charnues convenablement couvertes, qui donnent passage aux décharges ordinaires.

La cavité entière du ventre est tapissée d'une membrane fine, ferme, sensible, tendre et lubrifiée de la même manière que celle qui tapisse la poitrine : comme elle, elle couvre aussi la surface de toutes les parties de la cavité.

Le ventre contient les organes de la digestion, de l'urine, et partie de ceux employés à la propagation de l'espèce. Les deux premiers appartiennent seuls à cette esquisse.

Organes de la digestion.—Le foie, l'estomac, le canal intestinal, la rate et le pancréas, sont les organes par lesquels la nourriture est digérée.

Foie.—Le foie est une grosse masse, d'une consistance assez ferme, et d'un rouge obscur tirant un peu sur le jaune. Il est divisé en deux portions inégales, appelées lobes. La plus petite est située sur le côté gauche.

Quand il est vu dans sa situation naturelle, il paroît former la moitié d'un cercle audessous du diaphragme, placé obliquement de droite à gauche. Son étendue est, dans la première direction , au rein droit , et dans la seconde , à la seconde fausse côte.

Le lobe gauche du foie est au-dessus de l'estomac , entre lui et le diaphragme : il est épais à sa partie postérieure , et devient graduellement plus petit d'arrière en avant ; ce qu'on peut sentir au-dessous de l'os de la gorge.

Le lobe droit est beaucoup plus gros que le gauche : il occupe la plus grande partie de l'espace formé par le diaphragme et les fausses côtes. Il est rond par en haut , creux en bas , très-épais par derrière , et se termine en devant par un bord mince.

Le foie est composé de beaucoup de vaisseaux sanguins , lymphatiques , et de quelques nerfs disposés de manière à préparer et extraire la bile du sang, qui, pour cela , lui est amené des parties inférieures du corps.

Vésicule du fiel.—Il y a dans la partie concave du lobe droit du foie un petit sac , presque semblable à une poire , appelé la vessie du fiel. L'intérieur de ce sac est ridé ; il est lubrifié par un mucus qui le protège , et il contient le fluide appelé bile.

La bile , dans le foie , est ramassée dans un grand nombre de petits tubes qui sont unis, et qui forment un grand canal, immédiatement au-dessus de la vessie du fiel. Ce canal est joint à cet organe par un autre canal semblable.

Ces deux canaux, en se réunissant, forment un conduit simple, qui s'insère dans les intestins un peu au-dessous de l'estomac. Par ce moyen, la bile passe du foie et de la vessie du fiel dans les intestins.

Estomac.—L'estomac est une large bourse membraneuse et charnue, semblable pour la forme à une cornemuse. Il est situé dans la partie supérieure du ventre, entre le gros lobe du foie et la rate, un peu obliquement, plus à gauche qu'à droite. Le petit lobe du foie sépare la plus grande partie de l'estomac du diaphragme, immédiatement au-dessous de la pointe de l'os de la gorge.

L'estomac a deux ouvertures assez larges, l'une à gauche, et l'autre à droite : la première est d'environ deux ou trois pouces plus élevée que l'autre.

Le gosier ou l'œsophage, pénétrant le diaphragme par la poitrine, à l'opposé du bas de l'épine du dos, entre dans l'ouverture gauche : le commencement du canal intestinal est attaché à la droite.

L'intérieur de l'estomac a, sur toute sa surface une quantité de petites loges, qui augmentent par derrière l'ouverture gauche , et arrêtent probablement le passage trop prompt de la nourriture dans les intestins.

Le fluide gastrique ou de l'estomac , précédemment décrit , est fourni par un appareil qui est dans cet organe , et dont la structure n'a pas encore été bien expliquée.

L'estomac est fourni de vaisseaux sanguins, lymphathiques , et de nerfs.

Les nerfs de l'estomac sont si nombreux , et ont une influence si étendue , qu'il a par leur moyen une connexion intime avec plusieurs autres organes. On peut comprendre par cette circonstance l'effet que produisent sur l'estomac les coups à la tête et les dérangemens qui arrivent dans plusieurs organes du ventre. On doit attribuer aux actions des nerfs de l'estomac l'effet de plusieurs médecines qui, étant rendues dans cet organe , causent certains changemens dans le corps, dans un temps si court , qu'elles ne peuvent être appliquées par les vaisseaux aux parties qui les affectent.

Canal intestinal. — L'intestin ou boyau vient de l'ouverture droite de l'estomac. Il consiste en un canal membraneux et charnu, généralement plus long, de six à sept fois, que le corps de la personne à laquelle il appartient; il se termine à un endroit appelé anus, par où sort la partie grossière des ali-mens.

Le canal intestinal, étant plus ample dans quelques parties que dans d'autres, a été divisé en petit et grand boyau. Le premier occupe la partie supérieure et antérieure du ventre; l'autre, l'inférieure et les côtés.

Pour qu'il puisse être contenu dans le ventre, le canal intestinal fait un grand nombre de tours qui, étant arrêtés par en bas à l'épine du dos par une espèce de subs-tance membraneuse, ne peuvent s'entre-heurter l'un l'autre. C'est aussi par ce canal que les vaisseaux sanguins, lymphatiques, et les nerfs, sont transmis aux intestins.

Une portion du canal intestinal passe tout le long de l'intérieur de l'épine fausse, en forme de ligne droite : d'où lui vient le nom de boyau droit ou de *rectum*. Ce boyau se termine à l'anus, qui est environné de plu-sieurs parties charnues, dont quelques-unes arrêtent en tout temps la sortie des matières contenues dans les intestins, pendant que d'autres les poussent en avant, quand il est nécessaire.

La surface interne de l'intestin est, comme celle de l'estomac, extrémement sensible, et parsemée de quantité de petites loges. Plusieurs vaisseaux absorbans s'ouvrent un passage dans chacune de ses parties , et elle est défendue par un mucus que lui fournissent de petites glandes.

Le canal intestinal possède la faculté de se contracter, et par ce moyen de pousser en avant tout ce qu'il contient. Il est très-fort, en proportion des couches dont il est composé. Sa surface extérieure est si irritable que, si on l'expose à l'air, elle se dérange considérablement.

Rate.—La rate est un corps oval, bleu, long de cinq ou six pouces , et large de quatre ou cinq. Elle est située sous le diaphragme, dans un creux formé par les fausses côtes du côté gauche, et fixée par des ligamens à ces parties, à l'estomac et au pancréas.

Le rate reçoit quelques nerfs et vaisseaux lymphatiques. Elle doit cependant son principal volume à un grand nombre de vaisseaux sanguins. Son usage n'est pas bien connu.

Pancréas.—Derrière l'estomac , entre lui et l'épine du dos, est un petit corps semblable à la langue d'un chien, appelé pancréas. Ce corps est dans une direction transversale, une de ses extrémités étant liée au commencement du canal intestinal, et l'autre à la rate. Sa largeur est d'environ deux ou trois pouces, et sa longueur de sept ou huit.

Le pancréas prépare un fluide semblable à la salive, pour la qualité et l'apparence. Ce fluide est versé par un tube dans l'intestin, à l'endroit où entre le conduit du foie et de la vessie du fiel.

Une membrane ferme, délicate et transparente, composée de deux couches, entrelardée de graisse et protégée par plusieurs vaisseaux sanguins, est attachée à la partie inférieure de l'estomac et de la rate, et à la partie supérieure des intestins : entièrement lâche de ce côté, elle s'abaisse près du fond du ventre, et couvre la partie antérieure de tous les boyaux.

Cette membrane s'appelle la coeffe : son usage n'est pas bien connu.

Digestion.—Par le procédé de la digestion, la nourriture est changée dans le fluide déjà décrit, appelé chyle. La nourriture du corps dépend d'une certaine proportion d'alimens.

Les sensations de la faim ou de la soif rappellent à l'homme la nécessité de manger et de boire, de temps à autre ; elles excitent de cruelles douleurs, lorsqu'on refuse d'y satisfaire. La boisson semble plus immédiate-ment nécessaire à la vie , et le corps peut plus long-temps supporter la faim que la soif : ce qui paroît venir de ce que les fluides sont plutôt épuisés que les solides.

Les alimens pris dans la bouche se dissol-vent, en se mêlant avec la salive , et acquiè-rent par-là une consistance molle et charnue. Ils sont avalés par le moyen de la langue et de plusieurs muscles , et envoyés tout le long du gosier par la contraction successive des différentes parties de cet organe.

Parvenus dans l'estomac , les alimens con-sistant en solides et liquides , sont mêlés avec le fluide gastrique déjà décrit. Après y avoir resté quelque temps , les différentes parties qui les composent s'unissent intimement , et forment un fluide épais , d'une couleur grisâtre , et d'un goût douceâtre , sans odeur.

Ce fluide passe de l'estomac dans le canal intestinal, par l'action de ce viscère, aidée des mouvemens du diaphragme et des mus-cles abdominaux.

Après s'être avancé d'environ trois ou qua-tre doigts de large dans l'intestin , il se mêle à la bile et au fluide pancréatique , et rendu par-là plus liquide , les différentes parties

qui le composent se combinent plus intime-
mement.

Dans cet état, il passe à travers toute l'étendue du canal intestinal, par le moyen des
contractions de ce tube, assisté par le diaphragme, etc.

Pendant ce cours, les parties fines et légères
de ce fluide sont absorbées, tandis que les
parties épaisses et grossières sont poussées
en bas, et chassées par l'anus.

Ces parties inutiles et grossières sont ex-
pulsées par la combinaison de plusieurs puissances : car, par l'action du diaphragme et
des muscles du ventre qui comprime de tous
côtés les intestins, et aidées par les contractions successives des intestins eux-mêmes,
elles sont repoussées vers l'anus, dont les
muscles, stimulés par leur acrimonie, leur
ouvrent un passage.

La manière immédiate dont s'exécute l'importante fonction de la digestion a donné lieu
à plusieurs disputes, et a toujours été enve-
loppée d'obscurité. Elle ne peut être com-
parée à aucun procédé artificiel que l'indus-
trie humaine ait pu inventer.

Organes de l'urine.—Les organes de l'urine
sont les reins et la vessie urinaire.

Les reins sont deux corps assez gros, semblables , pour la forme , aux fèves d'haricots , quoique beaucoup plus gros. Ils sont situés de chaque côté des os des lombes , entre les fausses côtes et la hanche.

La structure des reins est pareille à celle des glandes : ils reçoivent une grande quantité de sang , et plusieurs branches nerveuses qui les rendent extrêmement sensibles.

Dans chaque rein il y a une cavité dans laquelle l'urine est charriée par plusieurs petits tubes , après avoir été préparée et séparée du sang. L'urine passe de cette cavité dans deux longs canaux étroits , appelés uretères , qui vont se rendre obliquement à la vessie.

Deux corps , qu'on suppose être deux glandes , et qu'on appelle pour cela glandes renales , sont situés à la partie supérieure des reins , entr'eux et les gros vaisseaux sanguins. Ces corps sont plus gros dans les enfans que dans les grandes personnes , chez lesquelles ils sont ridés. Leur usage n'a pas été expliqué d'une manière satisfaisante.

Vessie urinaire. — La vessie urinaire est placée dans le bassin , immédiatement derrière l'os bertrand et devant le rectum. C'est une bourse assez large , à-peu-près ovale , et qui se termine par une partie étroite , appelée le cou : elle est attachée aux parties contigues par en bas et en devant.

La vessie urinaire est composée de plusieurs tuniques, dont une, charnue, lui donne la faculté de se contracter fortement.

La surface interne de la vessie est très-sensible et défendue de l'acrimonie de l'urine par un mucus. Le cou de la vessie est entouré de nombre de petites portions charnues qui lui sont adaptées pour retenir l'urine.

Les uretères descendent des reins , dans une direction courbe, et entrent dans la partie postérieure de la vessie , de près d'un doigt de largeur de chaque côté. Ils portent l'urine dans la vessie , goutte à goutte.

L'urine est chassée de la vessie par les contractions de cet organe , qui lui-même est aidé par l'action du diaphragme et des muscles abdominaux.

La vessie est probablement excitée à se contracter en deux sens différens, lorsqu'elle est enflée, et par l'acrimonie de l'urine : car , quand elle est très-pleine , le desir d'uriner est urgent , et c'est ce qui arrive chaque fois qu'il y a seulement une petite quantité d'urine âcre et très-colorée.

Distribution du sang dans le ventre. — La grande artère , après avoir percé le diaphragme , descend le long du côté gauche de l'épine du dos, jusqu'à ce qu'elle arrive au dernier os de l'épine vraie , où elle se divise en deux troncs qui s'élargissent à mesure qu'ils descendent , et forment un angle assez grand. Dans son cours, elle envoie des branches à l'estomac, à la rate, au foie, et aux intestins, ainsi qu'aux autres parties renfermées dans le ventre. Chaque tronc dans lequel elle se divise, est lui-même subdivisé, à sa partie inférieure , en deux autres qui se portent aux côtés opposés du bassin. L'un, appelé hypogastrique, porte le sang aux parties contenues dans le bassin et à quelques autres parties voisines extérieures. L'autre sort en bas et en devant du ventre à la partie intérieure - supérieure des cuisses , et va se distribuer, en se ramifiant , aux extrémités inférieures.

La grande veine est exactement dans la même direction, et sur le côté droit de la grande artère. Elle reçoit le sang des organes de l'urine et des autres parties contenues dans le bassin, par des branches séparées. Le sang de l'estomac, de la rate et du canal intestinal , est porté au foie , où il est reçu par une veine qui le charrie dans la grande veine

immédiatement

immédiatement dans le diaphragme, au côté droit.

Le sang des organes de la digestion subit donc une double épuration avant d'être porté au côté gauche du cœur : la première au foie, et la deuxième aux poumons.

Le conduit thorachique reçoit le chyle des vaisseaux absorbans des extrémités inférieures et des organes du ventre ; il est d'abord dessous, et ensuite au côté droit de la grande artère jusqu'à ce qu'il pénètre le diaphragme, comme il a été décrit ci-dessus.

EXTRÉMITÉS DU CORPS.

LES extrémités sont supérieures et inférieures. Les premières constituent les épaules, les bras et les mains ; les secondes, les cuisses, les jambes et les pieds.

Extrémités supérieures. — Les os des épaules sont deux gros os, plats et triangulaires, joints à la partie postérieure de la poitrine. Ils s'étendent de la première à la septième côte, et sont proportionnés eux-mêmes à la forme particulière des côtes.

Ils sont attachés à la poitrine par des bandes charnues, de manière qu'ils ont un degré

Partie I.   F

considérable de mouvement de haut en bas
et d'un côté à l'autre ; d'où vient que , quoique dans leur situation naturelle , ils soient
séparés de l'épine du dos , ils peuvent néanmoins se toucher l'un l'autre, quand le bras
est mu dans une direction particulière.

A leur partie supérieure et antérieure ils
ont un espace creux , qui reçoit la tête du
premier os du bras.

Les os des épaules sont retenus par un os
courbe qui les empêche de s'élever trop haut,
et qui s'étend de chaque côté depuis leurs
angles supérieur et extérieur jusqu'à la partie supérieure de l'os de la gorge : cet os
s'appelle os du cou, ou clavicule.

Les deux extrémités de l'os du cou sont
capables d'un mouvement qui les met à couvert des secousses subites ou violentes du
bras.

Cet os , outre l'action de régler les mouvemens des os des épaules , donne par sa
courbure un passage assuré aux vaisseaux
sanguins qui vont et viennent de la tête.

Le bras s'étend depuis le haut de l'épaule
jusqu'au coude ; il consiste en un seul os
long joint à l'os de l'épaule, et qui a un mouvement très-libre de tous les côtés. Sa connection est fortifiée par des parties charnues

qui s'étendent sur lui depuis le derrière de la poitrine, et exécutent ses différens mouvemens. Celles-ci sont couvertes par la peau, fournies de vaisseaux sanguins et de nerfs, et donnent au bras sa forme extérieure.

L'espace enfermé entre le coude et le poignet, s'appelle avant-bras. Il est composé de deux os longs joints l'un à l'autre par leurs deux extrémités. Ces os sont joints à l'extrémité inférieure de l'os du bras, de manière que, semblables à un pivot, ils ont un seul mouvement d'arrière en avant, tandis que dans le même temps un de ces os a un mouvement de rotation.

Le poignet consiste en huit petits os placés sur deux rangs. Le premier rang est lié à l'os de l'avant-bras par une articulation mobile et semblable à un pivot; le second est joint à la main, de manière qu'un seul petit degré de mouvement peut faire place entr'eux.

Le poignet sert comme de base à la main, et lui donne une grande liberté de mouvement.

La main est composée de quatre petits os longs, de quatre doigts, et d'un pouce.

Les quatre petits os longs sont articulés avec le poignet et les doigts, dont le dernier leur sert d'appui. Ils sont joints ensemble chacun à son extrémité, et sont creux à l'endroit où ils forment la paume, et convexes sur le dessus de la main.

Les quatre doigts composés chacun de trois os, sont capables d'une grande variété de mouvemens.

Le pouce, consistant aussi en trois os, est articulé avec un des os du poignet. Il sert à régler les mouvemens des doigts.

Nombre de muscles couverts par la peau, et fournis de nerfs et de vaisseaux sanguins, achèvent la figure de l'avant-bras, et exécutent ses mouvemens. Le poignet et la main ont, outre cela, un grand nombre de cordes ligamenteuses qui facilitent les mouvemens compliqués dont ils sont susceptibles.

Extrémités inférieures. — Les extrémités inférieures sont divisées en cuisses, jambes et pieds.

Les cuisses sont formées par un très-gros os long, couvert par quantité de parties charnues qui forment les différens mouvemens : elles sont attachées à la partie postérieure de la cuisse, et les os du bassin constituent les hanches.

L'os de la cuisse a une grosse extrémité ronde, par laquelle il est fixé dans la cavité déjà décrite des os innominés, de manière qu'il a des mouvemens très-étendus ; l'autre extrémité est articulée avec les jambes.

Les jambes consistent en deux os longs, situés à-peu-près de la même manière, l'un par rapport à l'autre, que les os de l'avant-bras, et ont un semblable degré de mouvement.

Les os des jambes sont articulés avec l'os de la cuisse presque comme ceux de l'avant-bras avec celui du bras. Un gros os rond, appelé la rotule, est placé au-devant de cette articulation, et a un mouvement très-libre de haut en bas. Cet os règle les mouvemens des jambes.

L'articulation entre la cuisse et la jambe forme le genou.

L'extrémité inférieure de chaque os de la jambe, avançant un peu à l'extérieur, constitue la cheville du pied.

Le pied est composé de plusieurs os, dont sept forment sa partie postérieure. Ils sont articulés avec les os de la jambe, et l'un à l'autre, de manière qu'ils donnent au pied différens mouvemens, tandis que leur partie postérieure, composée d'une large pièce (le talon) donne l'attache à un fort tendon qui fortifie l'articulation.

Cinq os longs sont placés entr'eux et les orteils; ils n'ont pas de mouvement entr'eux, mais ils sont joints ensemble de manière à former une voûte avec les os qui sont derrière eux. Ils donnent par ce moyen un très-ferme appui au corps, tandis que les vaisseaux sanguins et les nerfs, qui garnissent le pied, sont à l'abri de toute injure.

Les orteils, semblables aux doigts, sont au nombre de cinq. Le grand orteil consiste seulement en deux pièces osseuses; les autres en ont trois. Les orteils, quoiqu'ils n'aient pas un mouvement aussi étendu que les doigts, sont d'un grand usage dans la marche. —

Les extrémités inférieures, comme les supérieures, sont garnies de vaisseaux sanguins, de nerfs, de muscles, de ligamens, etc. La peau qui est sous la plante des pieds est plus épaisse et plus insensible que celle de toute autre partie du corps.

OBSERVATIONS GÉNÉRALES

Sur la structure du corps.

Toutes les parties qui constituent le corps humain, admirablement unies les unes aux autres, forment un assemblage général de puissances qui exécutent merveilleusement toutes les fonctions nécessaires à la vie.

Les organes des sens, situés à la tête, sont convenablement disposés pour servir comme de sentinelles, qui annoncent l'approche du danger de la part des corps environnans, et dont l'influence est très-étendue.

Les extrémités supérieures faites pour servir et défendre ces organes, sont pour cela placées près d'eux.

La poitrine est admirablement construite pour loger surement les puissances qui purifient le sang et l'envoient à toutes les parties du corps.

Les organes du ventre fournissent le corps de nouveaux alimens, et en chassent ceux qui sont usés.

Les extrémités inférieures servent comme de belles colonnes à toute la structure du corps humain, en même temps qu'elles lui donnent la faculté de changer de place.

Tout le corps peut être considéré comme la demeure d'un certain principe qui anime et régularise chacune de ses parties : les nerfs sont les agens de ce principe.

Les actions nécessaires du corps, après un certain période, lui donnent un degré de lassitude qui se termine par une incapa-

cité totale d'exécuter les fonctions ordinaires
de la vie. Le sommeil est donc indispensable
pour réparer le corps.

Les actions involontaires du corps se continuent pendant le sommeil, mais dans une
succession plus lente. Le principe pensant,
excepté dans les cas de maladie, est entièrement suspendu.

TRAITEMENT

TRAITEMENT

DES

MALADIES DES FEMMES.

CHAPITRE PREMIER.

Diversités dans la structure, qui constituent la différence du sexe.

LA forme extérieure des femmes paroît presque la même que celle des hommes ; cependant elle en diffère essentiellement sous plusieurs rapports.

Leurs corps sont communément d'une taille plus petite, leur peau plus unie, leurs membres mieux arrondis, et toute leur structure plus délicate et plus irritable.

Ces différences, et plusieurs autres, sont universellement connues. Les grandes singularités qui se rencontrent dans la construction de la femme, sont les seins, le bassin, et le système utérin.

SECTION PREMIÈRE.

Des Seins.

LA forme extérieure et la figure des seins, sont si connues, qu'il n'est pas besoin de les décrire.

Partie I. G

Les seins sont d'une structure glanduleuse, fournis de plusieurs vaisseaux lymphatiques, sanguins, et de nerfs, mêlés avec la graisse et la substance cellulaire. Dans l'état de non-grossesse, ils servent d'ornement; mais à la fin de la grossesse, ils sont remplis de lait pour nourrir l'enfant.

Le lait est séparé du sang par la structure glanduleuse des seins: il est reçu par un grand nombre de petits tubes. Ceux-ci se terminent en plusieurs petits vaisseaux qui portent le lait aux mamelons.

Ces vaisseaux sont environnés d'une substance dure et élastique. Leurs extrémités sont ridées; ce sont elles qui empêchent le lait de couler au-dehors, excepté quand il est accumulé dans une trop grande quantité.

Par le moyen de la succion, ces vaisseaux sont tirés en-dehors, et deviennent droits; alors ils ne peuvent plus s'opposer à la sortie du lait qui est pompé par la succion.

Quand le sein n'a pas été sucé trop long-temps, les vaisseaux reprennent leur première situation; ce qui s'opère par le moyen de la substance dure et élastique qui les environne.

Les seins ont une connexion remarquable avec la matrice; ils éprouvent un changement considérable quand elle est affectée. Cette circonstance ne peut être entièrement expliquée par la structure anatomique des seins.

S E C T I O N   I I^e

Structure du Bassin.

La partie inférieure du ventre des femmes est très-différente de la même partie chez les hommes ; car la cavité appelée bassin est beaucoup plus grande dans les premières.

Le bassin dans les femmes est plus évasé que dans les hommes. L'os sacrum est plus large et plus creux ; l'os du croupion, quoiqu'il s'avance considérablement en-devant, est très-mobile, et peut être poussé en-arrière, à une ligne de l'extrémité de l'os sacrum. Les hanches et les os des hanches sont aussi à une plus grande distance l'un de l'autre que dans les hommes ; et la voûte en-devant, au bas de la jonction des os bertrand, est beaucoup plus ample.

Le bord du bassin (ou détroit supérieur) des femmes, est d'une figure ovale. Son diamètre, dans le plus grand nombre, est d'environ quatre pouces de devant en arrière, et d'environ cinq d'un côté à l'autre ; mais comme une portion charnue, épaisse, s'étend le long de ses côtés, la plus grande largeur de ce détroit, dans une personne vivante, est dans une direction oblique, entre ces deux côtés. Le fond du bassin (ou détroit inférieur) a naturellement une forme irrégulière ; mais dans certaines circonstances, durant l'enfantement, il acquiert presque la même forme et les mêmes dimensions que le bord (ou détroit supérieur) ; car il a cinq pouces d'arrière en avant, et quatre d'un côté à l'autre.

La partie la plus ample du fond est cependant exactement opposée à la partie la plus étroite du bord ; car le bord est plus ample d'un côté à l'autre, et le fond est plus étroit dans cette direction.

La profondeur du bassin des femmes varie dans les différentes parties. Le derrière a six pouces, quand l'os du croupion est poussé en arrière ; les côtés, quatre ; le devant, presque deux.

Quand le corps est droit, le bord du bassin est dans une direction plus oblique que celui des mâles ; car la partie supérieure de l'os sacrum est presque trois pouces plus élevée que celle des os bertrand.

L'enfant, dans l'accouchement, passe à travers la cavité du bassin ; et, pour cela, la tête, qui généralement sort la première, est admirablement ajustée à la forme particulière de cette cavité.

La tête de l'enfant est ovale, et ses dimensions correspondent presque à celles du bassin. Elle possède de plus la faculté d'être diminuée par la compression, au moyen des os qui forment le crâne, qui sont liés l'un et l'autre d'une manière très-lâche.

Quand la tête passe, elle occupe en général le moindre espace possible ; et c'est pour cela que la partie à laquelle les cheveux sont attachés en différentes directions, est toujours la première, et la partie la plus large de la tête est uniformement appliquée à la partie la plus ample du bassin.

La tête entre donc dans le bassin, de manière que les oreilles sont placées obliquement derrière les os sacrum et bertrand ; elle est poussée en bas dans la même direction, jusqu'à ce qu'elle arrive au fond du bassin. La partie la plus large de la tête, étant alors appliquée à la partie plus étroite du fond du bassin, la position doit être changée, avant qu'elle puisse avancer plus avant. C'est ce qui arrive en effet ; car la face est tournée dans le creux de l'os sacrum, et le derrière de la tête vers les os bertrand. La voûte des os bertrand reçoit alors le derrière de la tête, tandis que la face passe graduellement le long de l'os sacrum, jusqu'à ce qu'elle soit poussée toute entière en avant.

Quand la tête de l'enfant est au fond du bassin, avant qu'elle soit tournée dans la direction déja décrite, la partie la plus ample des épaules est appliquée à la plus étroite du bord; par ce moyen, l'enfant ne peut passer outre dans cette direction, quoique le fond soit assez large pour donner passage à la tête.

Cependant, quand la tête est ajustée au fond du bassin, les épaules s'ajustent elles-mêmes aux dimensions du bord, et alors, quand elles arrivent au fond, elles font le même tour que la tête.

La structure d'un enfant est telle que chaque partie du corps passe aisément à travers une ouverture qui peut admettre le passage de la tête et des épaules.

Le bassin est donc admirablement bien construit pour l'enfantement. La manière dont l'enfant passe à travers, est une circonstance qui doit être bien connue des praticiens, avant qu'ils puissent s'occuper de donner du secours durant l'accouchement.

L'ignorance, à cet égard, a causé les plus fâcheux accidens. Les livres n'en peuvent donner une idée suffisante pour la pratique.

S E C T I O N   I I I^e

Du Système utérin.

L E système utérin consiste dans la matrice même et ses dépendances. La matrice est un petit organe creux, formé, en quelque sorte, en façon d'une poire plate placée dans la cavité du bassin, entre le rectum et la

vessie. La matrice se divise en fond, corps, col et orifice.
Le fond est une ligne entre les deux angles supérieurs ;
il est placé un peu au-dessous du bord du bassin, et a
deux pouces environ d'étendue. L'orifice est la partie
inférieure de la matrice ; elle consiste en une petite
ouverture entourée de deux lèvres très-épaisses : la
figure de cette partie varie cependant dans les différens
sujets.

Le corps et le col contribuent, chacun par proportions presque égales, à former l'espace entre le fond
et l'orifice.

La substance de la matrice est charnue ; mais elle est
plus compacte que celle de quelques autres parties charnues. Elle est fournie d'un grand nombre de vaisseaux
sanguins, lymphatiques, et de nerfs qui sont si-pressés,
qu'on ne peut tracer leur cours.

L'intérieur de la matrice est tapissé d'une peau très-
fine qui est un peu ridée dans les jeunes femmes,
particulièrement vers le col. La structure de cette peau
n'est pas parfaitement connue ; on peut voir à sa surface
les extrémités de plusieurs vaisseaux très-petits. Entre
les rides, il y a de petites glandes muqueuses. L'évacuation périodique vient de l'intérieur de la matrice.

Dans l'état naturel de non-grossesse, il n'y a point de
de cavité dans la matrice, car les côtés de sa surface
intérieure sont par-tout en contact.

Il y a trois ouvertures dans la matrice, deux (une à
chaque angle) au fond, et une à l'orifice. Les premières
sont toujours très-petites ; l'autre varie dans les différens
sujets.

Dépendances de la matrice. —— L'orifice de la matrice est adhérent à un canal qui sert comme de passage

à cet organe. Ce canal s'appelle vagin ; il est réuni au col de la matrice , est plus élevé à la partie postérieure qu'à la partie antérieure , et forme un angle avec lui.

Le vagin est un canal membraneux et charnu , composé de plusieurs couches , et capable de s'alonger et de s'élargir considérablement en différentes occasions. Sa longueur ordinaire est d'environ quatre ou cinq pouces , et sa largeur , entre un ou deux.

La couche , qui constitue l'intérieur du vagin , étant beaucoup plus longue que les autres, forme un nombre de petits creux qui l'oblitèrent après plusieurs accouchemens. Cette couche a plusieurs glandes muqueuses sur sa surface , et est extrêmement sensible.

Le vagin, uni à la matrice de la manière déjà décrite , s'abaisse entre le rectum et la vessie , sous la voûte des os bertrand. Il est attaché à sa partie antérieure , dans toute son étendue, avec la vessie et le passage qui conduit à cet organe et à sa partie postérieure. Il est uni , jusqu'à un certain degré, avec le rectum ; par ce moyen , les dérangemens qui arrivent dans quelqu'une de ces parties , se communiquent aisément aux autres.

La membrane, qui recouvre la surface extérieure de la matrice (la même qui tapisse tout le ventre) forme à chaque côté un large repli appelé les grands ligamens ou ligamens larges.

Ces replis unissent la matrice aux côtés du bassin , cependant d'une manière si lâche qu'ils ne peuvent prévenir les changemens qui arrivent par occasion à sa situation. Ils fournissent aussi un appui aux vaisseaux sanguins, lymphatiques, et aux nerfs de la matrice.

A chaque angle du fond de la matrice , sont deux canaux charnus, petits et étroits , qui s'étendent tout le long de la partie supérieure des grands ligamens, dans une direction courbe, et se terminent, aux côtés du bassin, en une substance frangée, qui s'attache, d'une manière lâche, à la cavité du ventre. Ce sont les trompes de Fallope.

Les trompes de Fallope communiquent à la matrice par les petites ouvertures qui sont à son fond. Dans leurs cours, elles s'élargissent graduellement; mais elles ont encore, à leurs extrémités frangées, un orifice très-petit.

A un pouce environ de la matrice, de chaque côté, sont deux petits corps placés sur les grands ligamens, qui ressemblent à une muscade applatie : on les appelle *ovaires*. Ils sont gros et étendus dans les jeunes femmes en santé, et se rident et s'appétissent dans celles qui ont eu plusieurs enfans.

La structure de l'ovaire, quoique certainement glanduleuse, n'est qu'imparfaitement connue.

A la partie antérieure de la matrice, sous le commencement de chaque trompe, est une corde ronde composée de vaisseaux, de nerfs, etc., intimement entrelacés, et qui descend à chaque aine : on les appelle ligamens ronds. Ils paroissent principalement destinés à retenir la matrice dans sa propre situation (1).

---

(1) Dans les premières éditions de cet ouvrage, le système utérin a été décrit très en raccourci. L'auteur, dans la vue de rendre la présente édition plus généralement agréable, a placé la première description dans le petit abrégé, qui a été imprimé pour l'usage seul de sages-femmes qui suivent ses leçons.

SECTION IVe

De l'Évacuation périodique.

LES femmes, dans l'état de non-grossesse, sont sujettes à une certaine évacuation qui, en général, revient périodiquement toutes les quatre semaines, quelquefois plus fréquemment dans les unes, et dans d'autres plus rarement.

Cette décharge, appelée *menstrues*, commence ordinairement environ la quatorzième, quinzième ou seizième année, selon l'accroissement du corps et du système utérin. Elle cesse communément entre la quarantième et cinquantième année, et plutôt chez celles qui l'ont eue de bonne heure.

L'évacuation périodique dure, en général, trois, quatre ou cinq jours, pendant lesquels sa quantité est d'un setier à une demi-pinte. Cependant elle est sujette à varier considérablement, pour la quantité et le temps de la durée, dans les différentes femmes et les différens climats.

Le commencement de l'évacuation périodique cause un important changement dans la constitution des femmes ; il doit donc être regardé comme une saison critique, qui demande une attention plus grande que celle qu'on y donne communément. Plusieurs maladies, qui avoient auparavant résisté au pouvoir de la médecine, ont souvent diminué ou disparu par l'établissement régulier de cette évacuation.

Les jeunes femmes, à cet âge tendre et critique, doivent donc observer un régime tout particulier.

La révolution, qui cause dans la constitution des femmes une évacuation périodique, ne s'exécute point tout d'un temps : nombre de maladies préalables annoncent son approche. Une langueur et une foiblesse générales, un appétit dépravé, une digestion difficile, une dureté et un serrement des seins, rendent souvent malades les jeunes filles pendant plusieurs semaines ou plusieurs mois, avant que l'évacuation paroisse. Ces symptômes exigent l'usage des remèdes qui tendent à fortifier la complexion générale, tels que des alimens nourrissans, des petites doses de légers amers, des préparations ferrées particulièrement en forme d'eaux minérales, unies avec un exercice modéré dans un air sec et pur. On doit défendre très-expressément, dans ce même temps, les longues veillées, la fatigue de la danse, l'exposition à la chaleur, ou un trop long séjour dans les endroits où il y a beaucoup de monde, et les déréglemens de toute espèce.

Si cependant, malgré ce régime ou par quelqu'imprudence, la santé s'altéroit considérablement et le corps se minoit, on auroit de fortes raisons de craindre la consomption, maladie d'une nature très-allarmante. Plusieurs jeunes filles périssent tous les jours dans cet état, pour avoir négligé ou faute d'avoir eu recours assez à-temps aux conseils d'un médecin.

Lorsqu'une fois l'évacuation périodique est parfaitement établie, son approche s'annonce par un ou plusieurs des symptômes suivans. Les seins sont pleins, tendus ou douloureux ; on a des maux ou des vertiges à la tête ; on éprouve une certaine indisposition qui donne du dégoût ; on ressent des douleurs dans le bas-ventre et dans les lombes ; les yeux sont pesans et foibles ; le dessous des paupières est cerné par un cercle livide : enfin une langueur générale accompagne ces symptômes.

La plupart des femmes sont sujettes, par occasion, à quelques-uns de ces symptômes, quoiqu'un petit nombre n'éprouve aucun changement dans leur état ordinaire de santé.

Quand on a des raisons de croire prochaine l'évacuation périodique, on doit soigneusement éviter tout ce qui pourroit déranger l'esprit ou le corps, particulièrement toute espèce de passions, et l'exposition au froid, ou un exercice violent, ou une trop grande fatigue. Les alimens doivent être simples, de manière qu'ils ne puissent surcharger l'estomac, ou troubler les viscères.

Quand quelques-uns des symptômes qui précèdent l'évacuation, tels que les douleurs à la tête ou aux reins, se font sentir trop violemment pendant un temps considérable, on mettra les pieds dans de l'eau tiède, et on boira un peu de vin blanc chaud, du *négus* (1) ou du petit lait.

Il y a plusieurs opinions sur les causes et l'utilité de l'évacuation périodique ; mais leur développement est incompatible avec la nature de cet ouvrage.

Cette évacuation cesse pendant la durée de la grossesse et de l'allaitement. L'opinion que les femmes sont

---

(2) Boisson familière en Écosse, même en Angleterre : elle est composée de parties égales d'eau et de vin blanc, acidulée avec du suc de citron, édulcorée avec du sucre, et aromatisée avec de la muscade. On sent que la différence, du fort au foible négus, ne doit consister que dans la proportion, plus grande ou plus petite, de vin, de suc de citron et de muscade.

quelquefois réglées pendant les premiers quatre ou cinq
mois, et même plus, de la grossesse, a beaucoup pré-
valu, même parmi les plus habiles médecins. Cette opinion est cependant une erreur; car la nature de la
grossesse rend absolument impossible cette évacuation.
Il arrive en effet, de temps en temps, des cas où une
vaine apparence prend la place de la réalité dans les
premiers mois; mais elle diffère matériellement, tant
par sa nature que par son origine, de l'évacuation périodique réelle; elle indique toujours quelque chose d'extraordinaire, et demande, pour cela, l'attention d'un
médecin habile.

Des femmes sont sujettes à l'évacuation périodique,
après qu'elles ont donné à teter pendant un certain
temps. La nature semble alors indiquer qu'elles ne seront pas long-temps capables de nourrir; elles doivent,
en conséquence, demander des conseils, et si elles
négligent de le faire, il est bien sûr que l'enfant en
souffrira.

CHAPITRE II.

Maladies sexuelles.

LES femmes sont sujettes à plusieurs maladies inhérentes à leur sexe. Quelques-unes, en affectant la capacité du bassin, arrêtent la délivrance de l'enfant; d'autres, par des symptômes fâcheux, rendent la vie malheureuse; et plusieurs, en attaquant la santé, deviennent la source des symptômes les plus dangereux.

Il est important d'expliquer la nature de toutes ces maladies, afin que les femmes qui seroient attaquées de quelques-unes d'elles, puissent y appliquer les remèdes convenables, et recourir aux conseils nécessaires, avant qu'il soit trop tard.

SECTION PREMIÈRE.

Maladies qui opèrent des changemens dans la figure du Bassin.

Le corps humain est sujet à une maladie des os qui lui est particulière, car on ne l'a découverte dans aucun autre animal. Elle cause dans les os un si grand degré de mollesse, que leur forme change par la pression des différentes parties du corps. Elle est très-fréquente dans les enfans et dans ceux qu'on appelle noués; elle a aussi quelquefois lieu chez les adultes, à la suite de quelque maladie de langueur, qui affoiblit considérablement la constitution : alors on la nomme *mollesse des os.*

Quand les femmes ont cette maladie, elles deviennent naturellement incapables d'être mères ; et il faut, selon les progrès de la maladie, ou qu'elles accouchent avec difficulté et danger, ou qu'elles ne puissent mettre au monde l'enfant en vie.

On a déjà remarqué que le bassin supporte le corps ; si donc les os qui le composent deviennent mous, le poids qu'ils portent doit infailliblement altérer leur forme.

La situation et la forme de l'os sacrum sont plus ordinairement altérées que celles des autres os du bassin, parce que, dans quelqu'attitude qu'on soit, il a toujours le plus grand poids à supporter.

Les parties antérieures du bassin se rapprochent quelquefois de la partie postérieure, et il arrive souvent que les os du siége sont poussés de très-près l'un de l'autre. Les os bertrand en sont généralement affectés ; de manière que les côtés de la voûte qui est entr'eux se touchent l'un l'autre en se rapprochant.

L'os du croupion est aussi sujet à se tourner de côté, ou à se plier.

Ces accidens, et quantité d'autres changemens de cette nature, occasionnés par la mollesse des os, diminuent le passage par lequel doit sortir l'enfant, dans un degré proportionné à l'opiniâtreté et au temps de la durée de la maladie.

Les mêmes circonstances sont quelquefois l'effet des occupations particulières de la vie, comme celles de broder, etc. où le corps est incliné d'un côté, ainsi que des accidens qui rendent cette posture nécessaire.

On observe aisément les défauts dans la capacité du fond du bassin; mais il faut beaucoup de pratique et de discernement pour découvrir ceux de l'ouverture supé-rieure. La vie de la mère et de l'enfant dépendent cependant très-souvent de cette connoissance.

Toutes les femmes qui deviennent enceintes, et qui ont été nouées dans leur jeunesse, ou qui ont les hanches étroites, ou les jambes courtes en proportion de leur corps, ou qui sont restées long-temps au lit dans le premier âge, à cause d'un rhumatisme ou de quelque longue maladie affoiblissante, doivent craindre un accouchement laborieux.

C'est donc un devoir indispensable pour toute femme, dans cette situation, qui veut conserver sa propre vie, et qui a le desir naturel de devenir mère d'un enfant vivant, de se mettre sous la conduite d'un médecin très-expérimenté, auprès duquel elle puisse avoir accès. Faute de cette attention, plusieurs femmes malheureuses périssent tous les jours, parce qu'elles ont toujours différé jusqu'à ce qu'un secours extraordinaire fût devenu nécessaire.

Quelquefois des femmes, qui sont très-bien faites, ont un défaut d'espace dans le bassin. Dans de semblables cas, la situation d'une femme, dans les mains d'un ignorant médecin, est nécessairement affreuse.

Section IIe

Maladies sexuelles externes.

Des femmes ont quelquefois des singularités dans leur forme extérieure, qui peuvent provenir d'une mauvaise conformation originelle , ou être l'effet d'autres maladies.

Quand il y a quelque chose d'extraordinaire dans la forme extérieure , il faut vaincre immédiatement cette fausse délicatesse si naturelle aux femmes, et qui les empêche souvent de consulter un médecin expérimenté ; autrement elles pourroient être sujettes à plusieurs inconvéniens qu'on peut aisément éviter.

Le cas suivant, qui s'est présenté à moi, il y a quelque temps, expliquera mieux cette observation que tous les argumens qu'on pourroit apporter.

Premier cas. —— Dans l'année 1786 je fus appelé par un médecin très-judicieux, à quelques milles d'Edimbourg, pour visiter une dame qui paroissoit, disoit-on, dans un cas très-extraordinaire.

J'appris qu'elle avoit été trois jours dans un travail très-pénible ; mais l'enfant n'avoit pu être délivré, parce qu'il n'avoit point d'issue.

Après avoir examiné, j'observai une très-petite ouverture, assez large pour admettre le bout du petit doigt seulement , située environ à quatre ou cinq pouces , dans une ligne droite, au-dessus de l'anus. Elle avoit toujours servi comme de passage à l'urine ou à l'évacuation périodique.

La force de la douleur du travail avoit pressé l'enfant vers le bas, sur les parties charnues, au fond du bassin , de manière qu'on pouvoit le toucher distinctement à travers ces parties, en passant un doigt dans le *rectum*.

La patiente avoit souffert pendant trois jours une très-longue agonie, tant qu'elle eut une accoucheuse ; quand l'autre accoucheur et moi fûmes appelés, elle étoit entièrement affoiblie et presque expirante.

Nous

Nous fîmes aussi-tôt une ouverture dans la direction du passage ordinaire. Elle fut bientôt délivrée; parfaitement rétablie, et dans la suite exempte des inconvéniens qu'elle avoit d'abord éprouvés.

Des femmes, en apparence bien conformées, ont quelquefois le passage de l'évacuation périodique obstrué par une forte membrane qui ferme l'entrée du vagin.

Cette conformation, outre nature, occasionne, dans un certain période de la vie, des maladies très-douloureuses et très-fâcheuses; car il se forme par degrés une grosse tumeur, par l'accumulation du fluide qui doit être déchargé. L'accumulation de ce fluide, et l'effort qu'il fait, aux périodes accoutumés, occasionneront de très-violentes douleurs dans les parties inférieures.

Ces douleurs augmentent de violence, suivant la durée de la maladie; et enfin, vers le terme de cette maladie, elles ressemblent si fort au travail de l'enfantement, qu'on les prend souvent pour lui.

On pourra aisément connoître cette maladie par la disparition des symptômes douloureux, pendant l'intervalle des périodes ordinaires.

La cure de cette maladie, qui est très-simple, et qui consiste seulement dans une incision à travers la membrane obstruante, doit être confiée à un chirurgien expérimenté.

La forme extérieure des femmes est sujette à changer par la cohérence des parties contigues, ce qui arrive à la suite d'excoriations ou d'inflammation préalable.

Chaque partie du corps s'excorie, si elle est exposée à l'humidité, ou si elle n'est pas entretenue propre. Les

Partie I.   H

parties les plus délicates sont plus particulièrement exposées à cet accident.

On doit donc sentir le grand avantage , ainsi que la
nécessité du fréquent usage du bidet , qui peut donner
les meilleurs moyens de prévenir les excoriations et leurs
conséquences désagréables.

Le traitement des excoriations, quand elles arrivent ,
doit être simple. Si elles sont légères et superficielles ,
on écartera la maladie par l'application d'étoffes trempées
dans du vin de Porto , ou par une dissolution de sucre
de saturne ; savoir, dix grains , dissous dans une demi-
pinte anglaise d'eau-rose ; mais si les excoriations paroissent enflammées et profondes, il faut les panser avec
un onguent spermatique , étendu sur une toile très-claire.

On doit toujours, dans les commencemens, apporter
un soin particulier à l'inflammation qui affecte les parties
extérieures chez les femmes, lorsqu'elle est accompagnée
de chaleur , de douleur pulsative , de gonflement et de
tension , provenant d'une très-grande tendance à se terminer par une supuration étendue , ou par la mortification.

Les femmes ne doivent donc pas , dans ce cas, différer de recourir aux secours convenables. Si , cependant, elles ne peuvent s'en procurer, elles appaiseront
la violence de la douleur par quelques doses de laudanum
(3) et un cataplasme de mie de pain trempée dans de
l'eau d'alun, ou par une forte dissolution de sucre de saturne (4), qu'on appliquera sur les parties enflammées.

-----

(3) La dose ordinaire de laudanum , pour les grandes personnes , est de vingt à trente-cinq gouttes , suivant le tempérament et la force.

(4) Savoir : une dragme dissoute dans un demi-setier de vinaigre et une demi-pinte d'eau-rose.

Dans le cas où l'inflammation seroit très-violente, on saignera au bras, et on appliquera aussi les sangsues.

Il y a une espèce particulière d'inflammation, dont les symptômes sont très-douloureux sans être dangereux ; elle est accompagnée d'une démangaison excessive. Cette maladie est l'effet de plusieurs causes qu'on ne peut expliquer à ceux qui ignorent la pratique de la médecine. Si, donc, on ne peut l'éloigner par une nourriture légère, par des sels rafraîchissans, et par un usage modéré de fruits mûrs, on aura recours aux conseils d'un médecin. On fera disparoître la maladie par des doses fréquentes de laudanum, ou par l'application d'un simple onguent camphré, ou de cérat de Turner, aux parties affectées.

SECTION IIIe

Descente, ou abaissement de la matrice, et renverse-
ment du vagin.

LES attaches de la matrice, comme nous l'avons déjà observé, sont si lâches, qu'elles changent aisément de situation.

On peut comprendre par là, que si le vagin est considérablement relâché ou élargi, la matrice tombera plus bas, dans le vagin, qu'elle n'est ordinairement.

Quand cela arrive, elle presse sur le col de la vessie et sur la partie inférieure du *rectum*, ce qui occasionne, dans ces parties, une sensation désagréable.

Les symptômes de cette maladie, dans son commencement, sont une douleur dans ces parties inférieures, sur-tout quand on fait de l'exercice, un fréquent desir d'uriner et d'aller à la selle , et une évacuation d'un fluide visqueux par le vagin.

Quand on méprise ces symptômes, la maladie continue d'augmenter en proportion de sa durée. Dans plusieurs cas, la matrice sort entièrement du vagin, et alors elle devient très-incommode et très-douloureuse.

Comme la matrice est attachée à la vessie, la malade dans cet état ne peut uriner sans se coucher, et repousser en haut la tumeur avancée.

Les causes de la descente de la matrice doivent être généralement connues, afin que les femmes qui seroient sujettes à cette maladie , puissent souvent éviter de tomber dans le triste et misérable état auquel elles seroient réduites.

Toute maladie qui cause une foiblesse dans la constitution générale , et sur-tout dans le vagin, doit être regardée comme la source de la descente ou de l'abaissement de la matrice. Les irrégularités dans l'évacuation périodique , les fréquens avortemens, un mauvais traitement après le travail de l'enfantement, et un exercice trop prompt et trop violent après les couches , sont les circonstances les plus communes auxquelles on doit attribuer cette maladie.

La cure de l'abaissement de la matrice , si on y travaille de bonne heure , sera souvent très-facile à opérer. On donnera du ton au vagin au moyen d'un bain froid , et en y injectant trois ou quatre fois par jour des lotions astringentes , tandis que dans le même temps on prendra des remèdes internes, fortifians , et que la malade se tiendra dans une posture horizontale.

Cependant , quand la maladie est parvenue au point que la matrice descend tout-à-fait, sa cure s'opérera avec

beaucoup de difficulté, et demandera un temps proportionné à la durée de la maladie et à l'état de la santé
générale de la malade.

Des jeunes femmes mariées, qui sont incommodées
d'une descente de matrice, peuvent attendre, pour être
entièrement guéries, si elles deviennent grosses, qu'elles
aient accouché, pourvu qu'elles soient convenablement
traitées après les couches.

Dans le cas où il n'y auroit pas probabilité de grossesse, on relevera la matrice par le moyen d'une éponge
adaptée au passage, et humectée de quelque liqueur
douce, astringente, et on employera avec soin les remèdes conseillés pour l'abaissement de cet organe.

Si, néanmoins, la descente de la matrice continuoit,
pendant un temps considérable, à être très-incommode,
le seul soulagement qu'on pourroit obtenir seroit de se
procurer l'usage d'un instrument appelé *pessaire*.

Les femmes, en général, sont prévenues contre de
semblables instrumens, et plusieurs chirurgiens n'y ont
recours qu'avec une grande répugnance; quelques-uns,
en effet, en ont absolument défendu l'usage, et ont allé-
gué que, loin de produire aucun bon effet, ils avoient
toujours, au contraire, augmenté la maladie, et causé
d'autres mauvais effets.

On ne peut nier que le pessaire ait souvent été cause
de plusieurs symptômes très-fâcheux et même dangereux;
mais cela n'arrive que quand il est employé mal-à-propos : car lorsqu'on s'en sert avec discernement, il contribue toujours, efficacement, à soulager et à fortifier
la malade, et ne peut jamais occasionner d'accidens
malheureux.

Je connois aujourd'hui plusieurs femmes qui, par

l'usage du pessaire, sont capables de vaquer à toutes les affaires nécessaires dans une vie active, sans ressentir la plus petite douleur de cet instrument, tandis que le petit nombre de celles qui, dans le cours de ma pratique, ont refusé de tenter cet expédient, souffrent tous les effets désagréables qu'une maladie affoiblissante, et le défaut d'exercice, peuvent occasionner.

Renversement du vagin. — Cette maladie, sans être aussi fréquente que la descente de la matrice, n'est pas moins incommode qu'elle ; elle se manifeste en forme de tumeur au dehors du passage (ou la vulve) entre les cuisses.

Quand le vagin est trop relâché et trop étroit en même temps, le poids de la matrice, s'affaissant sur lui, poussera en dehors la partie qui est jointe aux parties contigues de la manière la plus lâche, et occasionnera conséquemment l'apparence déjà décrite.

On guérit cette maladie en replaçant la partie proéminente, et en remédiant à l'état de foiblesse du vagin. Cela s'opère par les moyens recommandés dans les cas d'une descente de matrice. Cependant, comme le renversement du vagin est souvent la suite d'une foiblesse générale dans l'habitude du corps, on prendra intérieurement du bois du Pérou, et des eaux minérales et ferrées, et on suivra un plan proportionné de nourriture et d'exercice.

SECTION IVᵉ

Tumeurs dans le vagin et la matrice.

LE vagin et la matrice sont sujets à des excroissances charnues, appelées tumeurs polypeuses, ordinaires à quelques autres parties du corps; elles sont, dans plusieurs cas, molles comme du sang caillé; dans d'autres, elles ressemblent à la chair; quelquefois elles sont d'une consistance dure. Elles diffèrent par leur forme et leur grosseur.

On éprouve peu d'incommodité de ces excroissances, quand elles sont petites, excepté lorsqu'elles occasionnent des évacuations irrégulières de sang par la matrice ou le vagin. Mais les symptômes les plus incommodes et les plus dangereux se manifestent dans le progrès de la maladie, quand la tumeur acquiert un certain volume.

Une violente douleur qui porte vers le bas de la matrice; de fréquentes évacuations de sang; un continuel écoulement d'un fluide fétide et mal coloré, par le vagin; l'impossibilité d'uriner, et une irritation au *rectum*, qui donne sans cesse le desir d'aller à la selle: tels sont les symptômes d'une grosse excroissance à la matrice ou au vagin. Quand la maladie a continué pendant quelque temps, la tumeur descend enfin au dehors de la vulve.

Ces excroissances ont souvent été prises pour une descente de l'uterus, et quelquefois même pour la tête d'un enfant. Un chirurgien, actuellement à Lyon, déchira, par les plus violens efforts, la matrice et l'excroissance, parce qu'il avoit imaginé que la malheureuse patiente étoit en travail d'enfant, et que la matrice étoit tirée par une partie de l'enfant.

Si on néglige long-temps cette maladie, les douleurs redoublent de violence, et les continuelles évacuations dessèchent la malade. Dans le cas suivant, l'événement a été plus heureux qu'on ne pouvoit l'espérer en pareille circonstance.

Seconde observation.——Une jeune dame de nos campagnes avoit été sujette, pendant plusieurs mois, à de violentes douleurs et à une pesanteur incommode à la partie inférieure du ventre, accompagnées d'un écoulement continuel d'une matière fétide, mal colorée, par la vulve ; elle éprouvoit aussi de fréquentes pertes de sang ; enfin elle devint entièrement étique, et fut réduite à un tel degré de foiblesse, qu'elle ne pouvoit se lever du lit.

On désespéra de la malade, jusqu'à ce qu'un de mes élèves (qui étoit établi dans cette partie du pays en qualité de chirurgien) eût été appelé pour la visiter. A son arrivée, il la trouva affectée de douleurs semblables à celles du travail ; et après l'avoir examinée, il découvrit une très-grosse tumeur polypeuse d'une forte consistance, semblable, pour le volume et la figure, à la tête d'un enfant. Il l'arracha sans difficulté, parce qu'elle étoit attachée par une tige très-mince ; et la malade fut complétement guérie.

Dans le traitement des excroissances du vagin, etc., il est d'une très-grande importance de se former une idée juste de la maladie. On doit donc bien connoître les symptômes qui la distinguent des autres maladies.

Les excroissances de la matrice diffèrent de la descente de cet organe par la fréquence des évacuations du sang, et par la largeur et le volume, quand on y touche ; par le manque d'orifice qui se trouve dans la descente de la matrice, et par la facilité de les mouvoir et de les faire tourner, pour ainsi dire, avec les doigts.

Si on fait attention de bonne heure à la maladie produite par de pareilles excroissances, on pourra, dans plusieurs cas, l'éloigner sans danger, et sans occasionner

beaucoup de douleur ; mais le danger est proportion-
nellement plus grand, quand les excroissances ont acquis
beaucoup de grosseur.

La cure dépend d'une opération chirurgicale, qui doit
être seulement entreprise par ceux qui ont eu occasion
de traiter de semblables maladies, et qui demande une
connoissance très-sûre de la structure et de la situation
des parties contiguës, afin d'éviter dans cette opération
les erreurs qui sont devenues fatales à plus d'une femme.

Section V.

Affections cancereuses de la matrice.

Le cancer ulcéré de la matrice est peut-être la maladie
la plus terrible à laquelle le corps humain soit sujet. L'infortunée qui en est attaquée éprouve continuellement,
dans la matrice, des tourmens horribles et brûlans, et
rend par le vagin une matière âcre, très-fétide, qui excorie toutes les parties qu'elle touche, malgré la plus
grande attention à la propreté, qu'on ne doit jamais négliger.

Toutes les parties contiguës à la matrice s'ulcèrent à
la fin, et la situation de la malade est non-seulement
affreuse pour elle-même, mais rebutante pour tous ceux
qui l'environnent. Dans une semblable circonstance, la
mort perd toute son horreur ; elle est également desirée,
avec inquiétude, et par la malade, et par ses amis.

Après avoir fait connoître ces symptômes, on est forcé
de convenir qu'on n'a point encore découvert de remèdes
qui pussent guérir cette terrible maladie. Les plus fortes
doses de laudanum sont à peine suffisantes pour adoucir

les douleurs, et tous les autres remèdes qu'on a tentés jusqu'à-présent ont été infructueux.

Cependant, comme la maladie existe généralément pendant un temps considérable, avant de devenir aussi affreuse, on peut souvent, en faisant attention aux symptômes, retarder les progrès, et quelquefois même les arrêter.

Quand donc des femmes sur le retour de l'âge sentiront une pesanteur incommode, des douleurs irrégulières et lancinantes, suivies de sensations de chaleur et de démangeaisons désagréables, dans la partie inférieure du ventre, elles devront craindre d'être menacées d'un cancer. Si, dans le même temps de la vie, on sent quelque dureté au sein, quand même il n'y auroit pas de douleur, on doit s'attendre à un cancer au sein ou à la matrice ; car ces deux parties ont une connexité remarquable.

Ces symptômes demandent la plus sérieuse attention. De leur traitement convenable dépend le soulagement d'une femme, et on doit, pour cela, recourir aux avis d'un médecin expérimenté, dès leur première apparition.

On peut retarder les progrès de la maladie, par une continuelle persévérance à se nourrir de lait et de végétaux, par une abstinence totale de toute espèce de viande et de toute liqueur fermentée, par quelques saignées, par l'établissement d'un ou plusieurs cautères aux bras ou au-dessus des genoux, et par de fréquentes doses de sels rafraîchissans et laxatifs.

Ｓ ᴇ ᴄ ᴛ ɪ ᴏ ɴ Ｖ Ｉ°

Hydropisie des appendices de la matrice.

Ｏɴ a cru que la matrice étoit susceptible de rassem-

bler, comme les autres cavités du corps, une quantité
de fluide aqueux : cependant, cela n'arrive probablement
jamais, excepté par-tout où le fluide est renfermé dans
des vessies de couleur blanche de diverses grosseurs,
semblables à des raisins verds, et qu'on nomme hydatides. La nature de ces corps n'est pas encore bien connue. J'ai d'abord soupçonné que, quand les hydatides
étoient situées dans la matrice, ils y avoient été formés
par une partie de l'arrière-faix qui y étoit retenu, ou
par un germe avorté ; mais le cas suivant a détruit
cette opinion.

Troisième observation. —— Une dame, à la cessation de
l'évacuation périodique, se plaignit de symptômes qui in-
diquoient l'existence d'une tumeur polypeuse dans la matrice, et après l'avoir examinée, il se trouva qu'elle étoit
réelle.

On enleva facilement la tumeur, et la malade fut parfaitement guérie.

Dix ans après, la dame commença à sentir une pesanteur incommode à la partie inférieure du ventre, et à
soupçonner le retour de sa première maladie. L'orifice de
la matrice se trouva, cependant, entièrement fermé ; mais
l'uterus paroissoit gros et lourd. Cette apparence continua pendant quelque temps, sans être suivie d'aucune
autre incommodité que celle produite par la sensation
d'une pesanteur considérable qui causa un dégré d'abaissement.

Enfin, dans sa soixante-deuxième année, la malade
fut saisie de douleurs très-violentes dans la matrice, et
il sortit une grosse masse pesant plus de deux livres, et
consistant dans une quantité d'hydatides, jointes ensemble
par une substance membraneuse.

Durant les violentes douleurs qui précédèrent l'expulsion de cette masse, la malade perdit une si grande quantité de sang par la matrice, qu'elle tomba en syncope, et devint d'une extrême foiblesse. Cependant, quelques semaines après, par le moyen d'un traitement convenable, elle fut parfaitement rétablie.

———

Les appendices de la matrice, appelées ovaires, sont très-fréquemment le siége de l'hydropisie. Cette maladie arrive plus communément dans ce temps de la vie où l'évacuation périodique devient naturellement irrégulière, quoiqu'elle ait quelquefois lieu chez les jeunes femmes.

L'hydropisie des ovaires est, d'abord, très-foible, et n'est point accompagnée de symptômes désagréables. Elle croît en grosseur par degrés, et elle est originairement confinée d'un seul côté, mais plus généralement du côté gauche. La personne qui en est attaquée jouit ordinairement d'une bonne santé, jusqu'à ce que la tumeur ait acquis une grosseur considérable : alors elle cause une douleur dans la cuisse correspondant au côté dans lequel est située la tumeur. Le corps devient malade par degrés; l'appetit se perd, et conséquemment les forces s'affoiblissent.

Quand la tumeur augmente au point d'enfler le ventre, la difficulté de respirer, et les crampes des cuisses et des jambes, qui en sont la suite, terminent à la fin la vie de la malade.

Les progrès de cette maladie ne sont pas néanmoins également rapides dans tous les cas. Quelques femmes ont eu les ovaires hydropiques pendant plus de vingt ans,

sans en ressentir beaucoup d'incommodités. J'en ai vu
une fois un exemple très-remarquable. La malade fut,
après un long temps, soudainement emportée par le fluide
qui débondoit dans la cavité du ventre. Dans d'autres,
les symptômes dangereux courent avec rapidité à leur
terme fatal.

Tout ce qui tend à arrêter l'action des vaisseaux donne
lieu à l'hydropisie.

On a déjà observé qu'un léger fluide est fourni par les
artères, pour lubrifier la surface de chaque cavité du
corps. Si la proportion de ce fluide est trop grande dans
quelqu'une de ces cavités, soit parce qu'elle est trop
abondante, soit parce qu'elle n'est pas absorbée régulièrement, il s'y accumule par degrés, et forme une hydropisie.

Quoique les ovaires, dans leur état naturel, n'ayent
point de cavité, cependant, comme ils sont d'une tex-
ture spongieuse, ils sont disposés de manière à faire sé-
journer les fluides, tandis que leur membrane extérieure
est capable d'un très-grand degré de distention, ce qui
leur donne aisément la forme d'un sac capable de contenir
le fluide accumulé.

Tout ce qui est capable d'empêcher la circulation du
sang, ou d'affoiblir l'habitude générale du corps, et plus
particulièrement le système uterin, peut occasionner l'hydropisie des ovaires. Un corps trop fortement lacé, dans
la vue d'acquérir une taille dégagée ; une vie sédentaire ;
de fréquentes évacuations de sang par la matrice, et
toute injure de l'air durant le travail, seront donc la
source de cette maladie.

Il faut distinguer avec soin l'hydropisie des ovaires, de l'hydropisie générale et de la grossesse. Si on

la prend pour la première , on tourmentera inutilement la malade par des remèdes qui aggraveront plutôt qu'ils ne diminueront la maladie. Si on la confond avec l'autre, il doit s'ensuivre les plus fatales conséquences : plusieurs femmes ont perdu la vie par de semblables erreurs.

En général , on découvre rarement assez à-temps l'hydropisie des ovaires , pour espérer une cure complète. Le principal but , dans plusieurs cas , est donc de prévenir les progrès.

On doit , pour cet effet , employer tous les moyens qui peuvent avancer la santé générale.

On prendra aussi de temps en temps des médecines diurétiques et de doux laxatifs. Le nitre , la créme de tartre , et une infusion de graine de genièvre ou de semence de genêt , sont regardés comme les meilleurs diurétiques , et les sels rafraîchissans et laxatifs peuvent être employés pour entretenir le ventre libre. Ces remèdes sont seulement propres à empêcher le fluide aqueux de s'accumuler en quantité ; car il est peu probable qu'aucune médecine puisse l'évacuer.

Quand les symptômes de la difficulté de respirer et d'une très-grande foiblesse deviennent pressans, on peut donner un cours à l'eau, par l'opération de la ponction. On n'obtiendra cependant, par ce moyen, qu'un soulagement passager ; car le fluide s'accumulera bientôt en plus grande quantité,

Dans quelques cas rares, lorsque la santé de la malade , à l'aide de remèdes fortifians , est entretenue sans altération, la ponction arrête la maladie, et dans cette circonstance , la malade n'est pas tout-à-fait desespérée.

Dans l'hydropisie des ovaires le fluide est plus souvent

contenu dans les hydatides que dans un sac simple, et les remèdes, pour cela, peuvent moins l'évacuer. L'inégalité de la tumeur peut indiquer cette circonstance: Il est important de découvrir l'existence des hydatides, parce que, dans des cas semblables, l'opération peut procurer un peu de soulagement.

Heureusement que lorsque les hydatides occasionnent la tumeur des ovaires, la grosseur de cette tumeur ne croît pas en général aussi rapidement que dans le cas de simple hydropisie de ces organes.

Section VIIe

Irrégularités de l'évacuation périodique.

On sait que les femmes les plus réglées jouissent d'une meilleure santé, et qu'au contraire celles qui ont l'évacuation, ou excessive, ou trop peu abondante, ou irrégulière, ou à qui elle manque tout-à-fait, sont toujours indisposées.

De là on a supposé que les règles avoient une telle connexité avec la santé et étoient si essentielles à la constitution des femmes, que les irrégularités de cette évacuation étoient la source de la plupart des maladies qui affligent le sexe. Cependant, en général, elles sont plus fréquemment l'effet de quelque vice dans la constitution que la cause de la mauvaise santé qui a lieu vers ce temps.

Les femmes d'une figure et d'un tempérament délicat et nerveux sont sujettes à des indispositions, aux maux de tête, à des douleurs dans le dos et les reins pendant l'évacuation périodique.

Les femmes du commun, endurcies par l'exercice et le travail, et étrangères à ces raffinemens qui affoiblissent le système et interrompent les fonctions essentielles à la conservation de la santé, éprouvent rarement, dans ce temps la plus petite indisposition générale, ou le plus léger dérangement dans la matrice.

Les femmes sujettes aux douleurs devroient être, pendant ce temps, circonspectes sur les alimens. Quand elles se sentent oppressées, languissantes ou souffrantes, elles feroient bien de reposer souvent sur un lit pendant le jour. Elles doivent boire modérément quelque liqueur chaude, délayante, et qui soit très-agréable à l'estomac, comme de l'eau de gruau, un peu de vin blanc, du petit lait, du pouliot, ou la menthe et le thé, et elles doivent se prémunir contre le froid, la fatigue et les variations de la nuit.

On adoucit, par le moyen de l'opiate, les douleurs qui, pendant ce période, diminuent trop les forces des femmes. On peut prendre quinze gouttes de laudanum dans une tasse pleine de thé chaud, le matin, et deux fois cette quantité dans du négus foible, du vin blanc ou de l'eau de gruau, immédiatement avant le coucher.

Il faut, par l'usage de doux laxatifs ou de lavemens émolliens, arrêter la tendance à la constipation, que l'opiate excite.

Les femmes qui sont délicates et nerveuses, dont la santé a été altérée par de fréquens avortemens, ou dont la constitution est affoiblie par une vie sédentaire et inactive, par une nourriture légère, ou par quelqu'autre cause

affoiblissante

affoiblissante, sont sur-tout sujettes à des menstrues immo‑
dérées, long-temps prolongées, ou fréquentes.

Quand le sang évacué, au lieu d'être un fluide pur,
sort en larges grumeaux ou concrétions, suivis d'un dégré
considérable de douleur, de palpitations de cœur, ou de
douleurs dans les parties inférieures, le cas est extrême‑
ment allarmant et dangereux; car il indique que la ma‑
trice est dans un état de désordre, parce que l'évacua‑
tion périodique, dans son état naturel, n'est jamais
coagulée.

Les évacuations fréquentes et excessives sont toujours
suivies de langueur, de foiblesse, de perte d'appétit, de
douleur dans les reins, et quelquefois de syncope; et
quand elles viennent à un degré violent, elles occasion‑
nent l'anxiété, le froid des extrémités et les accès hysté‑
riques.

La foiblesse universelle du système, qui cause une
suite de maladies nerveuses, l'enflure des jambes, et une
disposition à la fièvre étique, qui peut se terminer enfin
d'une manière fatale, sont les conséquences d'une éva‑
cuation fréquente ou excessive.

La cure de la maladie dépend beaucoup de la cons‑
titution ou du genre de vie de la malade. En général,
on doit plus espérer d'une vie régulière et d'une nour‑
riture et d'un exercice convenables, que des remèdes.

Les remèdes principaux, quand l'évacuation est exces‑
sive et dangereuse, sont, une nourriture rafraîchissante,
un air frais, une posture horizontale, et des applications
topiques, froides. La malade se tiendra aussi fraîchement
qu'il sera possible, et se conservera le corps et l'ame
parfaitement tranquilles, aussi long-temps que l'évacua‑
tion continuera. Sa nourriture sera, dans ce temps, légère

et nourrissante , jamais chaude , mais entièrement froide. Quand elle éprouvera une grande anxiété , une langueur et une syncope, elle prendra fréquemment une nourriture légère , et de temps à autre , par forme de cordial , un peu de vin clairet, óu d'eau de canelle , froide.

On ne peut arrêter immédiatement l'évacuation par aucun remède pris intérieurement ; mais on peut la modérer et éloigner par-là le danger de la maladie.

Dans cette vue , on peut prendre une mixtion de nitre , si la malade est d'un tempérament replet, chaud ou fiévreux ; mais autrement on préférera le thé-rosat, agréablement acidulé avec de l'esprit vitriolique. Le petit lait d'alun est aussi un puissant remède , et qu'on se procure aisément. La huitième partie d'une once d'alun fait cailler une pinte anglaise de lait. Le petit lait, ainsi préparé , doit étre plus doux au goût , et on peut en boire aussi souvent que l'estomac en peut recevoir.

Quand on éprouve beaucoup de douleur ou d'anxiété, on peut prendre de l'opiate avec avantage.

On doit faire attention à l'état du ventre. On peut, par l'usage de l'huile de castor ou de quelqu'autre doux laxatif, le tenir modérément libre. Les lavemens ne conviennent point dans ce cas, parce qu'ils tendent à augmenter l'évacuation.

Une légère décoction de bois du Pérou ou de chêne, acidulée par l'acide vitriolique , est le meilleur remède pour fortifier l'habitude générale du corps , et prévenir le retour de la maladie.

Quand l'évacuation est peu abondante, le meilleur traitement palliatif est de prendre garde à s'exposer au froid pendant ce temps , et d'exciter l'écoulement par l'usage du bain chaud.

Le retour irrégulier de l'évacuation sexuelle est occasionné par quantité de circonstances ; mais il a lieu le plus souvent par une indisposition générale, ou en conséquence du période particulier de la vie.

Les symptômes indicatifs des dérangemens de l'habitude du corps, tels que la foiblesse, la perte de l'appétit, l'enflure des jambes, etc. se présentent toujours dans le même temps avec l'évacuation irrégulière : on doit s'appliquer alors à les suivre seuls, parce que c'est de leur guérison que dépend le retour seul de l'évacuation périodique.

Quand les irrégularités arrivent vers la quarante-cinquième ou cinquantième année, il faut les attribuer au retour de l'âge, et on doit les traiter ainsi qu'il suit. Quelques femmes, dans ces occasions, ayant de l'aversion pour la vieillesse, se flattent que cette irrégularité est causée par le froid ou par quelque circonstance accidentelle, et font en conséquence, très-mal-adroitement, leurs derniers efforts pour rétablir l'évacuation.

Les symptômes de la cessation des règles sont extrêmement différens dans les différentes femmes. Dans quelques-unes, l'évacuation s'arrête tout d'un coup, sans aucune suite fâcheuse : dans d'autres, elle revient après des intervalles irréguliers ; car, plusieurs mois ou plusieurs années précèdent son entière cessation. Dans ces circonstances, elle paroît à peine dans un temps, et dans un autre, elle devient impétueuse, et continue d'être excessive pendant quelques jours. On doit attribuer les symptômes des maladies qui ont lieu chez quelques femmes dans ce période de la vie, plutôt à un changement général dans la constitution, qu'à l'absence ou à la cessation de l'évacuation sexuelle.

Quoique ce changement soit naturel à la constitution du sexe, si l'on remarque cependant quelques dérégle-mens causés par des excès ou par une vie raffinée, on ne sera pas surpris que ce période soit souvent une source de maladies.

Les femmes qui n'ont jamais eu d'enfans, ou qui n'ont jamais joui régulièrement d'une bonne santé, et celles qui ont été affoiblies par de fréquens avortemens, sont plus sujettes à souffrir au retour de l'âge.

Il arrive souvent que des femmes qui ont autrefois beaucoup souffert quand elles étoient dérangées, ou qui ont été attaquées de maladies nerveuses ou hystériques, commencent, à la cessation des règles, à jouir d'une santé à laquelle elles étoient autrefois étrangères.

Si l'évacuation s'arrête dans un temps de la vie plus avancé que de coutume, et que la femme ne soit pas grosse, la nature des symptômes indiquera qu'il n'est pas besoin de régime particulier.

Quand il ne se présente point de maladie particulière sur le retour de l'âge, il seroit extrêmement absurde d'affoiblir ses forces par une vie sobre et légère et par des évacuations, comme on s'est souvent très-malheu-reusement avisé de le faire.

Si l'on éprouve au contraire, vers ce temps, des maux de tête, une rougeur au visage et à la paume des mains, et un degré considérable de chaleur, une insomnie pen-dant la nuit et des douleurs violentes dans le ventre et les reins, il y a tout lieu de croire qu'il existe une plé-nitude générale, causée par la suppression de l'évacua-tion accoutumée.

Quand donc ces symptômes ont lieu, ou que les jambes commencent à s'enfler, ou qu'il se manifeste des éruptions sur les différentes parties du corps, on doit recommander une nourriture légère, une augmentation d'exercice, des saignées de temps à autre, ou de fréquens purgatifs doux.

Quelquefois les règles disparoissent subitement chez de jeunes femmes pendant un période ou deux, et dans quelques cas pendant plus long-temps.

Cette circonstance donne toujours beaucoup de crainte, et on fait très-bien de recourir à tous les remèdes qu'on croit propres à rétablir l'évacuation.

Comme plusieurs causes occasionnelles peuvent arrêter l'évacuation périodique, il faut varier les moyens de guérison selon les circonstances. Si la maladie paroît provenir de l'exposition au froid, d'erreurs dans la nourriture, ou des passions de l'ame, on prendra un bain chaud pendant plusieurs nuits, avant le temps où les règles devroient paroître, ainsi qu'un vomitif ou un laxatif doux.

Si la femme a évidemment des symptômes fâcheux de plénitude, la saignée, de fréquentes doses de laxatifs rafraîchissans, et une nourriture légère, seront ses remèdes les plus efficaces, et certainement les plus sûrs. Le même traitement seroit convenable quand il n'y auroit pas d'obstruction.

On doit suivre un plan très-différent quand il se manifeste des symptômes d'une grande foiblesse : des alimens nourrissans, un usage modéré du vin, un exercice tempéré, le bois du Pérou, un cours d'eaux minérales ferrugineuses, des bains froids, seront nécessaires dans ce cas. Une petite cuillerée de graine de moutarde blanche le soir et le matin, ou une petite tasse d'une légère infusion de raiforts, ont quelquefois produit de très-bons effets. On peut employer, dans la même vue, une infusion de camomille , de tanaisie , de beaume ou de menthe.

Il est certain que , par la grande variété des causes de l'obstruction sexuelle, plusieurs remèdes qui possèdent des qualités très-opposées , peuvent dans différens cas produire les mêmes effets. Par la même raison . un remède qui, dans un cas , peut être doux, innocent , et réussir, occasionnera dans d'autres cas , semblables en apparence , de très-violens désordres.

On doit donc user de la plus grande précaution dans l'emploi des remèdes qu'on veut faire servir à ramener l'évacuation périodique. Il n'est pas possible de trouver un remède applicable à toutes les maladies ; et plusieurs de ces maladies , qui avoient résisté à tous les remèdes ordinaires , ont cédé à une règle convenable de nourriture et d'exercice.

On doit éviter avec soin les remèdes violens , parce qu'ils irritent les autres parties , et que leurs effets sont souvent dangereux et jamais certains.

On a souvent employé l'électricité comme un moyen puissant dans les cas d'obstruction ; mais comme elle peut quelquefois produire de très-mauvais effets, on ne doit jamais y avoir recours sans un conseil formel.

S E C T I O N V I I I^e

Foiblesse sexuelle.

L E S femmes sont fort sujettes à l'écoulement d'un mucus visqueux par la vulve , et qui varie considérablement, par sa couleur, sa consistance et sa qualité.

Cette maladie est toujours désagréable et incommode ;

elle occasionne fréquemment une grande foiblesse et une suite de maladies nerveuses. Comme les femmes y sont très-particulièrement sujettes, elle mérite une attention sérieuse.

La foiblesse sexuelle, ou les fleurs blanches, comme on l'appelle vulgairement, vient, ou du vagin, ou de la même source que l'évacuation périodique. Dans le premier cas on doit la considérer purement comme une maladie locale; mais dans l'autre, elle a un très-grand rapport avec la santé en général.

On a déjà observé que, sur la surface interne du vagin, il y a plusieurs glandes muqueuses qui fournissent une liqueur qui lubrifie continuellement ce canal. Quand ces glandes séparent une trop grande quantité de mucus, la portion surabondante coule nécessairement, et constitue l'espèce de foiblesse sexuelle.

Dans ce cas, le fluide évacué a une apparence glaireuse, à-peu-près comme un léger empois. Il n'est point accompagné de douleur, et il n'affecte nullement la santé.

Cette maladie est seulement incommode par la sensation désagréable qu'elle excite; on peut aisément la faire disparoître avec une attention particulière.

La cause de cette maladie est une irritation des glandes muqueuses du vagin, occasionnée par l'abaissement de la matrice, ou par tout autre circonstance qui peut irriter le vagin : telles que les tumeurs polypeuses.

On guérit cette maladie en enlevant la cause irritante au moyen du bain froid.

Cependant, quand l'écoulement est de couleur jaunâtre, ou qu'il est clair et fétide, il est certainement dû à une maladie inhérente à la constitution.

Un trop grand dégré de plénitude, causé par une nourriture succulente, par l'inaction, ou par une disposition particulière à l'embonpoint que quelques femmes ont à un certain période de la vie, augmente fréquemment l'action des glandes dans l'intérieur de la matrice.

Cela peut se connoître en faisant attention aux symptômes. Si l'on a de violentes douleurs dans la tête, dans le dos et dans les reins, accompagnées de rougeur au visage, et de chaleur à la paume des mains, et si le pouls est fort et plein, on ne peut douter de la cause.

Dans ces circonstances on peut détruire l'écoulement, seulement par une saignée répétée, par une nourriture légère, et par des évacuations générales au moyen des laxatifs.

Dans ces cas, l'usage des astringens produiroit de mauvais effets.

Quand il sort par le vagin un fluide de couleur verdâtre ou noire, sur-tout peu de jours avant ou après les menstrues, et qu'il disparoît pendant cette évacuation, ce fluide vient alors de la même source qu'elle.

Quand cette maladie continue pendant un temps considérable, elle affoiblit graduellement l'habitude générale, et affecte l'estomac d'une manière particulière. Elle tend aussi à altérer les fonctions du système utérin : ce qui rend stériles les femmes sujettes à cette maladie tout le temps qu'elle dure.

Cette espèce de foiblesse sexuelle cède seulement aux remèdes fortifians et à l'usage des topiques astringens.

Dans cette vue, on doit vider l'estomac, une ou deux fois, par des vomitifs, ensuite recourir avec succès au bois du Pérou, en substance ou en décoction avec l'esprit de vitriol, qu'on employera alternativement avec de la teinture de fer.

On doit employer aussi le bain froid (dans la mer, lorsque la saison le permettra) avec un application topique de liqueurs astringentes, par le moyen d'une séringue faite de gomme élastique. Les lotions astringentes les plus convenables sont une forte infusion de thé-verd, de vin de Porto et d'eau, ou une forte dissolution de sucre de saturne, dont on a déjà parlé.

Pendant ces remèdes on fera usage d'alimens légers et nourrissans, et un exercice facile et modéré.

Cette espèce particulière de maladie arrive quelquefois avant l'établissement complet de l'évacuation périodique; dans ce cas, on doit l'abandonner entièrement à la nature, à moins qu'elle ne soit suivie de symptômes désagréables.

Quand quelqu'écoulement, par la vulve, est accompagné d'inflammation, de chaleur brûlante, de difficulté ou de douleur en urinant, de démangeaisons incommodes, plus particulièrement vers le retour de l'âge, alors on doit avoir immédiatement recours à un médecin.

SECTION IXe

Stérilité.

C'EST une erreur de croire que la nature veut que toutes les femmes soient mères ; car quelques-unes ont des imperfections originelles, qu'aucune opération de l'art ne peut guérir, et qui, souvent, restent cachées jusqu'après la mort.

On peut seulement obvier à la stérilité, dans les cas où elle est la conséquence d'une menstruation irrégulière causée par un genre de vie contraire, ou par une foiblesse sexuelle long-temps prolongée, et provenant de la même cause.

Comme le traitement convenable dans ces cas de stérilité, est un objet d'une grande importance, parce qu'il doit conduire au rétablissement de la santé de la femme, ainsi qu'à l'avantage du genre humain, on aura toujours recours aux conseils des hommes de l'art les plus recommandables.

Section X^e

Affections hystériques.

On a observé que les femmes sont plus irritables que les hommes ; elles sont pour cela sujettes à une maladie qui paroît sous dés formes très-différentes, dans les différentes personnes, appelée hystériques.

L'accès hystérique régulier est suivi de symptômes qui semblent indiquer un très-grand danger ; néanmoins il n'a pas lieu aussi souvent que les maladies qui en portent le nom, et qui dépendent cependant d'une cause différente.

Dans l'accès hystérique régulier la malade est d'abord saisie d'une douleur dans le côté gauche, qui affecte, par degrés, tout le ventre. Quelquefois il est précédé ou accompagné de foiblesse et de vomissement. La malade éprouve par degrés, dans la gorge, une espèce de suffocation, qui paroît causée par la sensation d'une boule qui monteroit de l'estomac au gosier.

Ces symptômes sont communément accompagnés de cris et d'éclats de rire violens et subits, la transition d'un extrême à l'autre étant rapide et inattendue, et de mouvemens convulsifs de tout le ventre. Ils sont souvent suivis de stupeur et de syncope ; dont la malade revient par degrés, après avoir jeté de profonds soupirs pendant un temps considérable.

La malade, après l'accès, ne sait point ce qui lui est arrivé.

Cette maladie a lieu plus fréquemment vers le temps de l'évacuation périodique. Les femmes qui sont fortes, robustes, qui jouissent d'une bonne santé, qui sont replettes ou inactives ; celles qui se nourrissent trop grassement, ou qui sont sujettes à une menstruation excessive, sont les plus exposées à cette maladie : elle les attaque généralement depuis quinze jusqu'à trente-cinq ans.

La cure de l'accès hystérique réel s'opère seulement par une nourriture légère et régulière, par une attention soigneuse à l'état du ventre, et par l'usage des moyens recommandés pour exciter l'évacuation périodique.

On écartera les symptômes qui constituent immédiatement cette maladie, par la saignée, par une purgation active, et par un bain chaud. On doit employer le premier de ces remèdes avant les autres.

Si l'estomac paroît chargé, ou si la malade a quelque tendance à vomir, on se servira de thé-camomille, avec quelques gouttes de corne-de-cerf, ou d'une dose d'épicachuana.

Celles qui ont été sujettes à cette maladie, sont souvent incommodées de symptômes, qui s'annoncent surtout quand elles s'exposent au froid, ou qu'elles sont subitement affectées par quelque passion violente. Le bain des pieds dans de l'eau chaude, une posture horizontale, et une potion d'un peu de petit lait, de vin blanc chaud, ou de négus, préviendront les progrès de la maladie dans plusieurs cas.

Les femmes qui sont d'une constitution très-délicate et irritable, dont les sensations sont aiguës, et dont l'habitude du corps est foible, sont souvent attaquées de symptômes qui ressemblent à quelques-uns des accès hystériques. Ces maladies sont vulgairement appelées nerveuses, et cette expression leur est peut-être proprement applicable, parce qu'elles viennent généralement d'une affection du système nerveux.

On peut distinguer ces symptômes de ceux qui accompagnent les affections hystériques, parce qu'ils sont moins violens, qu'ils reviennent à des intervalles irréguliers, qu'ils ne semblent pas liés aux périodes de la menstruation, et qu'ils affectent seulement les femmes d'une complexion foible, irritable et relâchée.

Le traitement de ces accès nerveux doit être très-différent de celui des accès hystériques; car les remèdes nécessaires dans le premier seroient extrêmement contraires dans le second.

Ces maladies exigent l'emploi de tous les moyens qui peuvent fortifier le système, tel que la vue d'objets variés, et une compagnie agréable et enjouée.

L'usage de l'opiat, dans ces cas, est plus bienfaisant que dans les affections hystériques réelles, quoiqu'on ne doive y recourir dans les uns et les autres que par occasion, pour pallier les symptômes fâcheux.

C H A P I T R E   I I I^e.

Grossesse.

LA manière particulière dont la grossesse a lieu, est restée jusqu'ici dans l'obscurité, malgré les recherches laborieuses des philosophes les plus renommés de tous les âges.

Quoique la grossesse soit un état naturel (à quelques exceptions près) à toutes les femmes, il est, en général, la source de plusieurs sensations désagréables, et souvent la cause de maladies qui peuvent être suivies de funestes conséquences, si on ne les traite pas convenablement.

Il est néanmoins aujourd'hui universellement reconnu que les femmes qui ont des enfans jouissent ordinairement d'une santé meilleure, et sont beaucoup moins exposées à des maladies dangereuses que celles qui ne sont pas mariées, ou qui sont stériles.

S E C T I O N   P R E M I È R E.

Changemens produits dans la matrice par la grossesse.

LA matrice éprouve, en conséquence de la grossesse, des changemens très-considérables dans sa grandeur, dans sa forme, dans sa situation et dans sa structure.

Ils sont très-différens dans les premiers et derniers

mois de la grossesse, et exigent, pour cela, une description séparée.

Dans les premiers mois, la grandeur de la matrice
n'est pas beaucoup augmentée ; car, vers le quatrième
mois, elle n'est pas assez ample pour être sentie, en
appliquant la main sur le ventre.

Sa figure est particulièrement altérée vers le fond, qui
devient rond et s'élève considérablement au-dessus des
grands ligamens. Entre le quatrième et le cinquième mois,
sa grandeur et sa figure ressemblent beaucoup à une bou-
teille de vin de Florence, tant soit peu applatie.

La situation de la matrice, durant les premiers mois,
n'est pas essentiellement altérée ; car elle reste dans la
cavité du bassin jusqu'au quatrième mois : alors elle
commence à monter. Avant ce temps, l'augmentation de
son poids la fait baisser plus bas qu'elle n'est naturellement,
ce qui cause, sur les parties voisines, une irritation qui
rend raison de quelques-unes des maladies durant ce
période.

La structure de la matrice est considérablement changée dans les premiers mois. Son orifice, très-peu de
temps après l'état de grossesse, est enfermé par une
substance glaireuse, qui empêche que rien n'y entre
ni n'en sorte : ce qui confirme l'opinion de l'impossibilité de la menstruation durant la grossesse, comme on
l'a avancé plus haut.

La substance de la matrice, vers ce temps, devient
spongieuse au fond, et les vaisseaux sanguins, qui entrent dans cette partie, augmentent graduellement de
grosseur, quoiqu'ils ne soient pas, jusqu'après le cinquième mois, assez gros pour admettre beaucoup de
sang.

Après le cinquième mois, la matrice augmente rapidement de grandeur; elle est alors sensible à la main entre le huitième et le neuvième mois; sa longueur est de douze ou treize pouces, et sa grosseur, de huit ou neuf, à sa partie la plus large.

La figure de la matrice est tant soit peu ovale dans le dernier mois. Elle n'acquiert cependant cette forme que par degrés; car, jusqu'au sixième mois, son col reste comme dans l'état de non-grossesse. Après ce temps, elle s'élargit graduellement, et perd enfin sa première forme.

Les grands ligamens restent presque dans la même situation qu'ils ont dans l'état de non-grossesse, et ne sont élevés que d'environ trois pouces de l'orifice de la matrice; d'où vient que la plus grande portion de cet organe, dans le temps de la grossesse, n'est attachée à aucune des parties environnantes, et n'est, en conséquence, point appuyée.

Les ligamens ronds paroissent très-étendus dans les derniers mois.

La situation de la matrice, après le cinquième mois, varie considérablement. Elle monte par degrés aussi haut que le creux de l'estomac, auquel elle arrive un peu après le huitième mois; et alors elle s'abaisse de nouveau, à un tel point qu'elle avance immédiatement avant le travail, et que, dans plusieurs cas, le ventre paroît tout-à-fait diminué ou applati.

On a considéré les changemens qu'éprouvent le col et la situation de la matrice, comme des marques qui peuvent indiquer surement le période exact de la grossesse; mais ces signes dépendent un peu des changemens plus ou moins rapides du col de la matrice, de l'élévation de cet organe , qui est plus grande dans la première grossesse que dans les suivantes, et de ses variations , suivant la conformation de la femme.

Quand la matrice s'élève aussi haut que le creux de l'estomac, elle occupe presque toute la cavité du ventre, et en poussant les intestins en arrière et sur les côtés, elle les comprime si fortement, qu'elle occasionne plusieurs maladies dans ce période.

La structure de la matrice, dans les derniers mois, est très-différente de ce qu'elle est dans l'état de non-grossesse. Elle est d'une structure spongieuse, très-lâche, et qui se déchire aisément ; ce qui nécessite la plus grande circonspection lorsqu'on y touche durant le travail : autrement, l'enfant, dans de certains cas, pourroit être poussé aisément, à travers la substance de la matrice , dans la cavité du ventre ; accident qui seroit suivi des conséquences les plus allarmantes.

Les vaisseaux sanguins de la matrice, après le cinquième mois, augmentent très-considérablement en grosseur, sur-tout d'un côté ; ce qui rend toujours extrêmement dangereux tout écoulement de sang par la matrice, après ce période , parce que les vaisseaux sont alors capables d'en verser une grande quantité.

SECTION II*

Contenus de la Matrice durant la grossesse.

L'ENFANT, placé dans la matrice sans aucune défense, seroit exposé à plusieurs dangers résultans des différentes opérations auxquelles les femmes doivent nécessairement se livrer durant la grossesse, si la nature
n'avoit

n'avoit préparé un appareil admirablement propre à le mettre à l'abri de ces dangers.

L'enfant, dans la matrice, est enfermé dans un sac formé par trois couches membraneuses, et environné d'un fluide aqueux, qui empêche qu'il ne soit affecté par les agens extérieurs.

L'extérieur de ces couches est épais et fragile ; il est attaché à toute la surface intérieure de la matrice, et reçoit le sang de cet organe.

L'autre partie de ces couches paroît appartenir exclusivement à l'enfant, parce qu'elles servent à l'envelopper dans les cas où il n'est pas contenu dans la matrice. Ces couches sont transparentes et fortes, et ont des vaisseaux invisibles.

L'enfant est attaché à la mère par une masse épaisse et spongieuse, qui diffère dans sa grandeur et dans sa forme en différentes circonstances, d'où lui vient le nom de placenta, gâteau, ou arrière-faix.

Le gâteau est entre l'extérieur et l'intérieur des deux couches du sac qui renferme l'enfant ; la surface, qui touche la mère, est couverte par la première, et l'autre surface, par la seconde.

La surface extérieure du gâteau est très-spongieuse, et reçoit le sang des artères de la matrice qui pénètre sa substance : le sang est rapporté à la matrice par de grosses veines.

La surface intérieure du gâteau est entièrement distincte de l'extérieure ; elle est composée d'un très-grand nombre de vaisseaux sanguins divisés en branches excessivement petites, entrelacées les unes aux autres, et avec la substance cellulaire. Ces vaisseaux reçoivent le sang de l'enfant, et le lui renvoyent.

Partie I.   K

Le gâteau consiste donc en deux parties, qui, quoique intimement liées l'une à l'autre, ont un système
distinct de vaisseaux sanguins; car l'une appartient exclusivement à la mère, et l'autre à l'enfant; et jamais
on n'a prouvé que le sang passe directement de l'une
à l'autre.

L'enfant est attaché au gâteau par un cordon appelé
cordon ombilical, ou boyau du nombril, qui consiste en
deux artères, une veine et une substance semblable à
la gelée, couverte par une peau, dont la partie extérieure semble être formée par les deux couches inté-
rieures du sac qui renferme l'enfant.

Le cordon ombilical varie en longueur et en épaisseur, dans différens cas. Une de ces extrémités tient
au gâteau, l'autre à l'enfant. La première ne répond
point à une partie particulière de l'arrière-faix; car elle
répond quelquefois au milieu, d'autres fois au bord;
mais le plus souvent à quelque partie entre ce cordon
et l'arrière-faix. L'autre répond généralement dans le
milieu du ventre de l'enfant, excepté dans les cas de
monstres.

On a déjà observé que chaque branche dans laquelle
la grande artère est divisée au bas de l'os de l'épine,
est subdivisée en deux; l'intérieure, qui est dans l'enfant
avant l'accouchement, étant étendue, va de chaque
côté le long de la vessie urinaire, et sort par le nombril. Ces branches forment les artères du cordon ombilical. Ces artères sont divisées en un très-grand nombre
de petites branches, et se terminent, comme de coutume, en veines qui joignent la veine dans le cordon
ombilical, en formant un gros vaisseau.

Cette veine reporte le sang à l'enfant, et l'envoie,

d'une manière plus expéditive, au cœur, par des canaux particuliers qui se ferment après l'accouchement.

On a déjà vu que, dans les grandes personnes, tout le sang reporté de chaque partie du corps est distribué aux poumons, avant de circuler de nouveau à travers le système; cela a lieu dans les enfans, immédiatement après l'accouchement. Cependant, avant ce temps, une petite portion seulement du sang est envoyée aux poumons; mais il est distribué tout entier sur le gâteau.

Par cette circonstance, et parce que l'enfant seroit bientôt mort, si le cordon étoit tellement comprimé qu'il ne pût plus donner passage au sang, il est probable que le gâteau remplit la même fonction pour l'enfant, avant l'accouchement, que les poumons après.

L'eau contenue dans les membranes qui environnent l'enfant, est tant soit peu plus pesante que l'eau commune; elle est d'un goût salé, non-coagulable comme le blanc d'un œuf, mais paroît approcher, par ses propriétés, de la nature de l'urine. Ce fluide est rarement tout-à-fait pur, excepté dans les premiers mois de la grossesse, car il est sujet à être souillé par les impuretés de l'enfant.

Cette eau ne peut donc, par sa nature, servir à la nourriture de l'enfant; ce qui est prouvé par sa quantité, qui est beaucoup plus grande, en proportion de la grandeur de l'enfant, dans les premiers mois que dans les derniers.

Ce fluide sert à plusieurs objets importans; il défend l'enfant des injures extérieures; il fournit une température égale, qui n'est point exposée aux extrêmes du chaud et du froid, auxquels le corps des femmes est nécessairement sujet. Il a d'autres usages importans qui seront expliqués par la suite.

La position de l'enfant dans la matrice mérite attention, parce qu'elle explique les causes de quelques maladies, auxquelles les femmes sont souvent exposées durant la grossesse.

La substance qui unit l'enfant à la mère, n'est point attachée à aucun endroit particulier; car elle est souvent fixée au col ou à l'orifice, mais heureusement plus souvent au fond, ou auprès du fond de la matrice.

L'enfant, pendant les premiers mois de la grossesse, flotte à l'aise dans le fluide qui l'environne; mais, lorsqu'il est devenu assez grand pour occuper presque toute la cavité dans laquelle il est contenu, il est plié en une figure ovale, de manière à tenir presque le plus petit espace possible.

L'épine est donc courbée, la tête penchée en bas et soutenue par les mains, et les genoux sont rangés vers la tête.

L'une des extrémités de cette figure ovale qui forme l'enfant, est communément placée à l'orifice de la matrice, et, dans le plus grand nombre de cas, c'est la tête : cependant l'autre extrémité est quelquefois dans cette situation. Il arrive aussi très-rarement que les extrémités sont placées vers les côtés de la matrice, et cette circonstance doit rendre la délivrance difficile et dangereuse.

Les parties contenues dans la matrice augmentent lentement en grandeur, au commencement, et ensuite rapidement : car, après les huit ou neuf premières semaines, le sac qui contient l'enfant, est rarement plus gros que l'œuf d'une poule; mais, après ce temps, il s'agrandit sensiblement d'une semaine à l'autre.

Comme les enfans, au temps accompli, diffèrent en grandeur et en pesanteur dans les différens cas, il est probable que les mêmes degrés de différence ont lieu dans les premiers mois : on ne peut donc assigner de proportions particulières touchant les dimensions des enfans aux différens périodes de grossesse.

Un enfant né à terme pèse généralement de six à dix livres, et rarement moins ; et tout enfant qui ne pèse pas plus de cinq livres, peut être considéré comme prématuré.

Quand plus d'un enfant est contenu dans la matrice, chacun est enveloppé dans ses propres membranes, et est attaché à la mère par un gâteau qui lui est particulier. Cependant, dans plusieurs cas, les gâteaux sont contigus, ou entièrement mêlés l'un avec l'autre ; mais le boyau du nombril, qui appartient à chaque enfant, marque la distinction qui est entr'eux, et prouve qu'un seul gâteau ne peut servir à plus de deux enfans. Les vaisseaux sanguins appartenant à l'enfant de chaque gâteau, communiquent rarement les uns aux autres. Ce qui rend très-nécessaire d'être particulièrement attentif dans le traitement de la délivrance des jumeaux.

SECTION IIIᵉ

Signes de grossesse.

LA matrice a, par le moyen de ses nerfs, une influence très-étendue sur les autres parties du corps ; d'où vient que les changemens qui lui arrivent dans l'état de grossesse doivent produire des changemens dans l'état du système général. Ces changemens constituent les signes de la grossesse.

Les signes de la grossesse peuvent être divisés en ceux des premiers, et ceux des derniers mois.

Durant les quatre ou cinq premières semaines, les signes de la grossesse sont très-équivoques, et peuvent en être indépendans; car comme ils viennent d'une irritation de la matrice sur les autres parties, ils peuvent être occasionnés par toute circonstance qui est capable d'altérer l'état naturel de cet organe.

La première circonstance qui rend probable la grossesse, c'est la suppression de l'évacuation périodique, qui est généralement accompagnée de plénitude dans les seins, de mal de tête, de rougeur au visage, et de chaleur aux paumes des mains.

Ces symptômes sont communément les conséquences de la suppression, et sont pour cela regardés comme les signes de la grossesse, du moins en tant qu'ils dépendent d'elle.

Comme, néanmoins, la suppression de l'évacuation périodique vient souvent d'une exposition accidentelle au froid, ou du changement de vie causé par le mariage, elle ne peut pas toujours être considérée comme un signe infaillible.

Quelques semaines après la grossesse, le ventre devient plat par l'abaissement, ci-dessus expliqué, de la matrice, qui attire après elle les intestins. Mais cela ne peut être considéré comme un signe certain de grossesse, parce que le développement de la matrice, provenant de quelqu'autre cause, produira le même effet.

Plusieurs femmes, peu de temps après qu'elles sont

grosses, éprouvent une altération considérable dans leur visage ; elles ont particulièrement les sens très-irritables : ce qui trouble leur humeur aisément, et excite une propension irrésistible à des actions dont elles auroient honte dans toute autre occasion.

Dans ces cas, les traits du visage acquièrent un tranchant particulier ; les yeux et la bouche paroissent plus grands qu'à l'ordinaire, et la femme a un air singulier qu'on ne peut décrire ; mais que les femmes connoissent bien.

Les symptômes de grossesse sont causés par l'irritation produite sur la matrice par l'imprégnation ; et comme ils peuvent venir de quelqu'autre circonstance capable d'irriter cet organe, ils peuvent être indépendans de l'imprégnation, quand la femme n'est pas jeune, ou qu'il n'y a pas une suppression continuée pendant trois périodes au moins.

Les irritations sur les parties contigues à la matrice, sont également équivoques ; c'est pourquoi les signes de grossesse sont toujours dans les quatre premiers mois regardés comme douteux, à moins que chacun ne soit distinctement présent et sans équivoque.

Le cas suivant confirmera cette observation.

Quatrième observation. —— Je fus appelé, il y plusieurs années, pour visiter une jeune dame mariée depuis trois mois, et qui éprouvoit depuis deux mois une suppression de l'évacuation ordinaire.

Environ le temps du troisième mois, elle en eut cependant une légère apparence, qui fut l'occasion de ma visite.

Cette dame avoit tous les symptômes ordinaires de grossesse qui paroissent les premiers mois ; car elle avoit eu pendant deux périodes suppression des règles, suivie de mal de tête, de rougeur au visage, et de chaleur dans la paume des mains; elle avoit les seins pleins, et cet air particulier dans la contenance que j'ai déjà décrit, et elle croyoit pouvoir expliquer cette apparition par quelque circonstance accidentelle.

Cependant, comme l'écoulement me parut, par les signes ci-dessus décrits, n'être pas de la même nature que l'évacuation périodique, je ne fus point trompé; mais j'annonçai aussi-tôt, aux amis de la famille, que la dame n'étoit pas grosse, et que les symptômes qui l'avoient fait croire elle-même enceinte, venoient entièrement d'un changement dans sa manière de vivre. J'ajoutai cependant, qu'en usant de la même prudence que si elle étoit réellement grosse, il pouvoit y avoir une probabilité que dans quelques semaines ou quelques mois, cette circonstance auroit lieu : et l'événement justifia complétement mon opinion.

Au quatrième mois les signes de grossesse sont moins équivoques, sur-tout après que la matrice a descendu dans la cavité du bassin.

En général, vers le quatrième mois, ou peu de temps après, l'enfant devient si grand, que ses mouvemens commencent à être sentis par la mère; d'où l'on a donné le nom de *vivifiant* au signe qui a lieu vers ce période. Les femmes regardent, très-improprement, ce signe comme la preuve de grossesse la moins équivoque; car quoique, quand il a lieu vers le période dont on vient de parler, précédé des symptômes ci-dessus détaillés, il puisse être regardé comme un indice certain que la femme est enceinte, cependant, quand il y a une irrégularité, soit dans les symptômes qui précèdent, ou dans son apparence, la situation de la femme est douteuse.

Cela est aisé à comprendre ; car comme la sensation du mouvement de l'enfant ne peut être expliquée, ou soigneusement décrite, la femme peut aisément prendre d'autres sensations pour celle du signe vivifiant. J'ai souvent reconnu que du vent renfermé dans les viscères, et la pulsation naturelle de la grande artère, dont on peut seulement s'apercevoir dans certains états du corps, ont été pris fréquemment pour cette sensation.

Après le quatrième mois, la matrice s'élève par degrés de la cavité du bassin, élargit le ventre, s'avance au-delà du nombril : ce qui a fait regarder l'avancement du nombril comme un des signes les plus certains de la grossesse dans les derniers mois. Cependant, toute circonstance qui augmente la capacité du ventre, occasionne ce symptôme. L'on ne peut donc s'y fier, à moins qu'il ne soit accompagné d'autres signes.

L'augmentation progressive du ventre, la suppression des règles, si elles étoient auparavant régulières, et les symptômes qui la suivent, et la sensation du signe vivifiant vers le période ordinaire, seront les seuls indices de grossesse.

Cependant ces signes n'en dépendent pas entièrement ; car le désir naturel à chaque femme d'être mère, l'engage à cacher, même à elle-même, tout symptôme qui pourroit rendre sa situation douteuse, et à exagérer toute circonstance tendant à prouver qu'elle est grosse. Ce que j'ai eu lieu d'observer dernièrement, est la meilleure preuve qu'on puisse offrir à ce sujet.

Cinquième observation. —— Dans l'année 17... je fus appelé pour voir une dame que j'avois autrefois traitée, et qui se croyoit grosse de cinq mois. Cependant, peu de jours après, elle eut une légère apparition de règles qui me fit examiner très-particulièrement les circonstances qui avoient porté cette dame à se croire enceinte. Je reçus les réponses les plus satisfaisantes à toutes mes questions ; car elle me décrivit soigneusement chaque symptôme de grossesse dans son ordre naturel. Les signes, dans les premiers mois, furent suivis, me dit-elle, du signe vivifiant et d'une augmentation manifeste de capacité du ventre.

J'avoue que la nature de l'apparition me conduisit à regarder le cas comme douteux, et j'engageai en conséquence cette dame à s'assurer, par le moyen d'un ruban, de l'augmentation progressive du ventre ; et le résultat fut tel, qu'il auroit séduit tout homme qui n'auroit pas vu plusieurs cas semblables. En effet, je fus moi-même ébranlé, quoique l'apparition continuât d'avoir lieu périodiquement. Enfin, quand cette dame se crut grosse de sept mois, je commençai à l'assurer qu'elle s'étoit trompée entièrement, et qu'elle n'étoit point enceinte.

Je ne puis m'empêcher de faire quelques réflexions sur ce cas; j'espère qu'il pourra devenir utile aux femmes en les mettant en garde contre leur imagination, qui leur fait croire à des sensations et à des symptômes qui n'ont jamais existé.

Cette dame avoit eu auparavant des enfans ; elle étoit jeune et en bonne santé ; cette circonstance pouvoit me faire croire, quand je fus appelé, que sa grossesse n'étoit pas supposée ; car un médecin d'honneur ne doit jamais hasarder aucune question à une malade qui peut avoir une très-grande délicatesse.

Cependant, quand l'apparition eut lieu, et qu'elle fût

revenue ensuite à un intervalle régulier, je crus devoir
examiner les circonstances qui avoient fait croire à cette
dame qu'elle étoit grosse; et je reçus des réponses qui
devoient écarter tous les doutes, n'ayant point eu lieu
autrefois d'observer plusieurs cas semblables. Peu après,
je fus informé que la sensation du mouvement de l'enfant avoit été pendant quelque temps si aiguë, qu'elle
avoit excité de violentes affections nerveuses. Ce symptôme me parut si peu équivoque, qu'il acheva presque
de me convaincre.

Mais le retour de l'apparition, à un période particulier,
renouvela mes doutes. En conséquence, je pris la liberté
d'exposer mon opinion, et d'ordonner qu'on s'assurât de
l'accroissement progressif du ventre, avec le plus grand
soin : alors, j'aurois été très-blamable ou trop officieux de
continuer à témoigner quelques appréhensions sur la situation de cette dame, quoique je susse qu'elle n'avoit pas
déclaré publiquement qu'elle se crût grosse.

On ne peut m'imputer, pour l'avoir désabusée, les
sensations désagréables qu'elle dut éprouver, quand il ne
lui fut plus possible de douter qu'elle n'étoit pas grosse;
on ne doit les imputer qu'à elle-même qui s'étoit trompée.

La situation des médecins est très-embarrassante dans
ces cas. Cependant, on doit adopter comme une règle
générale, quand quelques symptômes irréguliers donnent
lieu de soupçonner la grossesse (lors même que de fortes
preuves ne viennent point à l'appui de ce soupçon) de
traiter la femme dans un certain période, comme si elle
étoit grosse, afin d'éloigner ces effets fâcheux, qui ne
sont que trop souvent la conséquence d'un plan de conduite opposé

Outre le signe vivifiant et l'accroissement de la capacité du ventre, il est un autre signe qui a lieu dans les derniers mois, et qui, précédé des signes ordinaires, rend la grossesse certaine : c'est la présence du lait dans les seins. Cependant, quand il y a quelqu'irrégularité dans les symptômes précédens, on ne peut regarder longtemps ce signe de quelque conséquence.

Toute femme doit naturellement desirer de distinguer la grossesse des maladies qui lui ressemblent, et qui forment le sujet de la section suivante. Il est cependant nécessaire de remarquer que, quelque circonstance qui ait lieu et qui éloigne tout doute, on doit recourir aux conseils d'un médecin expérimenté, et lui détailler, sans reserve, tous les symptômes.

SECTION IVᵉ

Circonstances qui donnent lieu aux symptômes ressemblans à ceux de la grossesse.

Toute femme désirera sûrement éviter les railleries auxquelles sont généralement exposées celles qui s'imaginent à tort être enceintes. Il est donc important d'exposer les circonstances qui occasionnent les symptômes ressemblans à ceux de la grossesse.

Ces symptômes varient dans leur nature : car, quelques-uns sont l'effet de maladies du système utérin, qui sont quelquefois la conséquence de la grossesse. Quelques-uns viennent des maladies qui affectent la matrice, et d'autres sont causés par le changement naturel du retour de l'âge.

Il est maintenant universellement reconnu qu'après

l'imprégnation , l'embryon, dans son état originel , passe
de l'un ou de l'autre ovaire le long de la trompe de
Fallope correspondant dans la matrice. Quelquefois cependant l'enfant reste dans l'ovaire ou la trompe, ou
tombe dans le ventre , et toutefois reçoit la nourriture et
l'accroissement en grandeur, pendant un certain temps.
Ces cas s'appellent conceptions extra-utérines.

Dans ces cas , les symptômes de grossesse paroissent
régulièrement pendant les quatre ou cinq premiers mois.
Cependant, après ce temps , les seins perdent leur tension apparente , et deviennent flasques ; le ventre n'augmente pas long-temps en capacité , et on éprouve une
sensation pesante et froide.

Le terme ordinaire de la grossesse s'écoule enfin sans
aucun symptôme de travail.

Les cas de conception extra-utérine se terminent diver-
sement. Dans quelques constitutions irritables , l'inflammation qui doit inévitablement être produite sur les parties
voisines par la présence extraordinaire d'un gros corps ,
est si violente qu'elle cause la mort ; mais , dans d'autres
cas , il y a une suppuration qui fournit une issue au germe
devenu à terme , et dans quelques cas rares , l'enfant
extra-utérin reste pendant plusieurs années, sans exciter
des maladies fâcheuses.

On doit , dans les cas de cette espèce , recourir à l'avis
d'un médecin habile , afin de prévenir plusieurs des
symptômes dangereux qui souvent sont la conséquence
de l'inattention.

Toute maladie qui, affectant la matrice, tend à augmenter la grandeur de cet organe, ou quelqu'une de ses
dépendances , produit les symptômes qui , pendant les
trois ou quatre premiers mois , ressemblent à ceux de la

grossesse. Tels sont les amas de sang ou les hydatides , ou les tumeurs dans la matrice , et l'hydropisie des ovaires.

On peut les distinguer de la grossesse par des symptômes qui leur sont particuliers , et que nous avons déjà décrits : on les traitera de la manière ci-dessus prescrite.

Il est une autre circonstance qui augmente le volume de la matrice , et qui peut causer des symptômes semblables à ceux de la grossesse : c'est ce qu'on appelle un mole dans la matrice.

Les femmes étoient autrefois très-trompées par des médecins intéressés sur la nature des moles. On leur inspiroit des craintes affreuses , en leur faisant entendre que ces moles étoient occasionnés par des vices de l'habitude générale du corps, qui exigeoient , disoit-on , pour être corrigés, l'emploi des remèdes les plus puissans.

Cependant les moles ne sont que de simples conceptions corrompues qui , retenues dans la matrice , perdent leur forme organisée.

Leur expulsion s'opère de la même manière que les avortemens : précédée des mêmes syptômes, elle demande presque un traitement semblable.

Les femmes qui se marient dans un âge avancé , rendent toute une famille inquiète, en prenant pour les symptômes de la grossesse ceux qui ont lieu au retour de l'âge. Ces cas sont extrémement embarrassans pour les médecins; car la malade s'informe avec le plus grand soin des symptômes de la grossesse, et s'imagine avec une merveilleuse facilité sentir chacun de ces symptômes.

La suppression de l'évacuation accoutumée lui fait d'abord naître l'espérance de ce qu'elle desire avec anxiété. Sa situation supposée lui fournit une excuse pour la vie inactive qu'on lui permet de mener, et pour obtenir tout ce qu'elle desire. De là la disposition naturelle à la plénitude, que les femmes d'une forte santé ont vers ce temps, s'augmente tellement que le ventre s'aggrandit, tandis qu'on s'imagine éprouver la sensation du signe vivifiant.

Dans plusieurs cas, il se trouve dans les seins un fluide semblable au lait, ce qui ne manque jamais de confirmer les illusions de la malade. On a déjà dit qu'un tel fluide pouvoit être produit par une pression mécanique des seins : peut-être aussi que quelques autres circonstances, qui n'ont pu encore être entièrement expliquées, sont capables de contribuer à sa formation.

Entre plusieurs cas que j'ai vus, il s'en est présenté, il y a quelques années, à mon observation, un très-remarquable.

Sixième observation.——Une dame, vers le retour de l'âge, s'imagina avoir tous les symptômes de grossesse ; mais comme, selon son propre compte, elle avoit passé le terme ordinaire, je fus consulté.

Elle me fit une description si exacte de l'apparence et de la succession régulière des différens symptômes de la grossesse, que si elle avoit été plus jeune de quelques années, je n'aurois pu hésiter à prononcer qu'elle étoit grosse.

Mais quand j'eus élevé quelques doutes fondés sur cette circonstance, elle me dit qu'elle alloit me donner une preuve convaincante qui détruiroit tout-à-fait mon incrédulité, et elle fit aussitôt jaillir de son sein un fluide semblable au lait. Cette dame n'étoit cependant pas grosse.

S E C T I O N V^e

Maladies qui arrivent dans les premiers mois de la grossesse.

L'IRRITATION causée par le changement que la grossesse fait éprouver à la matrice, donne lieu, dans les premiers mois, à plusieurs maladies qui, sans être précisément dangereuses, peuvent, si elles sont négligées, causer la perte de l'enfant, et laisser le germe d'une suite de maladies qui peuvent déranger sensiblement la santé de la mère.

Les principales maladies qui arrivent dans les premiers mois, sont le mal de cœur et le vomissement, la cardilagie, le dérangement des viscères, les desirs extraordinaires, le gonflement et la douleur des seins, la syncope et les accès nerveux, le changement outre nature de la position de la matrice.

Mal de cœur et vomissement. —— Les femmes qui jouissent de la meilleure santé, comme celles qui sont foibles ou délicates, sont également sujettes aux maux de cœur et aux vomissemens. Cependant, ces maladies exigent un traitement très-différent dans ces deux cas. Quand le mal de cœur ou le vomissement est suivi de violens efforts ou de saignement de nez, de douleurs à la tête ou de vertiges, de rougeur au visage, de chaleur aux paumes des mains, et autres symptômes de plénitude avec un sommeil troublé, on recevra un très-grand soulagement de la saignée, d'une nourriture légère, et en se tenant le ventre libre.

Cependant, quand le vomissement a lieu chez des

femmes foibles ou délicates , et quand il est accompagné d'une grande foiblesse et de langueur , avec une disposition à suer en faisant un exercice modéré ou pendant la nuit , il faut suivre un plan de traitement très-opposé.

Dans ce cas , il faut soigneusement éviter la saignée , et recommander des alimens nourrissans , en petite quantité. L'usage modéré du vin sera aussi nécessaire.

Les femmes délicates prendront chaque jour , durant les premiers mois , de petites doses de quelques amers stomachiques , comme de colombine , de bois de Perou , ou autres amers dont la préparation est décrite dans les formules de médecine à la fin de cet ouvrage.

Les puissances digestives étant altérées , l'estomac se charge promptement de sucs crus et indigestes , ce qui donne lieu au mal de cœur et au vomissement. Les femmes, dans les premiers mois , paroissent avoir une tendance naturelle au mal de cœur qui probablement est l'effet du changement particulier dans le système , et d'une vie sédentaire et inactive , que plusieurs choses excusent dans ce temps.

On peut connoître que l'estomac est dérangé , si , avec de fortes envies de vomir , la langue est vilaine, et s'il y a dans la bouche un mauvais goût , accompagné d'une haleine fétide , ou de rapports.

Quand ces symptômes accompagnent le mal de cœur et le vomissement, on videra l'estomac une ou deux fois la semaine , par le moyen de sept ou huit grains d'épicacuana , qui affecteront bien moins le corps que les efforts naturels du vomissement , et qui procureront souvent de très-heureux effets.

Dans plusieurs cas , cependant , le mal de cœur de grossesse continue , malgré tous les remèdes , jusqu'à ce

Partie I.   L

que la matrice s'élève dans la cavité du ventre , et jusqu'à ce que le mouvement de l'enfant soit distinctement aperçu ; alors le mal de cœur disparoît en général.

Quand il est excessif, quoique l'estomac ne soit pas dérangé , l'opiat apporte souvent du soulagement pour quelque temps.

L'emplâtre avec l'opium , décrite dans les formules de médecine , appliquée sur le creux de l'estomac, a souvent modéré le mal de cœur, qui avoit résisté à tous les autres remèdes. Plusieurs médecins recommandent d'appliquer, de la même manière , des emplâtres composées de divers stimulans ou de matières échauffantes ; mais, comme ils donnent souvent lieu à des maladies très-désagréables , causées par la violente irritation qu'ils excitent, si on ne doit pas les rejeter tout-à-fait, au moins doit-on ne les employer qu'avec circonspection , et seulement avec l'avis d'un homme de l'art, expérimenté.

Cardialgie. —— Quoique ce ne soit que dans les premiers mois qu'on éprouve l'incommode sensation produite par la cardialgie, elle accompagne cependant quelquefois tous les périodes de la grossesse.

Les causes les plus légères de celles qui produisent le mal de cœur, ou du vomissement, donnent souvent lieu à cette maladie ; c'est pourquoi elle exige des traitemens très-différens dans les diverses circonstances.

Quand la cardialgie est suivie d'un desir constant de cracher des flegmes, on doit vider l'estomac par un vomitif, observer l'état du ventre , et prendre , une ou deux fois par jour , quelques doses de quinquina et d'acide vitriolique.

Si cette maladie est accompagnée d'un goût aigre dans la bouche, et de rapports acides, l'eau de chaux, la craie préparée avec de l'eau, ou la magnésie, seront les meilleurs palliatifs. On doit tenir le ventre modérément libre, par le moyen de la magnésie et de la rhubarbe : on évitera les alimens grossiers de toute espèce, et de jamais trop surcharger l'estomac.

Cependant, quand l'ardeur incommode, causée par cette maladie, n'est point accompagnée de crachats visqueux ou de rapports acides, on prendra, par occasion, un peu de gomme arabique, ou une cuillerée d'un fluide préparé en mélant le blanc d'un œuf avec un peu de sucre et d'eau, de manière à lui donner la consistance d'un léger sirop ; et, dans plusieurs occasions, la douleur sera modérée : si la malade, avec ces symptômes, a quelques signes de plénitude, elle se fera saigner.

Dérangement des Viscères. —— Les fonctions naturelles de l'estomac sont très-exposées à se déranger dans les premiers mois de la grossesse ; ce qui fait que le relâchement du ventre est une maladie ordinaire vers ce temps.

Cette maladie vient de plusieurs causes, et exige, pour cela, un traitement relatif aux diverses circonstances.

Quand le relâchement du ventre est suivi des symptômes d'un estomac dérangé, on peut simplement y remédier par un vomitif et par de légères doses de magnésie et de rhubarbe, tandis que, dans le même temps, on aura soin d'éviter toute irrégularité dans la nourriture : s'il n'y a point de mal de cœur, deux ou trois doses de magnésie ou de rhubarbe suffiront.

L'usage de l'opiat, dans ces cas, ou quelque remède astringent, dans la vue de chasser la maladie, seroient extrêmement contraires ; car ils augmenteroient le dérangement de l'estomac et des viscères.

Si cependant le relâchement du ventre venoit, de l'irritation causée par l'accroissement en volume de la matrice sur le rectum, auquel, comme on l'a observé, elle est contigue, alors de légères doses d'opiat seront bienfaisantes. On peut se défier de cette cause, si le relâchement n'est point accompagné de quelques symptômes d'un estomac dérangé ; dans ce cas, quand les envies d'aller à la selle sont violentes ou très-fréquentes, des lavemens, pris de temps à autre, faits d'un empois léger avec cinquante ou soixante gouttes de laudanum, seront d'un grand secours.

Desirs extraordinaires. —— Les femmes grosses ont souvent des desirs, ou ce qu'on appelle envies de femme grosse, qui, quoiqu'elles puissent paroître absurdes en certaines occasions, sont fréquemment tout-à-fait involontaires. On peut toujours réduire à ce cas tout ce qui se rapporte aux articles relatifs à la nourriture.

Ces envies paroissent venir de l'estomac, car elles ont souvent lieu chez les hommes dont l'estomac est dérangé.

L'irritabilité particulière à l'état de grossesse, dont on a déjà parlé, augmente probablement la violence des envies qui peuvent, en d'autres occasions, être seulement regardées comme des desirs passagers.

En général, on peut satisfaire les envies, à moins qu'elles ne puissent être suivies de conséquences désagréables ; car, quand l'appétit est languissant, et les puissances de la digestion altérées, l'estomac rejette souvent des substances particulières, et en retient d'autres, qui, quoique bizarres en apparence, sont inspirées par une sorte de desir naturel.

C'est pourquoi, quoiqu'une complaisance illimitée pour toutes les envies puisse être funeste, cependant on donnera l'objet desiré toutes les fois qu'on pourra se le procurer aisément, parce que peut-être est-il plus convenable à l'estomac que toute autre substance, et que la contrariété, dans l'état irritable des premiers temps de la grossesse, peut exciter dans l'ame des passions qui produiroient plusieurs effets fâcheux.

Les femmes réclament souvent l'indulgence pour leurs envies, par un argument qui est bien fait pour l'obtenir, les dangers qui peuvent arriver à l'enfant, si on néglige de satisfaire ces envies.

Quoiqu'aujourd'hui l'opinion que l'imagination de la mère a le pouvoir de produire des signes sur le corps de l'enfant, ne soit pas aussi universellement répandue qu'elle l'étoit autrefois, cependant plusieurs personnes sensées et bien instruites à cet égard, paroissent encore tenir à cette opinion.

Il y a plusieurs exemples d'enfans nés avec des marques sur la peau, sans que la mère se soit souvenue d'avoir eue aucune envie, et plusieurs exemples aussi de femmes dont on avoit refusé de satisfaire les envies, sans que l'enfant en ait éprouvé aucun effet, quoique l'imagination de la femme cût été occupée, pendant plusieurs mois, de l'objet de ses desirs.

Les femmes n'ont point la faculté d'altérer la structure d'aucune partie de leur corps, avec laquelle cependant elles ne peuvent avoir aucune relation immédiate. On peut donc penser que la nature les ait rendues capables d'altérer, par l'effet d'aucune passion de l'ame, la structure d'un corps, auquel, comme on l'a remarqué, leurs fluides ne sont pas même transmis directement.

Les signes viennent des injures accidentelles de la peau, quand l'enfant reste dans la matrice, lesquels peuvent être occasionnées par sa situation particulière, et par quantité d'autres circonstances.

Les passions de l'ame, qui excitent de violentes agitations dans le corps durant les premiers mois, lorsque l'enfant est très-délicat et très-tendre, peuvent non-seulement causer des signes, mais aussi un dérangement tel qu'il rend l'enfant monstrueux : dans ces cas seuls, les envies peuvent affecter l'enfant.

Gonflement et douleur dans les Seins. —— Par la connexité remarquable qui est entre la matrice et les seins, on peut aisément juger que ceux-ci, dans les premiers mois de la grossesse, deviennent gonflés; ce qui occasionne de la douleur. Ces symptômes sont plus incommodes chez les femmes qui jouissent d'une très-bonne santé, et qui sont d'une complexion replette.

En général, ces maladies exigent seulement qu'on tienne les seins tout-à-fait libres, et couverts d'un morceau de molleton ou de fourrure; si donc, l'on porte des lacets, il faut avoir grand soin qu'ils ne compriment ces parties.

Quand le gonflement et la douleur incommodent trop la femme, on frottera doucement les seins avec un peu d'huile d'olive fine, le matin et le soir, et ensuite on y appliquera le molleton. On tiendra le ventre libre, et, s'il y a des signes de plénitude générale, on se fera saigner au bras.

Accès hystérique, et syncope. —— Plusieurs femmes

sont sujettes à ces maladies durant les premiers mois, et sur-tout vers le période du signe vivifiant. Ce sont simplement des symptômes momentanés, et qui, quoique, dans quelques cas, suivis de signes alarmans, sont légers, et de courte durée.

Le traitement de ces maladies doit varier selon l'état du corps de la malade. Si la femme a, avec des évanouissemens, quelques symptômes de plénitude, elle éprouvera un grand soulagement en se faisant saigner, en se mettant à une nourriture légère, et en se tenant le ventre libre : mais si, comme il arrive fréquemment, la femme est d'une constitution foible et irritable ; si elle est aisément affectée par la surprise, ou si elle est sujette aux passions de l'ame, causées par des accidens extérieurs dans l'état de non-grossesse, les accès de nerfs et les pamoisons seront la conséquence naturelle de cette disposition particulièrement irritable dans les premiers mois de la grossesse ; ce qui a été décrit plus haut.

Dans ces cas, l'opiat est peut-être le seul remède qui puisse immédiatement guérir la maladie ; et le changement de scène, une compagnie agréable, un exercice modéré en plein air, avec l'usage de quelque léger amer, préviendront probablement son retour, ou modéreront sa violence.

Des hommes officieux ont soùvent recommandé, dans ces cas, de boire des cordiaux. Mais toutes les liqueurs de cette nature seront interdites, à moins d'occasions très-urgentes ; et quand on les donne, elles doivent se réduire à du vin clairet ou de Porto, avec de l'eau.

Le secours momentané que les liqueurs fortes et échauffantes apportent aux maladies nerveuses, rend aisément leur fréquent usage habituel, et laisse le germe d'une coutume, qui, dans le sexe, est particulièrement choquante et dangereuse. On doit donc, en général, se refuser constamment à de semblables complaisances.

Changement outre nature de la position de la matrice. —— La position de la matrice est sujette à éprouver un changement qui n'est point naturel, un peu avant qu'elle s'élève de la cavité du bassin ; ce qui arrive quelquefois vers le quatrième mois, comme on l'a dit plus haut. Cette circonstance donne lieu à une maladie, qui, si on la néglige d'abord, devient très-dangereuse : la connoissance de ces symptômes et de ces causes doit être un objet important et intéressant pour chaque femme.

Les premiers symptômes de la maladie sont la suppression de l'urine avec la sensation d'un poids incommode, qui cause une douleur et une pesanteur à la partie postérieure du bassin, suivie de fréquens desirs d'aller, sans nécessité, à la selle. La douleur devient par degrés si violente, qu'elle donne lieu à des pamoisons semblables à celles qui arrivent durant le travail.

La douleur de la vessie enflée, après un court espace de temps, devient intolérable ; la partie postérieure du vagin s'avance en forme d'une tumeur, et les desirs d'aller à la selle sont très-urgens ; mais ils ne produisent que des efforts fatiguans et stériles.

Enfin la vessie, violemment enflammée, cause la fièvre, le délire, et des convulsions qui terminent les souffrances de la malheureuse malade.

Toutes ces maladies sont occasionnées par la situation renversée de la matrice ; car, dans ces cas, son fond est repoussé entre la partie supérieure du vagin et le rectum, et son orifice répond derrière le pubis ; ce qui explique la sensation incommode et douloureuse dans la partie postérieure inférieure du bassin , et la saillie du vagin.

Quand la matrice reste dans cette situation, l'écoulement ordinaire est nécessairement retardé , et conséquemment la tension de la vessie, et l'accumulation de ce que contiennent les intestins , sont des obstacles qui s'opposent au retour de la matrice dans sa propre situation.

On peut distinguer cette maladie de toutes les autres, par les symptômes ci-dessus détaillés, et par un gros corps qu'on sent aisément entre le vagin et le rectum, et qui occupe toute la cavité du bassin.

Le changement dans la position de la matrice est probablement occasionné par les efforts qu'on fait en riant, en criant, et par ceux produits par les vomissemens, lorsque la matrice commence à s'élever de la cavité du bassin.

L'issue de cette maladie, à moins qu'on n'ait eu recours, dans les commencemens, à des avis salutaires, est toujours incertaine, quand l'urine et les matières contenues dans les intestins, ont été long-temps retenues , accompagnées de douleurs considérables et de la saillie du vagin : la vie de la femme est dans un très-grand danger.

La cure, dans ces cas, dépend du replacement de la matrice dans sa situation naturelle, et de l'attention que l'on a de l'y tenir, jusqu'à ce que l'accroissement de son volume prévienne la possibilité d'un nouvel abaissement de cet organe.

Cela ne peut s'opérer que préalablement on n'ait

évacué l'urine et les matières contenues dans les intestins, et alors, si la maladie continue pendant plusieurs jours, la réduction pourra s'effectuer aisément par des moyens modérés.

Le changement de position du conduit de la vessie exige le traitement le plus adroit pour évacuer les urines; c'est pourquoi, comme la vie de la femme dépend en partie de cette opération, on appellera toujours l'homme de l'art le plus habile et le plus expérimenté.

La saignée et l'opiat seront nécessaires dans quelques cas.

On préviendra le retour de cette maladie, en se tenant seulement dans une posture horizontale, jusqu'à ce que l'accroissement du volume de la matrice la fasse élever au-dessus de bord du bassin.

Les femmes qui, par des circonstances particulières, ne satisfont pas aux besoins de la nature quand ils se se font sentir, sont sujettes à éprouver, vers la quinzième ou seizième semaine de la grossesse, de légères atteintes de cette maladie; car la vessie, étant contigue à la partie antérieure de la matrice quand elle est tendue, repousse promptement cet organe vers la partie postérieure; ce qui lui arrive plus aisément par l'accroissement de la vessie, que par les parois du ventre.

Quoique, dans ces cas, une disposition au changement de la situation renversée de la matrice, ait lieu, si cependant on vide la vessie par des moyens convenables, on n'aura point à craindre de conséquence fâcheuse, pourvu que la femme prenne du repos et se tienne dans une position horizontale.

Il y a quelques années que des auteurs et des médecins distingués, après avoir vu des cas semblables, ont adopté une opinion touchant la nature et la guérison du changement outre nature de la position de la matrice, qui a donné lieu à une pratique très-dangereuse.

Ils ont avancé que comme la position de la matrice peut éprouver une altération outre nature, par la suppression de l'urine, si celle-ci peut être expulsée, il ne s'ensuivra point de danger, et qu'il n'est point nécessaire de s'appliquer à replacer la matrice dans sa situation naturelle, parce que l'accroissement graduel de la capacité la remettra promptement.

Il est évident que cette opinion est fondée sur les cas où il n'y a qu'un très-léger changement dans la matrice, par la tension de la vessie, comme il a déjà été démontré.

Si ces médecins étoient appelés pour visiter une malade, qui, avec une suppression d'urine, éprouvât de violentes douleurs suivies de foiblesses, et de l'avancement du vagin, et si, en l'examinant, ils trouvoient une tumeur entre le vagin et le rectum, et se contentoient de procurer l'écoulement de l'urine et la décharge des matières contenues dans les intestins, leur malade infortunée seroit probablement bientôt perdue.

Ce seroit une très-foible consolation pour les amis de l'infortunée malade, que de leur dire qu'on a eu recours trop tard à leur avis ; car, quel est aujourd'hui l'homme de l'art, de réputation, qui ne considère cette maladie comme un cas sans aucune difficulté, ou qui n'en regarde l'issue sans aucune inquiétude, pourvu qu'il soit appelé au secours de la malade avant qu'il soit arrivé aucun accident fâcheux ?

Les plus petites recherches entroient dans le plan de cet ouvrage, et on peut aisément prouver, par les écrits de ces hommes de l'art, qu'ils n'ont point distingué convenablement la tendance d'avec la réalité de cette maladie ; car ils n'ont pas même fait attention aux symptômes que j'ai fait connoître pour en être les signes caractéristiques.

Section VIe

Maladies qui arrivent aux Femmes durant les derniers mois de la grossesse.

En considérant la situation de la matrice dans les derniers mois de la grossesse, on ne peut pas être surpris que les femmes soient sujettes, vers ce temps, à plusieurs maladies. Ces maladies ordinaires sont, la constipation, les hémorroïdes, l'enflure des jambes, des cuisses, et de la partie inférieure du ventre ; des douleurs dans le dos et les reins, la toux et la suffocation, les crampes, des coliques, et la suppression, la difficulté ou l'incontinence d'urine.

Constipation. —— Plusieurs femmes négligent cette maladie, parce qu'elle paroît très-légère, et que, dans leur opinion, elle ne peut causer de grands dangers. Cette négligence a cependant produit souvent les plus malheureuses conséquences.

La pression de la matrice sur les matières contenues dans le ventre, doit considérablement contribuer à la constipation. Mais elle n'en est peut-être pas la seule cause ; car il est probable que, durant les derniers mois de la grossesse, la même quantité d'alimens fournit une proportion de sang plus abondante que de coutume ; ce qui doit, par-conséquent, rendre plus grossières et plus solides les matières contenues dans les intestins.

Les femmes ne devroient jamais passer un jour sans prendre de mouvement. Elles peuvent, pour se tenir réglées, faire usage d'une proportion considérable de végétaux dans leur nourriture, et prendre quelquefois une dose de quelques-uns des laxatifs décrits dans les formules de médecine.

Quand des femmes ont malheureusement été constipées pendant plusieurs jours, elles doivent, sans perdre de temps, avoir recours à un homme de l'art expérimenté, parce qu'autrement elles peuvent être exposées à de très-grands dangers. Si, dans cette situation, elles prenoient quelque médecine laxative ordinaire, elles augmenteroient le danger de la maladie ; car les matières grossières, dures et solides des intestins, seroient chassées avec de grandes douleurs et beaucoup de difficulté, ou pourroient être retenues, tandis que les intestins seroient violemment irrités.

Dans ces cas, on administrera donc, à plusieurs reprises, des lavemens émolliens, avant l'usage d'aucune médecine laxative.

Hémorroïdes. —— On appelle hémorroïdes de petites tumeurs livides, situées au bord du rectum, et qui causent une douleur considérable. Elles suivent communément la constipation, quoiqu'il soit probable que quelques autres circonstances contribuent à exciter cette maladie durant les derniers mois de la grossesse.

Les hémorroïdes se nomment aveugles, quand elles ne sont point suivies d'écoulement, et saignantes quand elles rendent du sang.

On les divise aussi en internes et externes, selon leur situation particulière ; car quand les tumeurs livides sont situées vers la marge de l'anus, elles obtiennent le premier nom; et quand elles paroissent au dehors, elles reçoivent le second.

On peut très-promptement distinguer les hémorroïdes externes; mais il faut beaucoup de discernement pour découvrir l'existence des hémorroïdes internes. Cependant, quand on ressent une violente douleur à la partie intérieure du rectum, en allant à la selle, ou en se promenant, et non dans d'autre temps, on peut un peu douter de la nature de la maladie.

Les hémorroïdes cachées sont toujours très-douloureuses; les saignantes ne sont jamais dangereuses, à moins qu'elles ne soient suivies d'un écoulement assez considérable pour affoiblir le corps.

On ne peut guérir complétement les hémorroïdes durant la grossesse. On peut néanmoins modérer les symptômes douloureux. Pour cela, il faut principalement se mettre à une nourriture légère, se faire saigner de temps à autre, et tenir le ventre libre.

Quand le gonflement des hémorroïdes est considérable, on applique utilement quelque substance astringente, comme un onguent préparé de deux parties de cérat de goulard, et une de noix-de-gale en poudre.

Si, avec un grand gonflement, il y a une violente douleur lancinante, suivie de symptômes fiévreux, on appliquera les sangsues, et ensuite des fomentations pour aider l'écoulement. On a recommandé, dans ces cas, de s'asseoir sur la vapeur d'eau chaude; mais on doit éviter ce remède, parce qu'il peut produire de très-mauvais effets.

Les hémorroïdes saignantes n'exigent d'autre traitement particulier, qu'une attention à l'état du ventre, à moins que l'écoulement ne soit excessif : ce qui a rarement lieu durant la grossesse. On pourroit, en général, le considérer dans ce temps, comme une évacuation critique.

J'ai trouvé très-utile, dans tous les cas des hémorroïdes, le vieux remède des fleurs-de-soufre, avec une égale proportion de crême de tartre. Les bons effets de cette médecine ne sont attribués à aucune qualité spécifique, mais simplement à son action, comme un doux laxatif.

Le principal inconvénient de cette maladie, c'est que la malade ne peut prendre d'autre exercice que celui que demande sa situation; car ce n'est qu'en restant dans une position horizontale, qu'on apporte du soulagement aux hémorroïdes.

Enflures dans les jambes, dans les cuisses, et dans la partie inférieure du ventre. ——Dans les derniers mois de la grossesse, ces parties sont exposées à l'enflure qui diminue le matin, et revient seulement vers la nuit, mais qui continue constamment avec de légères variations.

Ces enflures, quand l'état général de la santé n'est point altéré, ne sont suivies d'aucun danger; elles sont seulement incommodes quand elles parviennent à un degré violent: ce qui a rarement lieu, excepté dans les premières grossesses, ou quand l'accroissement de la capacité de la matrice est très-considérable.

Ces maladies disparoissent bientôt après l'accouchement, et sont pour cela regardées seulement comme des maux passagers.

Quand il n'y a point de symptômes d'une grande plénitude, le traitement des enflures des jambes et des cuisses, durant les derniers mois de la grossesse, doit consister dans l'attention à pallier les symptômes fâcheux : ce qui peut s'opérer par un exercice facile et modéré, par un doux frottement des parties enflées, le matin et le soir, avec la main ou avec du molleton, en tenant le ventre libre, et par une situation souvent horizontale.

Cependant, quand, avec ces enflures, il y a des signes évidens d'une plénitude générale, la saignée, et une nourriture légère, préviendront seules les effets dangereux qui pourroient être la conséquence de cet état après l'accouchement.

Les douleurs dans le dos, dans le ventre et dans les reins, sont des maladies très-ordinaires, dans les derniers mois de la grossesse.

Elles sont dues à plusieurs causes : telles que le changement de situation de la matrice, sa pression sur les parties voisines, etc.; et elles exigent, en conséquence, plusieurs traitemens assortis à chaque circonstance particulière.

Quand ces douleurs sont légères, il suffit de changer de posture, de faire attention à la nourriture et à l'état du ventre; mais quand elles sont très-violentes, on doit avoir recours à l'avis d'un médecin parce que les petites saignées, l'opiat, etc., seront souvent nécessaires.

Toux et suffocation. —— On a remarqué que le ventre est séparé de la poitrine par une cloison charnue, qui est capable d'augmenter ou de diminuer la capacité de l'un et de l'autre. Quand la matrice s'élève très-haut, elle presse sur cette cloison, qui diminue l'espace nécessaire à la libre dilatation des poumons. Cette circonstance occasionne la suffocation; et comme, dans ces cas, le sang ne peut passer librement à travers les poumons, il naîtra une irritation qui produira la toux.

Ces maladies ne peuvent être détruites qu'après que la matrice a diminué de volume, et on ne peut, par-
conséquent

conséquent, espérer de soulagement permanent qu'après l'accouchement.

Néanmoins, quand elles deviennent très-incommodes, les meilleurs moyens de soulagement seront de se faire saigner par occasion, de se tenir le ventre libre, et dans une posture convenable, quand on est au lit : par exemple, moitié assis et moitié debout.

Les vésicatoires, que quelques-uns ont recommandés, ne peuvent produire de bons effets que pour un temps ; et comme ils sont toujours suivis de douleurs considérables, et qu'ils peuvent être la source de plusieurs sensations désagréables, on doit rarement les employer.

Crampes. —— Les femmes, sur la fin de la grossesse, sont sujettes aux crampes dans les jambes et les cuisses, etc.; lesquelles arrivent le plus fréquemment quand on se lève sur le lit ; elles sont causées par la pression de la matrice ; et comme les autres maladies dépendantes des mêmes causes, elles ne disparoisssent entièrement qu'après l'accouchement.

Quand la sensation désagréable, causée par les crampes, est très-douloureuse, la meilleure manière de se procurer du soulagement, sera de frotter les parties affectées avec du molleton ou la main, ou d'appliquer un baume anodin, ou de l'opobalsamum, et de l'éther. On peut aussi avoir recours, par occasion, à l'opiat, quand le ventre est relâché.

Douleurs de colique. —— Vers la fin de la grossesse, les douleurs de colique sont si cruelles, qu'elles menacent d'exciter, et que même elles ressemblent aux douleurs du travail. Elles viennent de plusieurs causes : telles que le dérangement des intestins, la pression de la matrice, l'irrégularité dans la nourriture. Si ces douleurs ne sont ni précédées, ni suivies de constipation, on peut aisément les guérir par l'opiat et par un régime convenable.

Mais si, avec ces douleurs, la femme est constipée, ou l'a été depuis peu, alors on doit craindre le plus grand danger, à moins que la constipation ne soit éloignée. Dans ces cas, on consultera, sans perdre de temps, l'homme de l'art le plus expérimenté; autrement on s'exposeroit aux suites les plus fâcheuses par un traitement impropre, ou en ne découvrant pas avec soin les circonstances de la maladie; car quelquefois, dans ces cas, il y a une apparence de maladie tout-à-fait opposée à la constipation, qui tire simplement son origine des boissons qu'on a prises, et qui, en passant à travers les intestins, se sont légèrement empreintes de la couleur des matières contenues dans ces organes.

Cette apparence de relâchement, quand la constipation existe réellement, a souvent trompé celles qui soignoient la malade, et la malade elle-même; on doit donc mettre tous ses soins à la bien distinguer : j'ai vu, il y a peu d'années, une triste expérience de cette espèce, que je vais rapporter, afin qu'elle puisse servir à montrer la nécessité d'examiner particulièrement chaque circonstance dans tous les cas semblables.

Septième observation. —— Je fus appelé, il y a quelques années, pour visiter une dame qui avoit été deux jours en travail. J'appris que, durant tout le période de la grossesse, elle avoit été sujette à une constipation opiniâtre; mais que, dix jours immédiatement avant le travail, elle avoit eu des tranchées continuelles et de fréquentes envies d'aller à la selle, avec l'apparence de relâchement.

Elle fut délivrée avec une extrême difficulté ; mais les douleurs de colique continuèrent d'être si violentes, qu'elles occasionnèrent une douleur plus réelle que le travail lui-même.

Je n'eus point de doute sur la nature du cas, et j'ordonnai, en conséquence, tous les remèdes qu'on emploie pour guérir une constipation opiniâtre.

Ces remèdes, néanmoins, n'eurent point d'effet. Les douleurs continuèrent d'être violentes, jusqu'à produire des vomissemens de bile ; le ventre devint très-enflé, et l'état misérable de la malade étoit au-delà de toute description. Enfin elle sentit un soulagement soudain, et elle crut elle-même être quitte de toute maladie. Cependant ce soulagement étoit causé par la mortification des intestins, en conséquence de l'inflammation. Un pouls foible et languissant, des extrémités froides, l'issue involontaire de selles putrides, annoncèrent l'approche d'une fin fatale, qui eut lieu le troisième jour après l'accouchement.

Rétention, difficulté ou incontinence d'urine. —— En général, ces maladies attaquent les femmes vers le terme de l'accouchement. Comme elles viennent de la pression de la matrice, on ne peut espérer de guérison qu'après que celle-ci est débarrassée.

La rétention d'urine est toujours considérée comme une maladie capable de produire des suites fâcheuses si on la néglige ; car, outre qu'elle laisse le germe de maladies futures, si le travail a lieu durant la rétention de l'urine, elle peut attaquer la vessie sans ressource. On aura donc recours, dans tous les cas de cette espèce, à l'assistance d'un habile médecin.

On guérit souvent la difficulté d'uriner, par une grande attention à changer de posture.

L'incontinence d'urine est une maladie très-désagréable, en ce qu'elle tient toujours la malade dans un état très-incommode. On peut seulement la modérer par une fréquente position horizontale ; prévenir ses mauvais effets par une attention très-scrupuleuse à se tenir propre, et à se servir d'une épaisse compresse de linge, ou d'une éponge.

Section VIIe

Convulsions durant la grossesse.

QUAND les convulsions arrivent durant la grossesse, la vie de la malade est toujours regardée comme dans un danger imminent.

Ces accès alarmans et affreux ont quelquefois lieu subitement ; mais ils sont plus souvent précédés de violentes douleurs dans la tête, ou dans l'estomac, de l'obscurcissement, ou de la perte de la vue, et d'une grande oppression.

On a pris, dans quelques cas, les accès hystériques pour des convulsions ; mais on peut les distinguer par cette circonstance, que dans les dernières il coule de la bouche un fluide écumeux qui ne paroît jamais dans les premiers.

Quand ces maladies dangereuses ont lieu, on doit appeler immédiatement un homme de l'art éclairé, parce

que la vie de la malade dépend, en général, d'un traitement approprié.

La nature de cet ouvrage ne comporte pas l'énumération des divers remèdes nécessaires dans les convulsions;
mais en montrant les causes ordinaires de cette terrible
maladie, on suggérera les précautions qui peuvent, peut-
être, préserver quelques femmes des dangers auxquels
elles seroient exposées sans cela.

Les convulsions ont seulement lieu dans les tempéramens qui sont épuisés par des évacuations excessives, ou
qui ont une proportion de sang plus abondante que de
coutume.

C'est dans les derniers de ces tempéramens que les
convulsions arrivent plus communément durant la grossesse.

On a déjà observé qu'une grande quantité de sang est
nécessaire dans l'état de la grossesse, sur-tout dans les
derniers mois; mais si des femmes, vers ce temps, prennent une nourriture très-abondante, il est probable qu'il
se préparera une plus grande proportion de sang, que
ne l'exige la nourriture de l'enfant.

Dans ces cas, les femmes sont aisément sujettes aux
convulsions, si elles sont exposées à quelques violentes
agitations subites; telles que la frayeur, la colère, etc.

Cette maladie, à laquelle des femmes sont sujettes,
peut être produite par l'irritation sur quelques-uns des organes extrêmement sensibles, telle que la tension de la
vessie, ou la pression long-temps continuée de la matrice sur quelque partie délicate. Le malheureux cas suivant, auquel j'ai été appelé, il y a quelques années, donne
une preuve remarquable de cette observation.

Huitième observation. —— Une dame, qui avoit eu

plusieurs enfans, fut subitement saisie, dans les derniers mois de la grossesse, de convulsions, qui étoient si violentes que l'enfant fut poussé dans le ventre à travers la substance de la matrice, et que la malade mourut avant mon arrivée, quoique je fusse dans sa maison peu de minutes après la première attaque.

En examinant la circonstance, j'appris que cette dame, naturellement replette, s'étoit livrée, pendant plusieurs jours, à une occupation qui l'avoit obligée d'incliner le corps d'un côté. Avant que les convulsions commençassent, elle se plaignoit d'une douleur très-violente, fixée au côté vers lequel elle s'étoit inclinée.

LE traitement des convulsions, durant la grossesse, dépend de quantité de circonstances ; c'est pourquoi, comme je l'ai déjà remarqué, on doit toujours, dans ces cas, s'en rapporter à un médecin.

Quand on ne peut se procurer immédiatement un secours convenable, la saignée (à moins que la malade ne soit épuisée par des maladies qui aient précédé) et l'exposition à un air qui circule librement, sont les meilleurs moyens de procurer un soulagement passager, et on ne doit pas les négliger, parce qu'en retardant les progrès de la maladie, on peut sauver la vie de la malade. On nettoyera aussi les gros intestins par des lavemens convenables.

SECTION VIIIe

Écoulement du sang par la matrice, durant la grossesse.

Nous avons donné, plus haut, les raisons qui prouvent

que, dans l'état naturel de grossesse, il ne peut y avoir d'écoulement de sang. De là l'idée fausse que les femmes sont quelquefois réglées durant les premiers mois. Toute apparition de sang, dans l'état de grossesse, doit donc être considérée comme un indice certain qu'il est arrivé quelque chose d'extraordinaire.

L'écoulement peut venir, ou du vagin, ou de la matrice elle-même. Dans le premier cas, on n'a à craindre aucun mauvais effet; mais le second peut être suivi des conséquences les plus fâcheuses.

Quand, après s'être promené ou tenu debout pendant long-temps, on voit paroître un peu de sang, suivi d'une très-légère douleur à la partie inférieure du ventre, sans aucun symptôme de fièvre ou d'action redoublée des vaisseaux sanguins, et sans aucun accident qui ait occasionné une violente agitation du corps, on peut supposer que le sang vient du vagin, et on peut arrêter l'écoulement en se tenant, pendant un peu de temps, dans une situation horizontale, et en évitant, par la suite, une trop longue promenade, ou de se tenir trop long-temps debout.

Cependant, quand l'apparition du sang est précédée ou accompagnée de rougeur à la figure, et de chaleur aux paumes des mains avec une grande soif, ou quand, dans le même temps, on ressent des douleurs dans le dos, dans les reins et à la partie inférieure du ventre, alors on peut croire que le sang vient de la matrice.

Dans les premiers mois de la grossesse, la vie de la malade, dans ce cas, ne peut jamais être dans le plus petit danger, si d'ailleurs elle n'est point malade, pourvu qu'elle soit entre les mains d'un homme de l'art habile, quoiqu'il soit plus que probable que l'enfant mourra, ou qu'il y aura avortement.

Mais dans les derniers mois, au contraire, la vie de la malade est en grand danger, à moins qu'on n'arrête promptement l'écoulement.

La cause immédiate de l'écoulement du sang par la matrice, durant la grossesse, est la rupture des vaisseaux sanguins, causée par la séparation partielle ou totale du placenta.

Cette circonstance explique la différence du danger dans les premiers et les derniers mois; car dans les premiers, comme on l'a remarqué, les vaisseaux sanguins de la matrice sont petits et incapables, par-conséquent, de verser beaucoup de sang; mais dans les derniers mois ils sont très-gros, et peuvent, en conséquence, en décharger, dans un court espace de temps, une grande quantité.

Toute circonstance qui peut accélérer la circulation du sang dans les premiers mois et dans tous les temps de la grossesse, tout accident qui peut offenser la matrice, affecteront promptement la connection qui est entre la mère et l'enfant : telles qu'une violente agitation du corps, des coups dans le ventre ou dans le dos, l'irritation de quelques parties voisines qui communiquent à la matrice.

Il y a une autre cause de cet accident, tout-à-fait différente de l'autre, et suivie d'un danger beaucoup plus grand. Elle dépend du lieu où l'arrière-faix est improprement attaché. On a observé que, dans chaque cas, le gâteau n'est point fixé à un endroit particulier de la matrice : c'est pourquoi, lorsqu'il est adhérent au col de cet organe, ce qui, comme on l'a aussi remarqué, arrive rarement, il doit nécessairement en être séparé quand cette partie commence à éprouver un changement résultant de la grossesse.

Quand l'écoulement de sang a une fois eu lieu, il est sujet à revenir par le plus léger accident, comme la surprise, les efforts dans la toux, le rire immodéré, etc.

Le traitement doit varier suivant nombre de circonstances ; car chaque cas en exige un très-opposé.

La tranquillité de l'esprit et le repos du corps seront également propres dans tous les cas; on conseillera donc toujours de se tenir au lit et sequestré de toute compagnie.

Il est aussi d'une grande importance de tenir la malade fraîchement. Pour cela, on choisira une chambre à coucher aérée ; on ne chargera pas la malade de trop de couvertures, et on lui fera prendre presque froid tout ce qu'elle boira.

Dans tous les cas de perte, il y a ordinairement un degré de langueur et d'abattement, et des serviteurs officieux offrent des esprits ou du vin, comme des cordiaux nécessaires. Cependant, comme en général ces cordiaux augmentent l'action des vaisseaux sanguins, ils servent à provoquer et à accroître l'écoulement, et doivent par-conséquent être strictement défendus.

L'application de serviettes mouillées et froides sur la partie inférieure du ventre, est souvent employée, dans ces cas, avec le plus grand succès, sur-tout dans les premiers mois.

La saignée et l'opiat sont des remèdes, qui, dans plusieurs occasions, produisent les plus heureux effets ; mais ils peuvent causer souvent des accidens fâcheux, et conséquemment ils ne doivent pas être admis dans tous les cas.

On ne peut, dans cet ouvrage , expliquer convenablement les circonstances dont ces remèdes dependent, et par-conséquent , on doit confier aux soins d'un homme de l'art expérimenté le traitement de chaque maladie où l'écoulement n'est pas arrêté par l'administration des remèdes décrits plus haut : autrement la santé de la malade peut être singulièrement altérée , ou même indépendamment de la perte de l'enfant, sa vie peut être dans un grand danger.

Cela est plus spécialement nécessaire chaque fois que l'écoulement est causé par la situation particulière de l'adhérence de l'arrière-faix ; car dans ces cas le danger est si grand, que quelques minutes de délai peuvent devenir fatales à la malade. Un habile médecin peut seul découvrir cette cause , et ses effets terribles ne peuvent être prévenus que par l'accouchement immédiat.

Section IXe

Avortement.

On entend par avortement l'expulsion de l'enfant, quand il ne peut vivre, à quelque période qu'elle arrive , durant les six premiers mois de la grossesse.

On est généralement persuadé que les femmes qui mènent une vie aisée, sont seules sujettes à l'avortement, excepté quand il est occasionné par quelque violent effet, produit dans le ventre par des accidens. C'est cependant une erreur ; car les femmes du rang le plus bas , dans les grandes villes, sont aussi souvent exposées à l'avortement que celles du rang le plus élevé. La régularité de la vie, et les autres avantages dont on jouit à la campagne, y rendent cet accident beaucoup moins fréquent parmi les femmes de tout rang.

Quand on considère les déréglemens dans la manière de vivre, l'impureté de l'air, etc., auxquels sont nécessairement exposées celles qui vivent dans les villes de quelque étendue, il doit paroître extraordinaire que l'avortement ne soit pas réellement plus fréquent.

Les symptômes de l'avortement sont divers, et ne paroissent pas dans la même succession. On ne peut donc les détailler avec précision pour chaque cas particulier.

La cessation subite des symptômes d'écrit plus haut, avant le période du signe vivifiant, accompagnée d'une sensation de pesanteur et de froid à la partie inférieure du ventre, ou la même sensation quelque temps après le signe vivifiant, avec la flaccidité des seins, peuvent être considérées comme des symptômes assurés d'un avortement futur.

Des douleurs dans le dos, dans les reins, et à la partie inférieure du ventre, l'affoiblissement, suivi d'intermissions régulières et d'un écoulement de sang, sont des indices certains d'un avortement prochain.

La cause immédiate de l'avortement est la séparation des appendices de l'enfant d'avec la matrice, suivie de la contraction de cet organe. Il peut être produit par une variété de circonstances, dont il est important que chaque femme soit instruite.

La mort de l'enfant, que plusieurs causes peuvent occasionner, ou l'état malade de quelques-unes de ses appendices, rendront l'avortement inévitable.

Quelques femmes ont une certaine tendance à l'avortement, qui rend le plus léger accident la cause de ce malheur, tandis que d'autres souffrent les plus étonnantes agitations de l'esprit et du corps, sans aucune fâcheuse conséquence.

Des femmes ont cette tendance dans différens degrés, et sont par-conséquent exposées à l'avortement dans la même proportion.

Cette tendance peut dépendre de la foiblesse, ou de l'irritabilité de la complexion en général, ou de la matrice même; d'une disposition à la plénitude, ou de quelque défaut dans la matrice qui peut l'empêcher de croître également en volume, selon le période de la grossesse. Les femmes, qui ont aussi précédemment avorté, sont très-exposées à la fréquente répétition de semblables accidens.

Lorsque cette tendance à l'avortement a lieu, toute circonstance qui peut affecter la matrice immédiatement, ou par l'intervention des autres parties, causera promptement l'avortement. Telles sont, la fatigue causée par une longue promenade, par la danse; l'abattement produit par la toux ou par les efforts en allant à la selle, en conséquence de douleurs de colique, ou d'un dévoiement opiniâtre; une violente agitation du corps, les passions subites de l'ame, comme une frayeur ou une joie excessive; la surprise, etc.; l'exposition dans un lieu trop chaud, l'habitude de se lacer étroitement, et une grande quantité d'autres circonstances.

L'avortement, dans tous les cas, est suivi de conséquences fâcheuses; car il laisse le germe d'une répétition du même accident, et peut rendre, en même temps, la femme incapable d'être mère d'un enfant vivant, et attaquer sa santé générale d'une manière irréparable.

Dans les premiers mois de la grossesse, l'avortement ne cause pas de danger immédiat, pourvu qu'on ait recours à temps à une assistance convenable ; mais, après le cinquième mois, la vie de la malade est toujours dans une situation précaire, jusqu'à ce que la matrice soit entièrement débarrassée.

L'issue de l'avortement, dans tous les cas, doit dépendre de la nature des symptômes et des causes qui l'ont produit. On a expliqué plus haut les premiers ; quant aux autres, on ne pourra empêcher l'événement dont on sera menacé, si on découvre que ces causes viennent de la mort de l'enfant, ou d'une grande irritabilité, ou d'une foiblesse du système général, ou de la matrice même, ou d'une irritation des parties contigues, communiquée à la matrice : circonstances qui rendent cet organe incapable de retenir l'enfant. Si cependant on observe que ces causes viennent de plénitude ou de quelque passion violente de l'ame, et non de douleurs affoiblissantes, on pourra, par un traitement convenable, rendre la femme encore capable de porter l'enfant jusqu'à terme.

Il est important de remarquer aussi que quelquefois l'avortement est causé par la conception de deux ou trois enfans, et alors on peut, en y donnant une attention convenable, en faire sortir un, et retenir l'autre.

L'observation suivante, que j'ai choisie parmi plusieurs autres, est une preuve frappante de ce fait important.

Neuvième observation.——Une dame, qui avoit fréquemment avorté vers le troisième mois, étant devenue grosse, fut confiée à mes soins.

En suivant strictement les règles que j'ai établies, elle passa le période qui lui avoit toujours été funeste. Mais, à la fin du quatrième mois, elle fut, par suite d'une frayeur, saisie de douleurs dans le dos ;

peu après , survint un violent écoulement de sang par la vulve, et un enfant sortit avec toutes ses appendices.

Cette dame se rétablit très-lentement , et continua d'avoir des symptômes de grossesse. Lorsque ses forces lui permirent de quitter le lit, je lui conseillai l'air de la campagne , et les bains froids ; dans peu de temps , la capacité de son ventre augmenta visiblement , et elle éprouva la sensation non équivoque du mouvement de l'enfant.

Cinq mois après , la malade fut délivrée , évidemment à terme , d'un garçon d'une santé robuste.

Ces cas doivent suggérer une précaution qu'on ne doit jamais négliger, qui est qu'après l'avortement , toute femme doit être traitée , pendant quelque temps , comme si elle étoit toujours grosse , afin de prévenir la possibilité de la perte d'un second enfant , sur-tout parce que la matrice une fois mise en action , la plus légère irritation en apparence peut très-facilement la renouveler.

Une seule cause d'avortement est , en général, suivie de conséquences plus sérieuses même que la perte de l'enfant ; car elle occasionne plus communément la mort de la mère que lorsqu'on a employé les moyens artificiels pour exciter l'avortement.

Des femmes misérables , pour cacher leur criminelle complaisance , s'efforcent , par divers moyens, de se procurer l'expulsion de l'enfant , avant qu'il ait acquis assez d'accroissement pour faire connoître leur situation.

Elles ne peuvent jamais réussir au gré de leur intention perverse , sans qu'elles ne produisent des effets très-violens sur les organes contigus à la matrice ; ce qui explique la cause du danger : car l'inflammation de ces parties délicates est très-promptement excitée par quelque violente irritation, et elle est sujette à se communiquer à toutes les parties contenues dans le ventre.

L'exemple suivant démontrera, d'une manière plus frappante que ne le pourroit faire aucun argument, les dangers d'une pratique aussi imprudente.

Dixième observation. —— Je fus prié, dans l'année 17..., de visiter une jeune fille, qui, quoique dans le délire, m'appeloit constamment à son secours.

A mon arrivée, j'appris qu'elle avoit eu, pendant plusieurs jours, un écoulement abondant de sang par la vulve, accompagné d'un relâchement excessif; qu'elle se plaignoit d'une violente douleur continuelle dans la partie inférieure du ventre, qui s'étendoit graduellement sur toute son étendue, et qui étoit devenue si cruelle pendant quelque temps, avant mon arrivée, que cette fille ne pouvoit supporter le poids de ses couvertures de lit.

Je fus également informé qu'elle avoit avorté, quoiqu'elle s'efforçât de le cacher, et que, malgré de très-fréquens et de très-urgens appels à la selle, l'écoulement de sang avoit cessé quelques heures avant mon arrivée.

Je trouvai son pouls petit et irrégulier, mais très-aigu; sa langue noire, son ventre considérablement enflé, très-douloureux au tact, et sa matrice entièrement fermée, de sorte qu'il n'y avoit aucun danger à craindre, de long-temps, un retour d'écoulement de sang.

Ces symptômes, nonobstant l'usage de l'opiat, des lavemens avec le laudanum, et des fomentations, continuèrent pendant ving-quatre heures: la malade devint alors subitement calme et recueillie. Elle dit qu'elle ne sentoit point de douleur, et avoua qu'on lui avoit conseillé de prendre des médecines, dans la vue de se faire avorter; que ces médecines avoient causé de violens effets dans ses intestins, qu'elle avoit cachés pendant plusieurs jours, jusqu'à ce que l'écoulement du sang par la vulve eût fait découvrir sa situation.

Cette malheureuse fille se crut alors exempte de douleur et de danger; mais elle se trompoit, car ses intestins, par suite de l'inflammation, se mortifièrent, et, dans peu d'heures, ses membres devenant froids, elle s'éteignit par degrés, et expira dans un accès.

Toute femme donc, qui, pour cacher son abandon à une passion déréglée, commettra un crime si condamnable, exposera sa vie au plus grand danger.

Le traitement, dans le cas d'avortement, doit être réglé par quantité de circonstances, particulièrement par la nature et les causes des symptômes, et par la constitution de la malade.

Comme la santé future et le bonheur de la femme doivent souvent dépendre du traitement convenable dans ces circonstances, on aura toujours recours aux conseils des accoucheurs.

Nous donnons les règles générales suivantes, pour l'avantage de celles qui ne sont pas en état, par leur séjour habituel, de recourir à une assistance immédiate, parce que le plan de cet ouvrage ne comporte pas un détail minutieux des circonstances qui exigent la connoissance de la médecine, ou qui, par leur importance et leur difficulté, doivent être référées aux hommes de l'art instruits.

Quand, par suite de quelques-uns des accidens, il

y

y a une apparition de sang qui fait craindre un avortement, la malade se mettra au lit, et se tiendra tranquille et fraîchement; et, si elle est d'une complexion replette, ou si elle a des symptômes de fièvre, elle devra se faire saigner au bras.

Elle pourra, dans ce cas, espérer, avec ces moyens, que l'avortement est prévenu, pourvu que l'écoulement ne soit point suivi de douleurs irrégulières et affoiblissantes, et qu'il ne sorte de la matrice aucune substance épaisse, ou des gros grumeaux de sang; mais si l'écoulement est accompagné de gros grumeaux de sang, et suivi d'affoiblissement ou de douleurs dans le dos et les reins, sur-tout si les symptômes qui précèdent l'avortement se sont manifestés, on aura de très-fortes raisons d'espérer pouvoir empêcher l'événement dont on est menacé.

Dans ces cas, on recevra ; dans un bassin d'eau, toute la substance épaisse qui sortira, afin de pouvoir s'assurer de l'expulsion de l'enfant et de ses appendices.

Quand, dans ce cas, l'enfant seul est chassé, et que les douleurs continuent toujours d'être violentes, et sont suivies d'un léger écoulement de sang, un simple lavement à l'eau chaude, avec un peu d'huile, modérera souvent la douleur, et provoquera l'expulsion des appendices de l'enfant; car la malade ne peut être entièrement soulagée qu'après cette expulsion.

Cependant, lorsque, dans ces circonstances, l'écoulement de sang est considérable, la malade ne peut être efficacement soulagée que par le secours d'un homme de l'art, expérimenté. Jusqu'à ce qu'on puisse se procurer ce secours, on trempera des serviettes dans de l'eau froide, qu'on appliquera à la partie inférieure du ventre.

Après que l'enfant et ses appendices seront sortis, on pourra donner de l'opiat avec succès.

Il faut beaucoup de prudence dans la conduite de la malade, après l'avortement : elle se tiendra sur un lit ou un sofa pendant plusieurs jours, et elle prendra les remèdes qui sont prescrits pour raffermir la santé générale.

Dès que l'avortement a eu lieu une fois, on doit avoir une grande attention de les prévenir dans les grossesses suivantes. La quantité de circonstances qui tendent à provoquer l'avortement, nous empêche de renfermer dans des chapitres généraux, les règles pour tous les cas qui peuvent avoir lieu : une tâche semblable seroit impossible dans cet ouvrage.

L'avis du medecin, même le plus habile, est quelquefois insuffisant pour prévenir l'avortement, lorsqu'il est devenu habituel ; et, en effet, rien ne distingue plus les talens d'un homme de l'art que les succès dans le cas d'avortement.

Lorsqu'une femme a une fois avorté, elle doit, quand elle est redevenue grosse, apporter une attention particulière vers le temps où ce malheur lui est arrivé. Dans un très-grand nombre de cas, la disposition à l'avortement est plus grande, depuis la huitième jusqu'à la douzième semaine, que dans tout autre temps ; c'est pourquoi les femmes se tiendront long-temps au lit, quelques jours avant et après ce période. Le bain froid, et particulièrement celui de l'eau de pluie, la saignée de temps à autre, et quantité d'autres moyens, ont été souvent d'un grand effet pour prévenir l'avortement ;

mais, comme ils ne peuvent être bienfaisans que selon les circonstances, et que leur usage peut quelquefois être très-inconvenant, on ne doit jamais avoir recours au bain froid et à la saignée, sans le concours d'un homme de l'art.

Quand des femmes ont avorté plusieurs fois vers le cinquième ou sixième mois, et qu'elles ont senti, avant cet accident, les symptômes ci-dessus décrits, qui indiquent la mort de l'enfant, et si, dans ce cas, l'enfant, lorsqu'il est chassé, est corrompu, alors on peut soupçonner qu'il y a, dans la constitution des parens, quelque poison secret qui cédera à un cours particulier de remèdes.

SECTION X^e

Règles et précautions pour la conduite des Femmes grosses.

On voit clairement, par l'histoire des maladies auxquelles les femmes grosses sont exposées, qu'une attention convenable peut en prévenir plusieurs : c'est dans cette vue importante qu'on va exposer les précautions générales suivantes.

Les maladies qui arrivent dans les premiers mois de la grossesse, sont différentes, par leur nature, de celles qui ont lieu dans les derniers mois : il est donc nécessaire d'observer un traitement différent dans les deux périodes.

Précautions dans les premiers mois. —— Les femmes, durant ce temps, ayant une tendance naturelle à la plénitude, doivent prendre une nourriture légère. Quoique la vie sédentaire augmente cette tendance, l'exercice doit néanmoins être modéré ; car on doit éviter, avec le plus grand soin, tout ce qui peut causer de la fatigue.

Les vêtemens des femmes grosses, sur-tout dans le temps que la matrice commence à s'élever du bassin, doivent être lâches et aisés. Les lacets trop serrés, outre qu'ils empêchent l'ascension de la matrice et excitent par là l'avortement, en comprimant les seins, rendent souvent les femmes incapables d'allaiter leurs enfans. Ce ne sont pas là les seules parties du vêtement des femmes qui exigent un changement durant la grossesse. Les souliers ordinaires doivent être réformés. Quand les souliers sont faits avec des talons hauts et étroits, la personne qui les porte est exposée à trébucher par la plus petite inégalité du terrein, et comme cet accident peut causer beaucoup de mal, on doit prendre toutes les précautions qui peuvent l'éviter. Les souliers doivent donc être à talons plats et larges.

Les compagnies nombreuses, en occasionnant plusieurs situations gênantes et désagréables, peuvent laisser le germe des maladies les plus dangereuses pour le temps où la matrice s'élève du bassin, comme on l'a particulièrement exposé. On interdira donc aux femmes dans cette situation toutes les compagnies trop nombreuses et les lieux publics. L'impureté de l'air dans ces occasions est suffisante, dans l'état irritable des femmes grosses, pour donner lieu à plusieurs maladies très - fâcheuses. Les femmes, dans les premiers mois, se mettront bien en garde contre l'usage des médecines laxatives, parce qu'alors toute irritation violente des intestins se communique facilement à la matrice.

On peut tenir le ventre libre, par le moyen de fruits

mûrs ou de végétaux bouillis, ou par quelqu'autre doux laxatif, comme de l'électuaire lénitif, des prunes cuites au four, des tamarins, etc.

Précautions pour les derniers mois. ——L'estomac, dans les derniers mois, n'est pas aussi exposé à se déranger que dans les premiers périodes de la grossesse ; et comme l'accroissement de la matrice et de ce qu'elle contient demandent une plus grande proportion de sang, on peut donner une nourriture plus abondante.

On devra aussi augmenter l'exercice, et les femmes, à moins de circonstances particulières, devront se tenir, vers la fin de la grossesse, dans un air aussi pur que possible. La promenade dans une voiture aisée sur une belle route est aussi suivie des meilleurs effets.

Les femmes, dans les derniers mois, fréquenteront, autant que leur état le leur permettra, des compagnies agréables et enjouées ; car autrement, elles sont sujettes à devenir mélancoliques, et il est bien reconnu que les passions qui abattent l'ame sont quelquefois la source des maladies les plus dangereuses qui puissent arriver durant la grossesse.

Comme dans ce temps la matrice est considérable-ment augmentée en volume, on comprend aisément qu'une trop longue pression sur cet organe doit devenir funeste, et on a rapporté une circonstance où elle est devenue la cause de la mort : il est donc absolument nécessaire de changer souvent de position, pendant la nuit, aussi bien que pendant le jour.

On doit apporter, comme nous l'avons ci-dessus re-commandé, l'attention la plus scrupuleuse dans les der-niers mois, pour se mettre en garde contre la constipation : les femmes, pour cela, ne passeront jamais un seul jour sans prendre de mouvement.

Dans tous les périodes de la grossesse, quand il y a des signes évidens de plénitude, on y remédiera par la saignée : autrement, il pourroit survenir plusieurs symptômes fâcheux. La saignée doit être plus particulièrement employée dans les derniers mois ; car, dans ce temps, une semblable complexion excite la tendance aux convulsions.

Fin de la première Partie.

TRAITEMENT

DES

MALADIES DES FEMMES.

SECONDE PARTIE.

CHAPITRE PREMIER.

Travail naturel.

LES femmes, en général, sont délivrées du fardeau qui les rend mères, au bout de neuf mois; ce qui fait trente-neuf semaines (ou 263 jours) après la conception. Cependant, comme le période exact de l'imprégnation n'est pas communément bien connu, il n'est pas ordinaire aux femmes de le calculer avec précision.

Comme, dans quelques cas, le terme de la grossesse est considérablement abrégé, il est probable que, dans d'autres, il est un peu prolongé. Quoique cela ait souvent été nié, plusieurs observations que j'ai faites dans ma propre pratique me l'ont cependant confirmé sans aucun doute. Pour s'affermir dans cette opinion, on peut aussi remarquer que si le terme de la grossesse est souvent prolongé de plusieurs jours dans les autres animaux, il est raisonnable de supposer que la même circonstance a lieu dans les femmes.

Dans le plus grand nombre de cas, les femmes sont délivrées sans beaucoup de difficulté ou de dangers. Cet accouchement s'appelle naturel.

Quoique l'accouchement naturel ne soit pas suivi de grand danger, encore le secours d'un médecin habile est-il toujours nécessaire, afin de se mettre en garde contre les accidens qui, sans cela, pourroient arriver et rendre la vie de la malade misérable pour l'avenir. On a nié cette importante vérité, en faisant une fausse comparaison entre le travail des femmes et celui des bêtes; mais la structure de celles-ci les exempte des dangers auxquels celles-là sont nécessairement sujettes par leur constitution.

SECTION PREMIÈRE.

Symptómes du travail.

L'APPROCHE du travail est annoncée par quantité de sensations qui, quoiqu'elles soient certainement très-douloureuses et très-incommodes pour la femme, doivent cependant être csnsidérées commes des simptômes favorables, causés par des circonstances qui préparent et facilitent la délivrance.

Avant le travail, le ventre, en général, diminue beaucoup de volume, ce qui vient de l'abaissement de l'enfant dans la partie inférieure du ventre.

Les premiers signes de travail sont des douleurs dans le dos et les reins, qui viennent à des intervalles irréguliers, et qui excitent les sensations les plus désagréables. Elles sont causées par les premières contractions de la matrice, qui servent à ouvrir par degrés l'orifice de cet organe, qui, comme nous l'avons remarqué plus haut, se ferme peu après la conception.

La conséquence de cet effet des contractions de la matrice est l'écoulement de cette substance qui a fermé cet organe, et qui est d'une matière visqueuse, souvent légèrement teinte de sang, et qu'on appelle en langage vulgaire, les *marques*.

Lorsque ces symptômes continuent pendant quelque temps, la malade devient très-mal à son aise; elle a de fréquens accès de chaud et de froid, avec de pressans désirs d'uriner; elle est excessivement impatiente; chaque situation lui paroît insupportable et malheureuse.

Les douleurs augmentent par degrés en fréquence et en force; elles viennent à des intervalles réguliers de dix à douze minutes, et ne causent plus ce mal-aise continuel qu'on éprouvoit d'abord; car, quand elles quittent, la malade est communément tout-à-fait soulagée.

Ces douleurs sont les signes qui peuvent faire juger aux femmes qu'elles sont en travail; mais comme elles ont souvent lieu dans les derniers mois de la grossesse, et peuvent induire à erreur, il est très-important de faire connoître la manière de distinguer celles-ci des douleurs du travail réel, parce que autrement elles pourroient tenir pendant plusieurs jours dans un état d'anxiété et d'incommodité.

Les fausses douleurs, comme on les nomme, arrivent plus communément vers le soir, et sont très-incommodes pendant la nuit, et plus légères et plus irrégulières que les douleurs vraies. Comme elles n'opèrent point de changement à l'orifice de la matrice, elles ne sont point suivies des *marques*.

Les fausses douleurs sont occasionnées par la pression

de la matrice sur les parties qui l'environnent, ou par la constipation. Dans le premier cas, on les éloignera, en changeant de position, et par l'opiat. Dans le second, on ne pourra les faire disparoître qu'en remédiant à l'état de constipation.

Chez plusieurs femmes, les douleurs fausses sont suivies d'un écoulement presque semblable à celui produit par les douleurs vraies : circonstance qui est sujette à en imposer à la malade et à quelques hommes de l'art. Il faut donc, dans plusieurs cas, un grand discernement pour distinguer les fausses douleurs d'avec les vraies. Faute d'attention à cet égard, j'ai souvent été appelé auprès de femmes qui s'étoient crues pendant plusieurs jours en travail, lorsque dans le fait il n'avoit pas commencé.

S e c t i o n I I[e]

Traitement pour le commencement du travail.

Toutes les femmes en général sont affectées au commencement du travail de fortes appréhensions qui peuvent produire de très-mauvais effets, si on les favorise. Il est donc important qu'un ou deux amis enjoués soient présens dans ces occasions, afin d'inspirer à la malade de la gaieté et du courage.

Ceux qui soignent les femmes en cet état recommandent souvent, au commencement du travail, des boissons chaudes en forme de cordiaux; elles augmentent la tendance à la fièvre, qui est naturelle dans ce temps, et la vigueur passagère qu'elles produisent est bientôt suivie d'un grand degré de langueur qui retarde la délivrance.

Le lit sur lequel la femme repose pour accoucher, exige, lorsque le travail a commencé, une petite préparation, afin qu'il ne reste pas mouillé après la délivrance, ce qui deviendroit très-mal sain pour la femme.

Les accoucheuses, en général, savent très-bien quelle est la forme qui convient au lit où l'on doit accoucher. Les règles suivantes pourront néanmoins être utiles, lorsqu'il n'y aura pas de sages-femmes.

Le lit doit être placé dans une situation telle qu'il puisse être convenablement exposé au vent, sans que la malade se trouve dans un courant d'air. Il doit être aussi à quelque distance du mur. Les rideaux du lit seront d'étoffe légère, tels que de coton ou de toile ; ils seront entièrement propres, et jamais tirés tout-à-fait autour du lit : autrement, l'air frais ne pourroit y être admis, ni l'air corrompu s'en échapper.

On placera sur le lit de plume un matelat de crin sur lequel on étendra une ou deux peaux de mouton apprêtées, ou une pièce d'étoffe huilée. Alors, on disposera de la manière accoutumée une paire de draps propres, et on en mettra en travers du lit une autre paire en forme de rouleau, et dont les extrémités seront pliées sur les côtés. Le drap de dessous sera roulé sur le devant du lit, et celui de dessus, retourné sur les couvertures, y sera assujetti par une aiguillée de fil, afin qu'aucun obstacle ne nuise au secours nécessaire de l'accoucheur.

On disposera immédiatement sous la malade une grosse couverture de lit pliée sur un drap, en forme d'une serviette de table, et on la retirera après l'accouchement.

Les oreillers doivent être placés, de manière que la figure de la femme, quand elle est sur le côté gauche, puisse être tournée vers le dossier du lit.

En suivant ces règles, les femmes ne seront point exposées au froid durant le travail. Après l'accouchement, elles se trouveront soulagées, sans être troublées, en même temps qu'elles pourront recevoir tous les secours nécessaires, sans inconvénient.

Les vêtemens des femmes, durant le travail, doivent être légers et simples autant qu'il est possible, afin qu'ils ne les échauffent pas trop, ou qu'ils n'embarrassent pas l'accoucheur.

Dès que le travail a réellement commencé, on doit évacuer les gros intestins, par le moyen d'un lavement émollient : autrement, il pourroit arriver des circonstances très-désagréables.

SECTION IIIᵉ

Moyens par lesquels l'Enfant est expulsé.

DANS le travail naturel, la tête de l'enfant se présente la première, et elle est merveilleusement adaptée au passage à travers lequel elle sort.

La manière générale dont l'enfant passe à travers le bassin, a été soigneusement expliquée plus haut. Les obstacles qui s'opposent aux progrès de ce passage l'empêchent de tomber de la matrice par son propre poids, et servent puissamment à mettre à l'abri les parties délicates par où il est expulsé.

La nature a donc préparé un appareil particulier pour l'expulsion de l'enfant ; car cette opération nécessaire s'exécute par les contractions réitérées de la matrice, aidées du diaphragme et des muscles du ventre.

Les premières contractions de la matrice sont employées à préparer les parties pour le passage de l'enfant ; car, elles poussent en devant la partie inférieure du sac membraneux rempli d'eau, dans lequel l'enfant est renfermé, et semblable à une petite vessie. Ce sac étant insinué entre les bords de l'orifice de la matrice, les force par degrés à se dilater, et, augmentant de grandeur à mesure qu'ils se dilatent, continue d'ouvrir l'orifice et la partie supérieure du vagin, jusqu'à ce qu'ils soient suffisamment élargis pour admettre l'entrée de la tête de l'enfant : il s'écoule communément quatre, six ou huit heures avant que cela arrive.

Par ce moyen, ces parties sensibles et extrêmement délicates ne sont pas exposées aux injures que causeroit une ouverture forcée et subite. Les femmes donc, au lieu de se livrer à l'impatience durant les premières heures de travail, devroient considérer que plus leur délivrance s'exécute lentement, plus elles doivent être assurées d'un prompt rétablissement.

Après que les passages sont suffisamment préparés, le sac membraneux crève, et les eaux sont évacuées. Cet écoulement est en général suivi d'une remission passagère des douleurs.

Cet intervalle, cependant, ne continue pas long-temps ; car les parties inégales de l'enfant, pressant sur la matrice, en même temps que cet organe diminue de volume, excitent de très-violentes contractions, qui provoquent alors l'action du diaphragme et des muscles du ventre, et occasionnent ainsi des douleurs fortes et affoiblissantes.

La tête de l'enfant entre alors dans la cavité du bassin, et, par l'action continuée de la matrice, elle est poussée

par degrés à travers cette cavité, de la manière ci-dessus
expliquée, jusqu'à ce qu'elle arrive à la partie inférieure. Quand elle est avancée jusques-là, ses progrès
ultérieurs sont retardés pendant quelque temps, par les
parties charnues situées au fond du bassin. Celles-ci,
cependant, cèdent par dégrés aux douleurs continues,
et enfin la tête de l'enfant est expulsée.

Le soulagement que la femme éprouve alors, n'est que
passager; car une ou deux minutes après, les contractions de la matrice recommencent et poussent en avant
les parties restantes de l'enfant, qui, après avoir fait le
tour du bassin, sont complétement chassées et suivies
d'un écoulement considérable d'eau mélée d'un peu de
sang.

Quelquefois des femmes, après l'écoulement des eaux,
éprouvent une douleur continuelle et affoiblissante, jusqu'à
la délivrance de l'enfant; tandis que chez d'autres les
douleurs reviennent à des intervalles réguliers, et augmentent seulement par degrés en force et en effets. La
première circonstance arrive plus communément chez les
femmes qui ont eu plusieurs enfans; et la seconde, chez
celles qui accouchent pour la première fois.

SECTION IVe

Traitement nécessaire durant l'expulsion de l'Enfant.

QUAND les contractions de la matrice tendent seulement à préparer les passages, il n'est pas besoin de secours. La femme se tiendra tranquille et fraîchement,
sans cependant conserver la même posture. On doit se
mettre en garde contre les violentes agitations du ventre :

autrement, les eaux pourroient s'écouler trop tôt, et il s'ensuivroit des conséquences très-fâcheuses.

C'est pour ces raisons que le fréquent changement d'accoucheur, dans le commencement du travail, causera beaucoup de mal et jamais de bons effets.

On ne doit prescrire, dans ce temps, ni remèdes, ni autre expédient pour augmenter la force des douleurs, parce que, plus les passages s'élargissent lentement, et moins la malade éprouvera d'accidens fâcheux.

Les femmes vomissent souvent durant les premières heures du travail; on ne doit cependant point craindre de danger de ce vomissement; si la malade n'a point eu précédemment de maladie, il accélère souvent, au contraire, la délivrance. Si, dans ces circonstances, il y a des signes évidens d'un estomac dérangé, on prendra du thé-verd, ou une infusion de fleurs de camomille, avec quelques gouttes d'esprit de corne de cerf.

Quand l'enfant commence à passer à travers le bassin, plusieurs femmes sont saisies d'accès de frisson, qui annoncent, en général, une prompte délivrance, et ne doivent être regardés comme dangereux, que quand l'état de santé de la femme a d'abord été mauvais.

Les douleurs affoiblissantes qui ouvrent les passages à l'enfant, ne doivent être que l'effort de la nature, et la femme ne doit jamais y en ajouter d'artificiels; car dans ce cas, ou l'enfant seroit poussé sur les parties à l'issue du bassin, avant que ces douleurs l'eussent préparé; ou la femme seroit tellement affoiblie, qu'elle ne pourroit supporter la fatigue nécessaire qui accompagne l'expulsion complète de l'enfant.

On ne sauroit recommander trop fortement cette précaution; car l'inattention dans cette circonstance, et l'inupatience que les femmes ne peuvent pas toujours alors contenir, ont souvent rendu difficile et douloureux un travail qui, sans cela, eut été naturel et aisé. On doit surtout, lorsque la tête de l'enfant est arrêtée à l'issue du bassin par les parties molles, se mettre en garde contre les efforts volontaires; car si l'on hâtoit alors la délivrance, ces parties se dechireroient aisément : ce qui rendroit la vie de la malade misérable pour l'avenir.

Le traitement d'un accoucheur habile est indispensablement nécessaire pour prévenir un si triste accident, dans tous les cas, où, par les sensations aiguës de la malade, on ne peut éviter, vers ce temps, un violent affoiblissement.

La négligence des hommes de l'art, sur cet important devoir, a réduit plusieurs femmes à l'état le plus pitoyable qui puisse affecter la nature humaine.

Après que la tête de l'enfant sera passée, on laissera la femme jouir du soulagement momentané qu'elle ressentira, et on ne doit pas, par-conséquent, chasser immédiatement le corps avec force, comme on le fait souvent; car, outre qu'on expose à des maux la femme à qui l'on ne donne pas un peu de repos, on rend par là difficile la délivrance de l'arrière-faix. On laissera donc passer une ou deux minutes avant d'attirer le corps.

On ne séparera point l'enfant d'avec la mère, que le boyau du nombril ne soit noué, afin d'empêcher l'écoulement du sang par les vaisseaux divisés, accident qui pourroit devenir funeste : à moins, cependant, que l'enfant n'ait donné des signes évidens de vie, on ne le détachera point de la mère, qu'on n'ait employé les moyens propres à son rétablissement, excepté dans des occasions particulières

particulières qui seront exposées dans une autre partie de cet ouvrage.

SECTION V^e

Moyens par lesquels les appendices de l'enfant sont chassés.

LES appendices de l'enfant sont expulsés par un effort seul de la nature dans le plus grand nombre de cas ; et pour cela elle employe les moyens les plus simples, comme les plus puissans.

Quand la délivrance de l'enfant n'a pas été conduite avec trop de précipitation, la matrice diminue de volume d'une manière très-graduelle, et proportionnée à l'expulsion de ce qu'elle contenoit.

Elle est ainsi préparée pour la contraction régulière de haut en bas, après que la femme s'est rétablie des premières fatigues du travail.

Quand la femme s'est reposée pendant quelque temps, elle commence à ressentir, de nouveau, des douleurs causées par le retour des contractions de la matrice. Elles sont beaucoup moins violentes que celles qui accomplissent l'expulsion de l'enfant.

Quand ces contractions ont continué pendant un certain temps, l'arrière-faix est séparé, ensuite expulsé, et la matrice se referme.

Par ce moyen, les orifices des gros vaisseaux sanguins, qui sont rompus par la séparation de l'arrière-faix, se trouvent bouchés, et par-conséquent l'écoulement du sang, qui, autrement, pourroit devenir la cause du plus grand danger, est arrêté.

Partie II.　　　　　　　　　O

Les appendices de l'enfant sont généralement chassés depuis dix minutes, jusqu'à une heure après l'accouchement.

S E C T I O N   V I.

Secours nécessaire durant l'expulsion de l'arrière-faix.

Il est très-important, avant que l'arrière-faix soit expulsé, de découvrir s'il n'y a pas quelqu'autre enfant dans la matrice, et l'on doit s'en assurer immédiatement après que l'enfant est né. On fera connoître, dans le chapitre suivant, les signes par lesquels on peut distinguer la présence de deux ou trois enfans.

L'accoucheur, pour aider la délivrance de l'arrièrefaix, doit attendre les contractions de la matrice : autrement, il pourroit s'ensuivre les plus dangereuses conséquences. Il est d'une grande importance de bien connoître cette circonstance ; car la malade, après un travail aisé, peut perdre la vie par la précipitation d'un accoucheur ignorant.

En exposant, cependant, la cause du danger, celles qui seront dans le cas d'avoir besoin de personnes habiles, pourront prévenir les effets de l'ignorance, et échapper par là aux dangers auxquels, sans cela, elles seroient exposées.

La plus grande portion de la matrice, au terme accompli de la grossesse, est, comme on l'a remarqué, tout-à-fait indépendante de toutes les parties voisines, et parconséquent sans appui. On a aussi observé que l'arrièrefaix est plus généralement attaché à son fond. Si, donc, l'extraction des appendices de l'enfant s'exécute avant la

contraction de la matrice, l'intérieur de cet organe des-
cendra ; et si l'imprudent accoucheur continue toujours
de tirer en bas, la matrice renversée sortira du corps de
la mère, et la mort suivra bientôt après. Ce triste accident sera plus particulièrement décrit dans la troisième
partie de cet ouvrage.

Le cas suivant prouvera cette importante vérité, mieux
que les raisons les plus claires ne pourroient le faire.

Onzième observation. —— Une sage-femme, morte
il y a quelques années, assista une dame dans les fau-
bourgs d'Edimbourg, qui avoit été mariée plusieurs années
avant de devenir grosse.

La joie que cet événement donna à son mari, et à
elle-même, lui fit attendre avec impatience le temps de
l'accouchement, et lui inspira beaucoup de confiance et
de courage quand il fut arrivé.

Son travail devint long ; mais enfin elle fut délivrée,
sans aucun secours extraordinaire, d'un enfant en bonne
santé. La sage-femme venoit malheureusement d'être
appelée pour une autre malade, immédiatement avant
que cet accouchement eût lieu ; elle fut impatiente de
finir, afin de pouvoir vaquer à l'autre. Sans attendre,
donc, les contractions de la matrice, elle tira par le
cordon ombilical avec beaucoup de force, tandis que la
malade étoit dans cet état de langueur qui suit généralement un travail long.

Elle continua ses efforts précipités, en dépit de l'agonie
de la dame, jusqu'à ce qu'elle eût complétement ren-
versé la matrice hors du ventre, et les convulsions sur-
vinrent.

Je fus immédiatement appelé, et je n'arrivai que trois

quarts-d'heure après la délivrance ; mais la malheureuse malade étoit morte long-temps avant mon arrivée.

La matrice et le vagin étoient tous deux complétement renversés, et l'arrière-faix y tenoit fortement.

———

LORSQUE les douleurs qui annoncent les contractions de la matrice, se font sentir, l'accoucheur aidera l'expulsion de l'arrière-faix, en tirant modérément le cordon ombilical (le boyau du nombril) durant la douleur, et en s'efforçant d'amener l'arrière-faix à travers le bassin, de manière que ses progrès ne puissent être retardés par aucune des parties voisines.

Pendant que l'accoucheur donnera ces secours, la malade fera des efforts très-modérés, et évitera tous ceux qui, trop violens, pourroient causer la toux, l'éternuement et tous symptômes dangereux.

Quand les contractions de la matrice sont lentes, on peut les aider, en frottant légèrement le ventre de la femme avec la main ; mais on ne doit jamais employer, pour cela, les remèdes, ou les lavemens stimulans.

SECTION VIIe

Observations générales sur l'Accouchement naturel.

LE travail naturel, traité de la manière prescrite, n'est jamais le produit d'aucune fâcheuse conséquence, quoique les douleurs passagères soient quelquefois très-cruelles. Les femmes en couche ont très-peu à craindre dans les mains d'un accoucheur habile, pourvu qu'elles soient d'une bonne santé, parce que la plupart des accouchemens sont naturels.

Les frayeurs et le découragement , qui affectent inévitablement au commencement du travail , sont donc mal-fondés , et l'on doit soigneusement se mettre en garde contre eux , parce qu'ils peuvent causer des effets très-dangereux.

Les accoucheurs et les gardes-malades emploient généralement, pour cela, un moyen très-mauvais , en cachant à la malade , avec le plus grand soin , les dangers qui peuvent avoir lieu durant l'accouchement.

Toutes les femmes étant à même d'apprendre plusieurs histoires des événemens les plus tristes arrivés durant le travail, vouloir les cacher, c'est faire croire à la malade qu'elle est elle-même exposée à de très-grands dangers.

Mais si on expliquoit très-clairement aux femmes les circonstances de chaque cas malheureux, on produiroit un effet très-opposé ; car elles verroient qu'il est arrivé très-peu de malheurs, quand on a apporté une attention convenable , et que la constitution de la malade n'a point été auparavant attaquée.

Il est donc du devoir de tout homme humain de faire connoître les dangers auxquels les femmes sont exposées durant le travail par une mauvaise administration, afin qu'elles puissent employer les moyens nécessaires pour les éviter. Par la même raison, il ne leur cachera point que plusieurs dangers suivent cet état, même dans les meilleures constitutions, comme on le prouvera dans le chapitre suivant ; dangers qu'on peut heureusement prévenir avec le secours d'un habile médecin.

CHAPITRE II.

Travail languissant.

QUAND la délivrance ne s'accomplit pas vingt-quatre ou trente heures après les premières contractions de la matrice, on peut appeler le travail languissant.

Il faut, dans ce cas, beaucoup de conduite, pour empêcher que la malade ne s'affoiblisse par l'anxiété et la crainte, et beaucoup de discernement, pour distinguer les obstacles qui peuvent céder dans peu à la durée des douleurs du travail, et ceux qui, sans aucun danger, ne peuvent être surmontés que par l'interposition d'un homme de l'art.

Les femmes, par une connoissance des causes d'un travail languissant, peuvent être en état d'éviter cette anxiété et cette impatience, qui contribuent si fort à à retarder la délivrance. Ce chapitre est particulièrement destiné à cet objet.

SECTION PREMIÈRE.

Travail rendu languissant par un mauvais traitement.

L'OFFICIEUSE interposition des hommes de l'art ignorans, est la cause fréquente d'un travail languissant; car, si on donne du secours avant que les passages soient préparés pour la délivrance de l'enfant, l'action redoublée de la matrice ne pourra qu'affoiblir la malade, et la rendre incapable de faire les efforts dont dépend l'heureuse et prompte fin du travail.

L'irrégularité des passions de l'ame a souvent interrompu et retardé les progrès du travail. Si donc un homme de l'art, au lieu d'inspirer du courage à la malade, néglige absolument de lui parler, ou cherche à l'effrayer, la délivrance sera inévitablement retardée.

On doit donc soigneusement éviter toute circonstance qui pourroit occasionner quelque violente passion de l'ame.

Quand la malade est tenue trop long-temps dans une même posture, et qu'on lui fait croire trop tôt qu'elle est en travail, elle se lasse naturellement; ses forces s'épuisent, et les douleurs quittent ou reviennent seulement à des intervalles éloignés et irréguliers.

On doit varier le traitement, en le faisant accorder avec les circonstances des différens cas, dans le travail qui est prolongé par une mauvaise administration.

Quand les forces sont épuisées, on peut donner des alimens nourrissans et des cordiaux; et, dans tous les cas de cette nature, l'opiat pourra être recommandé avec de très-bons effets.

Les nourritures les plus convenables, durant le travail, sont du bouillon léger, ou de poulet et de veau, ou de la gelée de corne de cerf; les meilleurs cordiaux sont, le thé, le café, ou l'eau de canelle orgée.

S e c t i o n   I Ie

Travail rendu languissant par la position de l'Enfant.

On a observé que, dans le travail naturel, la tête de l'enfant entre dans le bassin, dans la position qui occupe le moins d'espace possible ; il arrive cependant quelquefois qu'elle vient en bas , dans une direction qui exige plus de place que de coutume. On ne sera donc point surpris que, dans ces circonstances, l'action de la matrice et des puissances qui l'aident , se prolonge très-long-temps pour chasser l'enfant.

Cependant, lorsqu'il n'y a pas d'autres obstacles qui arrêtent la délivrance , la situation de la tête de l'enfant y est un empêchement momentané ; et, quoiqu'elle puisse occasionner à la malade des douleurs plus sensibles que si le travail étoit strictement naturel , néanmoins, si les douleurs sont fortes et agissantes , elle sera aussi surement délivrée que si tout avoit été parfaitement favorable.

Mais quand , avec la situation non-convenable de la tête de l'enfant , les douleurs deviennent foibles, et retardent par-conséquent la délivrance, alors, à moins que la position ne soit dérangée par le secours d'un habile homme de l'art, la violente pression , qui doit être produite sur les parties voisines délicates , occasionnera beaucoup de mal.

La structure de la tête de l'enfant est si heureusement conformée , que quand elle entre dans le bassin, dans une mauvaise position, elle excite une irritation sur la matrice, qui la fait contracter avec une force extraordinaire ; d'où vient que, dans un travail semblable, les douleurs sont généralement violentes et agissantes.

Quoique , dans le plus grand nombre de cas, le travail se termine surement en attendant quelque temps , néanmoins le secours d'un homme de l'art, adroit, peut souvent soulager la malade de plusieurs heures de soufrances cruelles. On ne doit cependant pas cacher qu'à moins qu'un accoucheur expérimenté n'en ait reçu l'ordre de la malade, on ne peut se confier à la nature seule, sous prétexte qu'une tentative mal-dirigée, pour donner du secours, peut, dans ce cas, produire les effets les plus malheureux.

SECTION III.

Travail rendu languissant par la structure de la Femme.

ON a remarqué plus haut que le passage à travers lequel l'enfant vient pendant le travail, n'est pas également bien conformé chez toutes les femmes ; car le corps humain est sujet à une maladie dont d'autres individus de la création sont exempts.

Lorsque la figure et la grandeur ne sont pas considérablement éloignées de l'état naturel, quoiqu'il faille plus de temps que de coutume, cependant la délivrance peut, à la fin, s'accomplir avec sureté pour la mère et pour l'enfant.

Dans ce cas, les femmes ne doivent point s'impatienter ou s'inquiéter ; autrement, elles s'affoibliroient bientôt, et elles rendroient leur délivrance impossible, sans un secours extraordinaire.

Le devoir des hommes de l'art, dans ces occasions, est de permettre aux douleurs du travail d'avoir tous les effets qu'elles peuvent produire, de soutenir les forces de la malade, et d'empêcher, avec des esprits, qu'elle ne s'affoiblisse.

Il faut beaucoup de savoir et d'expérience pour distinguer entre l'apparence et la réalité du danger, dans plusieurs cas, mais sur-tout dans les accouchemens que la difformité du bassin rend languissans. Il est étonnant combien est grande la douleur qu'éprouvent quelques femmes, sans qu'il en arrive de blessures matérielles; et la manière dont la tête de l'enfant est moulée par la forme du passage, est souvent surprenante. Il n'est peut-être pas de circonstance, dans la nature, qui prouve mieux l'existence d'une force toute-puissante et conservatrice, que l'admirable précaution qui préside à la délivrance de l'enfant.

La conduite de ceux qui s'ingèrent dans les ouvrages de la nature, est donc bien coupable; et tout homme de l'art, sensible et prudent, découvrira que, excepté dans les cas où la nature manque, elle s'efforce plutôt de prévenir une interposition à contre-temps, qu'elle ne paroît demander à être secourue.

La forme du bassin n'est pas la seule circonstance, dans la structure des femmes, qui retarde la délivrance; les parties charnues, à travers lesquelles l'enfant doit nécessairement passer, occasionnent souvent beaucoup de résistance : cela arrive plus généralement chez les femmes d'un âge avancé, qui n'ont point encore eu d'enfans.

On a proposé, pour avancer la délivrance, quantité d'expédiens, dont la plupart sont très-contraires. Plus les parties charnues sont rigides, plus il leur faut de temps pour se dilater; mais si on pousse l'enfant à travers ces parties, avant qu'elles soient préparées, elles peuvent être ou déchirées, ou si violemment froissées, qu'il pourra s'ensuivre des conséquences très-désagréables et très-dangereuses.

On doit donc soigneusement éviter tous les moyens qui tendent à augmenter la force des douleurs du travail,

quand les parties charnues opposent au fond du bassin
une résistance à la délivrance de l'enfant.

On a aussi recommandé les fomentations et les autres
expédiens qui provoquent le relâchement de ces parties ;
mais, excepté l'usage de la pommade, tous les autres
moyens, pour un tel effet, en excitant une grande tendance et une inflammation subséquente, peuvent causer,
pour l'avenir, beaucoup de maux, et ne doivent, par-
conséquent, jamais être employés.

CHAPITRE III.°

Travail difficile.

IL arrive quelquefois que, quoique la tête de l'enfant soit près du bassin, la délivrance ne peut cependant s'opérer par les efforts seuls de la nature. Ces accouchemens s'appellent difficiles ou laborieux.

Ces cas exigent le concours d'un accoucheur habile, dont le secours peut, en général, à l'aide d'instrumens, les terminer avec sureté pour la malade, quoique, quelquefois, il devienne impossible de sauver l'enfant, sans exposer la mère à un grand danger.

Les instrumens les plus communément employés dans la pratique de l'art des accouchemens, sont faits de manière à ne pouvoir offenser, ni la malade, ni l'enfant.

SECTION PREMIÈRE.

Travail rendu difficile par la structure particulière de l'Enfant.

LORSQUE la tête de l'enfant excède considérablement les dimensions ci-devant détaillées, si le bassin est de grandeur ordinaire, elle doit opposer à la délivrance un obstacle qui ne peut être surmonté que par la diminution de son volume.

La grandeur de la tête peut être augmentée, par suite d'un état de maladie appelée hydropisie de la

tête, ou le même effet, par rapport à la délivrance,
peut être produit par ces espèces de monstruosités lorsque
deux enfans croissent ensemble, ou qu'un enfant a deux
têtes.

Le premier de ces cas arrive le plus souvent, et cède
à un traitement très-simple. Les autres arrivent heureusement très-rarement.

Quand on s'aperçoit que la tête est agrandie par un
amas d'eau, il n'est pas toujours nécessaire de la diminuer
par des moyens artificiels, parce que la nature l'a souvent ajustée, d'une manière admirable, aux parties à travers
lesquelles elle passe, et on doit donner le temps nécessaire pour un si important dessein.

Mais quand on voit que, quoique les douleurs du travail aient été fortes et agissantes, la tête ne semble pas
faire beaucoup de progrès, il devient alors nécessaire de
faire sortir l'eau, afin de diminuer immédiatement la
grandeur de la tête, et la délivrance s'accomplira bientôt après. On a souvent dit qu'il falloit un peu de circonspection, soit pour recourir à cette opération, soit
dans l'opération elle-même; car l'enfant qui n'est pas né
dans ces circonstances, peut toujours vivre pendant un
temps considérable.

Cependant, comme il est très-imprudent de limiter le
pouvoir de la nature, on ne doit jamais avoir recours à
une opération qui peut être dangereuse pour la vie, sans
une nécessité très-urgente; et quand on y a recours, il
faut observer toutes les précautions qui peuvent tendre
à prévenir le danger.

Dans quelques cas, on peut décharger l'eau en faisant
une piqûre si légère, qu'elle ne peut nuire à la vie de
l'enfant.

Lorsque l'obstacle à la délivrance est occasionné par une double tête, il faut apporter beaucoup d'adresse pour tirer l'enfant, sans diminuer une seule des têtes : ce qu'on doit toujours observer, quoique les efforts pour cela ne puissent être portés trop loin, ni continués trop long-temps.

S E C T I O N   I I^e

Travail rendu difficile par des procédés inconsidérés.

QUAND, par une mauvaise manœuvre, on a déterminé l'écoulement des eaux avant que l'orifice de la matrice ait été suffisamment dilaté, ou lorsqu'on a permis à la femme de prendre des boissons stimulantes, le travail qui eut été naturel, devient très-difficile par l'entière cessation des douleurs.

Dans ces cas, si la tête de l'enfant n'est pas actuellement dans le passage, la malade prendra de l'opiat, et restera tranquille pendant quelques heures, en attendant de nouvelles douleurs.

Mais quand la tête est déjà dans le bassin, la pression des parties délicates, contenues dans cette partie, peut occasionner des suites fâcheuses : c'est pourquoi la sûreté de la femme dépend d'une prompte délivrance.

Autrefois on ne pouvoit employer, dans cette vue, des instrumens, sans mettre en danger la vie de l'enfant ; mais heureusement qu'aujourd'hui des hommes de l'art, habiles, sont en état de délivrer la femme dans plusieurs cas où la nature seule ne peut se suffire, sans blesser l'enfant d'aucune manière.

Plusieurs femmes ont une antipathie enracinée contre l'usage des instrumens : ce qu'on doit peut-être attribuer principalement aux fautes des accoucheurs. Le vulgaire a long-temps déclamé contre les mains-de-fer, comme on les appelle injurieusement; mais on s'en sert toujours avec succès.

Cette opinion vient, ou de motifs intéressés, ou est fondée sur l'ignorance; car dans les mains des hommes habiles qui les employeront, leur usage n'a jamais de mauvaises conséquences, et on sauve très-souvent, par leurs moyens, la vie à des sujets qui, sans cela, la perdroient.

Au commencement de ce siècle, quand l'art de l'accouchement eût fait des progrès rapides vers l'état de perfection où il est aujourd'hui parvenu, peut-être que le zèle ardent qu'ont montré plusieurs hommes de l'art, pour l'amélioration, a rendu l'usage des instrumens plus commun qu'il n'étoit réellement nécessaire. Mais aujourd'hui ces moyens ne sont pas aussi fréquemment employés; car on doit toujours laisser à la nature toute son influence, avant que le médecin-accoucheur interpose ses secours.

Quoique l'usage des instrumens, par des mains habiles, soit à l'abri de suites fâcheuses, cependant on ne doit point cacher qu'une grande pratique et une expérience considérable, avec une connoissance complète du sujet, sont essentiellement nécessaires : autrement, il pourroit arriver beaucoup de mal. Les opérations de l'art des accouchemens exigent, en général, plus d'adresse que ceux de la chirurgie, et leur succès est d'une plus grande importance, parce qu'il s'agit de deux vies.

La conduite de ces femmes qui insistent sur leur délivrance, par le moyen des instrumens, toutes les fois que les douleurs du travail ne sont pas fortes et agissantes, est donc bien coupable. Dans ces cas, l'homme de l'art doit s'armer de courage, pour résister aux sollicitations imprudentes de la malade, et à l'ignorance de celles qui la gardent.

Le secours extraordinaire, durant le travail, ne doit jamais être administré qu'après le plus mûr examen de chaque circonstance, et un accoucheur prudent et honnête, ne cachera pas l'usage des instrumens, du moins aux gardes de la malade.

S E C T I O N   I I I^e

Travail rendu difficile par la structure de la Femme.

QUAND le bassin d'une femme est difformé ou diminué de capacité, par la cause déjà expliquée, son travail doit être rendu difficile, en proportion du degré de défaut de capacité.

Dans le plus grand nombre de cas, la difformité n'est pas assez considérable pour arrêter la délivrance d'un enfant vivant, lorsqu'on met en usage les précautions convenables, quoique les souffrances de la malade soient très-cruelles.

Cependant il arrive malheureusement quelquefois que les passages à travers lesquels l'enfant vient, sont si resserrés, que la femme ne peut pas être délivrée d'un enfant vivant à terme.

La malade, confiée dans ce cas à un accoucheur ignorant ou timide, doit être exposée à un très-grand danger; car l'enfant est poussé violemment, par l'action continuée de la matrice, contre les os du bassin : ce

qui

qui fait que le froissement des parties charnues qui sont interposées, occasionne l'inflammation, qui, s'étendant aux parties voisines, met à la fin un terme à la vie malheureuse de la femme.

Ce ne sont pas là les seuls dangers qui peuvent résulter de l'ignorance d'un accoucheur, lorsqu'il y a un défaut considérable dans la capacité du bassin; car, en différant trop long-temps d'apporter un secours convenable et nécessaire, les forces de la femme peuvent s'épuiser, et causer, dans le système général, un choc si violent, que son rétablissement sera ou très-précaire, ou incomplet.

La confiance que les femmes, dans ces circonstances, donnent aux hommes de l'art, doit être considérée comme une charge de la nature la plus sacrée. Il n'y a que ceux qui, par une observation fondée sur la pratique, se sentent eux-mêmes capables d'une tâche aussi importante, qui doivent l'entreprendre.

Déterminer le temps propre, dans ces cas, pour donner du secours, dans la vue de sauver la vie de la malade, et venir à bout d'un projet si desirable, sont des objets de la plus grande importance, et qui ne doivent jamais être confiés au soin de tous les hommes de l'art : car il faut souvent plus de discernement et d'adresse pour remplir ce but, que pour le traitement et l'exécution des opérations chirurgicales les plus compliquées.

Cette importante vérité ne peut être contestée que par ceux qui ignorent le sujet : elle doit être universellement connue, parce qu'elle peut tendre à sauver plusieurs vies précieuses. On ne peut donc trop regretter que les femmes se confient souvent elles-mêmes aux soins des sages-femmes ordinaires, quand leur propre vie, et celle de leurs enfans, sont en danger, et de ce qu'elles ne veulent pas se soumettre à la plus légère opération extérieure , par les mains d'un chirurgien ordinaire.

Plusieurs exemples malheureux, que j'ai rencontrés il y a peu d'années, m'ont engagé à faire ces observations, que tous les principes du devoir et de l'humanité m'ont imposé l'obligation de publier.

Dans quelques occasions très-rares, les parties du bassin, dans un état de maladie , opposent des obstacles à la délivrance. Il faut autant de discernement, dans le traitement de ces cas, que pour l'administration de ceux dont on a déjà fait mention.

SECTION IVe

Observations générales sur les Accouchemens languis-sans et laborieux.

ON doit voir facilement, par les remarques qui ont été faites sur les accouchemens languissans et laborieux, qu'ils peuvent souvent être occasionnés par la mauvaise conduite de la malade ou de l'homme de l'art.

Les femmes dont les passions sont violentes, et qui sont accoutumées à satisfaire tous leurs desirs, ne se soumettent pas aisément aux réserves nécessaires durant le travail ; leurs forces s'épuisent donc par l'impatience et l'anxiété, et leur délivrance est en conséquence ou retardée, ou rendue laborieuse.

Cependant le sexe a, en général, une telle disposi-tion à la douceur, que les femmes sont beaucoup plus patientes et plus résignées durant le travail, que ne le seroient les hommes, qui communément ne possèdent pas ces heureuses qualités dans un degré si éminent. Les obstacles à la délivrance ne viennent donc pas très-souvent de la mauvaise conduite des femmes, lorsqu'un accoucheur est capable de donner des conseils prudens.

Le plus grand nombre d'accouchemens languissans et laborieux, lorsque la santé et la constitution de la malade n'ont point été précédemment altérées, devront, avec justice, être attribués à l'interposition officieuse et mal dirigée de praticiens ignorans.

On doit donc considérer, comme un objet très-intéressant pour le genre humain, la manière de prévenir les fatales erreurs qui peuvent être le produit d'une mauvaise administration durant le travail.

Tout homme sensible doit être très-choqué, en réfléchissant que les autres pays ont, à cet égard, une importante supériorité sur la Grande-Bretagne ; car tous les états civilisés de l'Europe ont adopté des mesures de police pour exclure les ignorans praticiens de la fonction d'accoucher.

Jusques dans ces dernières années, l'art des accouchemens a été dégradé comme une profession purement mécanique, dans cette île si célèbre par ses succès dans la culture des arts et des sciences. On semble regarder les corps des femmes comme des machines inanimées, capables d'éprouver, sans danger, tous les accidens qui peuvent arriver durant l'accouchement, par un mauvais traitement ; et on paroît même négliger la vie des enfans, qui est si intéressante pour la société et pour les individus.

P 2

Quiconque n'est pas insensible aux intérêts de l'humanité, doit souhaiter qu'on connoisse parfaitement et universellement le degré de confiance qu'on met dans ceux qui pratiquent l'art des accouchemens (ce que, jusqu'à ces derniers temps, on a négligé): car, par ce moyen, on peut souvent prévenir plusieurs accidens fâcheux.

Quoiqu'on puisse peut-être connoître aisément l'inaptitude des femmes qui, devenues grosses, sont incapables, par leur structure particulière, d'accoucher d'enfans vivans, il est incompatible avec la nature de cet ouvrage de détailler, à ce sujet, les raisons qui, probablement, pourront intimider celles qui ont déjà douté de leurs forces pour en profiter elles-mêmes.

Il est souvent nécessaire de beaucoup de ménagement pour le traitement des accouchemens languissans et laborieux.

Dans les accouchemens languissans, le principal devoir d'un accoucheur est de laisser à la nature toute son influence, et de remédier aux circonstances qui peuvent tendre à en altérer les effets.

D'un autre côté, ce doit être pour lui une étude importante que de connoître, dans les accouchemens laborieux, le temps où son secours devient nécessaire, et la manière dont il doit l'appliquer à chaque cas particulier.

Dans quelques occasions, les symptômes de ces deux espèces d'accouchemens sont si ressemblans les uns aux autres, qu'il n'est pas aisé de les distinguer : c'est cependant un objet d'une très-grande importance, parce qu'une erreur, dans ces cas, peut causer la mort de la mère ou de l'enfant.

Un accoucheur prudent n'interposera donc jamais son secours sans nécessité ; mais il aura soin aussi de ne pas trop livrer la nature à elle-même, et d'essayer ses forces, en différant un secours que l'art peut lui procurer.

CHAPITRE IVᵉ

Accouchemens outre nature.

QUAND l'enfant présente, au passage, toute autre partie que la tête, l'accouchement est outre nature : dans le langage vulgaire, on l'appelle accouchement à rebours.

Dans le plus grand nombre des accouchemens outre nature, la vie de la femme n'est point exposée à des périls, quoique celle de l'enfant soit généralement en danger, à moins qu'on n'apporte une assistance convenable.

Dans quelques cas, cependant, la situation de l'enfant est telle qu'à moins qu'elle ne soit changée, la femme doit mourir ; heureusement qu'aujourd'hui la pratique de l'art des accouchemens est tellement perfectionnée, qu'excepté dans les cas où le traitement a été, dans l'origine, très-mal dirigé, il est rare qu'un accoucheur expérimenté ne puisse remédier à la mauvaise situation dans laquelle l'enfant se présente.

SECTION PREMIÈRE.

Accouchemens outre nature, où la vie de la malade n'est point exposée à des dangers.

ON a déjà dit que l'enfant, dans la matrice, occupe le plus petit espace possible, et forme une figure ovale, dont une extrémité est communément placée vers le bassin. Quoique l'extrémité formée par la tête soit plus ordinairement dans cette situation, on a calculé que sur cinquante cas, l'autre extrémité se trouve une fois dans cette même situation.

Les fesses, les genoux, ou les pieds de l'enfant, sont donc les parties qui d'abord sont poussées dans le passage, plus fréquemment que toute autre, excepté la tête.

Dans tous ces cas, si la femme est d'une bonne santé, la délivrance peut s'accomplir sans aucun secours extraordinaire, et avec une entière sureté pour la malade ; mais la vie de l'enfant est souvent dans un très-grand danger.

Ce danger est produit par la pression de la matrice snr l'enfant, pendant un temps plus long que lorsque la tête se présente la première au passage ; ce qui est occasionné par le plus grand espace qu'occupe alors l'enfant. On comprendra cela facilement, en faisant attention à la manière dont l'enfant est expulsé, quand quelqu'une de ses parties inférieures se présente en bas la première ; car, à mesure que le corps avance, les bras sont poussés en haut vers la tête, jusqu'à ce qu'enfin ils soient placés le long de chacun de ses côtés, et qu'ils augmentent, par conséquent, sa grosseur.

Une autre cause qui contribue certainement à rendre moins prompte la délivrance, c'est que les parties inférieures de l'enfant sont rarement poussées vers le passage, dans la direction qui leur fait occuper le moins d'espace possible ; c'est pourquoi il faut bien du temps avant que les contractions de la matrice puissent les remettre dans cette situation.

A moins donc qu'on n'apporte du secours dans tous ces

cas, l'enfant sera toujours exposé à ces dangers; et si l'accoucheur ne procède pas avec prudence et humanité, il peut offenser quelqu'une de ses parties.

J'ai choisi l'exemple suivant parmi un grand nombre d'autres semblables qui me sont arrivés, pour prouver cette observation.

Onzième observation. —— Je fus appelé, il y a quelques années, pour surveiller la délivrance d'une dame, dont l'enfant avoit présenté les pieds les premiers.

L'accoucheur avoit, malheureusement, procédé avec beaucoup trop de précipitation, et ses efforts, pour dégager les bras, desquels la prompte délivrance de l'enfant dépend dans ces occasions, avoient fracturé l'un d'eux, au-dessus du coude.

La conduite de cet homme, après cet accident, mérite d'être louée ; car, au lieu de le cacher, il l'avoua immédiatement après la délivrance de l'enfant, et il employa les moyens propres à le réparer avec succès, de sorte que, dans une quinzaine, le bras étoit presqu'aussi bien que s'il n'avoit pas été rompu.

——————

Il faut un certain degré d'adresse pour délivrer la tête de l'enfant, lorsque le corps a été chassé. Non-seulement la force n'est pas nécessaire, mais elle est dangereuse, parce que le cou de l'enfant est si tendre qu'il peut être disloqué, ou même séparé du corps, et la tête reste alors dans la matrice ; accident très-malheureux, et qui, autrefois, n'étoit pas rare.

J'ai eu lieu d'observer, il y a quelques années, le cas suivant

Douzième observation. —— Une sage-femme, qui assistoit une dame, découvrit que les fesses de l'enfant étoient dans le passage. Comme elle avoit bonne opinion d'elle-même, elle se flatta qu'elle seroit capable d'opérer seule la délivrance, sans aucun secours extraordinaire, quoiqu'elle sût bien que ces accouchemens ne peuvent être entrepris avec succès par des sages-femmes.

Quelqu'un des assistans, informé de la circonstance, insista cependant pour que je fusse appelé; la sage-femme, impatiente de jouir exclusivement de l'honneur de la délivrance, résolut d'entreprendre de l'accomplir avant mon arrivée.

Dans cette vue, elle commença à tirer les parties inférieures de l'enfant, avec tant de violence, que le cou céda, et je n'arrivai que pour être témoin de ses derniers efforts, et de la mutilation de l'enfant.

————

De même qu'on ne peut assez fortement réprouver trop de précipitation, de même on doit éviter une excessive timidité, qui peut être fatale à l'enfant.

Un degré convenable d'assurance, également éloigné de la témérité et de la timidité, doit être, pour un accoucheur en état d'opérer avec succès dans ces occasions, le seul résultat de l'adresse et d'une parfaite connoissance dans la manière d'opérer.

Section IIe

Accouchemens outre nature, où la vie de la malade est exposée à des dangers.

Quand l'enfant est dans une telle situation que quelque partie, excepté la tête ou les parties inférieures, est placée près le passage, la nature ne peut accomplir la délivrance ; c'est pourquoi, à moins que la position de l'enfant ne soit changée, la femme doit, en général, perdre la vie.

L'opération par laquelle la délivrance s'opère, s'appelle, en langage d'accoucheur, le tour, et consiste à ramener les pieds dans le passage.

Quand la mauvaise position de l'enfant est découverte avant que les eaux soient écoulées, on peut avoir recours, avec sureté, à l'opération du tour (pourvu que la femme soit en bonne santé) sans occasionner beaucoup de douleur à la malade, ou d'inquiétude à l'accoucheur. On doit cependant, pour sauver l'enfant, dans ce cas, avoir la même prudence et la même adresse que lorsque les pieds sont originairement dans le passage.

Mais quand, ou par l'inquiétude de la malade, ou par l'interposition contraire de l'accoucheur, les eaux ont été évacuées dans le premier période du travail, la vie de l'enfant doit, en général, être en danger, et la femme courra également quelques risques.

Les dangers qui, dans ces occasions, menacent la femme et l'enfant, viennent de ce que la matrice se contracte autour du corps de l'enfant, peu après que les eaux sont écoulées, et de l'état spongieux de cet organe dans les derniers mois de la grossesse, comme on l'a déjà remarqué, qui le rend plus aisé à se déchirer , si on emploie beaucoup de force.

C'est pour cela que l'enfant a souvent été poussé à travers la substance de la matrice, dans la cavité du ventre , et que de plus, dans un très - grand nombre de cas, la femme, en général, perd la vie.

L'opération du *tour* ne doit donc jamais être entreprise par ceux qui ne possèdent pas une connoissance parfaite des principes nécessaires pour l'accomplir, parce qu'autrement ils peuvent faire beaucoup de mal. En effet, j'ai long-temps été accoutumé à regarder le *tour*, dans certain cas, comme l'opération la plus difficile qu'on puisse exécuter sur le corps humain : c'est pour cela qu'elle exige les plus grands efforts du savoir. Comme son objet est extrêmement intéressant, il doit être généralement connu ; car la vie de la mère et de l'enfant dépend de son succès.

Plusieurs femmes, par leur mauvaise conduite, ajoutent beaucoup aux dangers naturels qui accompagnent le *tour* ; car, au lieu de souffrir avec patience les douleurs passagères qu'elles doivent nécessairement ressentir, elles sont d'une turbulence difficile à gouverner. Dans ces occasions, s'il arrive quelque mal, on doit, avec justice, l'attribuer à leur propre faute, et non à quelqu'erreur de la part de l'accoucheur.

Toute femme regardera donc comme un devoir pour elle-même, de se soumettre, avec résignation, au traitement de l'accoucheur aux soins duquel elle se remettra, pourvu qu'elle soit assurée de son caractère et de ses talens ; car une conduite opposée, outre qu'elle la blesseroit elle-même, en attaquant son tempérament, peut empêcher l'accoucheur d'opérer avec ce calme dont la sûreté de l'enfant dépend très-fréquemment.

S E C T I O N   I I I^e

Observations générales sur les accouchemens outre nature.

D A N S tous les cas d'accouchemens outre nature, il est d'une grande importance de préparer suffisamment les passages pour la délivrance de l'enfant, avant qu'aucune de ses parties n'y soit introduite : autrement, l'enfant perdra probablement la vie.

Lors, donc, qu'on découvrira près le passage quelque partie extraordinaire de l'enfant, on prendra le plus grand soin pour que, par l'impatience de la femme, ou par le secours trop officieux de l'accoucheur, les eaux ne puissent être évacuées dans le commencement du travail.

Dans quelques positions très-extraordinaires, et heureusement rares, de l'enfant, on a remarqué que la vie de la malade et celle de son fruit sont exposées à de grands dangers, sur-tout si on n'a pas fait attention à cette circonstance. Une assistance préalable et judicieuse est donc très-souvent avantageuse.

Les accouchemens outre nature contredisent, de la manière la plus évidente, l'opinion ridicule de ceux qui prétendent qu'on peut s'en rapporter à la nature seule, pour la délivrance de la femme ; car dans ces cas, la mort est la suite la plus générale, si on n'apporte pas un secours convenable.

Si les dangers de l'accouchement venoient de cette circonstance seule, on pourroit excuser le peuple d'adopter cette opinion, parce que, jugeant de la structure du corps humain par celle des autres êtres animés, il ignore la différence qui se trouve souvent dans la première. Mais comme le régime de vie actuel dispose certainement le corps à des maladies, dont il seroit exempt dans l'état de nature, quoique plusieurs de ces dangers viennent surement de la singularité de structure, il doit être également vrai pour l'observateur le plus ignorant et le plus superficiel, que plusieurs tirent leur origine de cette circonstance.

L'homme qui, par erreur et par l'idée vulgaire de la toute-puissance de la nature dans la délivrance des femmes, seroit assez aveugle pour ne pas croire à l'influence étendue que doit inévitablement avoir, sur la santé des individus, la manière de vivre dans les pays civilisés, sortiroit bientôt de ses trompeuses spéculations, si une personne qui lui seroit très-chère étoit, à la suite d'un accouchement outre nature, ou laborieux, attaquée d'une maladie dangereuse, ou perdoit la vie par le défaut d'un secours convenable. Avec quel regret doit-on, dans une telle situation, faire des réflexions sur sa propre ignorance et sur ses préjugés, et combien on est peu consolé, en pensant que cette opinion, loin d'être particulière, est à la mode et dominante !

CHAPITRE V^e

Accouchemens où il y a plus d'un Enfant.

DES femmes produisent souvent, d'une seule couche, deux enfans, quelquefois trois; et dans quelques cas très-rares, quatre ou cinq. Un observateur superficiel pourroit imaginer que ces cas sont favorables à l'accroissement du genre humain; mais cela n'arrive point par ces moyens: car le rétablissement de la femme est toujours plus incertain après la délivrance de deux jumeaux, qu'après celle d'un seul enfant, et lorsque le nombre des enfans excède deux, ils vivent rarement long-temps après l'accouchement.

On a remarqué, plus haut, que quand il y a plus d'un enfant dans la matrice, chacun est renfermé dans un sac séparé; il arrive donc rarement que la délivrance de l'un soit arrêtée par l'interposition de l'autre, quoique ces cas aient eu quelquefois lieu, et aient été suivis d'un travail considérable.

Mais deux ou trois enfans ne sont point dans une position naturelle; car les fesses de l'un sont ordinairement opposées à la tête de l'autre: ce qui doit, dans ces cas, rendre l'accouchement outre nature, et par-conséquent dangereux jusqu'à un certain point.

Le traitement, alors, exige donc une attention particulière, parce que non-seulement la vie de l'enfant, mais aussi celle de la malade, sont, dans ces occasions, mises en jeu.

Section première.

Moyens par lesquels on peut s'assurer de l'existence de deux Enfans.

On a très-improprement imaginé que quand des femmes ont conçu deux jumeaux, il y a certains symptômes, avant la délivrance, par lesquels on peut s'assurer de cette circonstance. Dans le fait, il n'y a de signes sûrs, qui puissent faire découvrir l'existence de plusieurs enfans, qu'après l'accouchement d'un seul. La grosseur extraordinaire durant les derniers mois, sur laquelle plusieurs personnes fondent cette connoissance, est très-trompeuse ; il y a long-temps que j'ai reconnu la vérité de l'observation d'un homme de l'art du dernier siècle, que lorsque des femmes, par l'apparence de leur ventre, donnent tout lieu de soupçonner deux enfans, il n'en existe souvent qu'un seul, tandis que plusieurs femmes en ont eu deux ou trois, quoiqu'avant la délivrance elles n'eussent donné aucune marque de cette circonstance.

Après l'accouchement d'un enfant, il est très-aisé de déterminer s'il y en a un autre. Cela peut se faire communément sans avoir recours à des moyens douloureux et malhonnêtes, qu'on propose et qu'on pratique souvent ; car en sentant seulement l'état du ventre, un accoucheur judicieux se trompera rarement dans ces occasions.

Lorsqu'il n'y a qu'un seul enfant dans la matrice, cet organe, bientôt après la délivrance, diminue considérablement en grandeur, tandis que les intestins, qui étoient tenus hors leur situation naturelle dans les derniers mois, s'avancent immédiatement sur la partie antérieure du ventre : ce qui fait qu'on sent cette partie molle, et cédant facilement à la pression.

Mais, quand il y a un second enfant, la matrice ne diminue point évidemment de grandeur. Les intestins restent donc derrière et sur les côtés du ventre, et sa partie antérieure conserve la même fermeté qu'avant la délivrance du premier enfant.

Il peut, de temps à autre, arriver quelque circonstance qui empêche l'accoucheur de s'assurer, par ce moyen simple, de l'existence de plusieurs enfans, et dans ces cas seulement, il mettra en pratique les autres moyens qui ont été proposés pour parvenir au même but.

S e c t i o n   I I^e

Précautions nécessaires dans le cas de Jumeaux.

On a déjà remarqué que, dans les cas de pluralité d'enfans, les vaisseaux sanguins du gâteau de chacun communiquent les uns aux autres. Si donc, la partie du cordon qui est attaché à l'arrière-faix n'est pas serrée, la vie du second enfant sera exposée. De là vient qu'on ne doit jamais laisser le cordon lâche, tant par amour de la propreté, que pour prévenir la possibilité d'accidens.

Quand il y a un second enfant, plusieurs accoucheurs procèdent immédiatement à la délivrance de la femme, avant qu'elle se soit remise des fatigues de l'accouchement du premier enfant : d'autres évitent d'interposer leurs secours, et s'en rapportent entièrement à la nature.

Il doit, cependant, paroître extrêmement inhumain de ne pas permettre à la femme de jouir du soulagement dont elle a besoin après avoir accouché d'un enfant, du

moins

moins jusqu'à ce que, ses forces un peu rétablies, elle soit en état de supporter la fatigue nécessaire qu'elle doit encore une fois endurer.

Mais, comme on l'a déjà dit, il y a une grande probabilité que la position d'un second enfant n'est pas favorable, et si on s'en rapporte entièrement à la nature, la malade et l'enfant peuvent très-aisément perdre la vie, avant qu'on ait procuré un secours convenable.

L'exemple suivant confirmera cette remarque.

Treizième observation. —— Dans l'année 17.., une pauvre femme fut délivrée par une sage-femme, d'un enfant (un jeudi matin) avec toute apparence de sûreté.

Le mardi suivant, dans l'après-midi, je fus appelé pour prêter mon assistance à l'une de mes élèves. Le docteur Cooper, aujourd'hui médecin du duc de Gordon, alla visiter cette femme à ma place; mais elle étoit morte avant son arrivée.

En examinant les circonstances du cas, le docteur trouva qu'on avoit laissé un second enfant, et que les douleurs du travail avoient seulement eu lieu environ vingt minutes avant son arrivée; mais qu'un excessif écoulement de sang, étant subitement survenu, avoit terminé l'existence de l'infortunée malade.

Il n'y a guères de doute que si la femme avoit été délivrée à temps de son second enfant, sa malheureuse famille n'eût probablement pas été privée de celle dont les secours et les soins étoient si intimement liés à sa santé et à sa prospérité.

Dans tous les cas de deux jumeaux, on délivrera donc le second enfant par l'opération du tour, aussitôt après que les forces de la malade auront été rétablies autant que possible, pourvu que ni la tête, ni les fesses, ni les

Partie II. Q

pieds, ne soient près du passage , tandis que la malade ressent les douleurs fortes et agissantes. On peut, dans ces
cas , conduire la délivrance d'après les principes généraux.

Dans toutes ces circonstances , il est du devoir indispensable de l'accoucheur d'assister constamment la malade ,
jusqu'à ce qu'elle soit complétement délivrée ; car s'il
arrivoit des symptômes dangereux , il pourroit y remédier
par son secours , ou autrement, ils pourroient devenir
tout-à-coup funestes.

Le traitement, dans les cas où il y a plus de deux enfans , n'est pas plus difficile que celui de deux jumeaux.
La vie de la malade , dans ces occasions, n'est pas dans
un plus grand danger ; mais celle des enfans doit toujours
être précaire , en proportion de leur grosseur, etc.

CHAPITRE VI.

Accouchemens compliqués , accompagnés de circons-
tances dangereuses pour la Mère et l'Enfant.

QUOIQUE la position de l'enfant puisse être favorable
à la délivrance, sa vie cependant peut être mise en danger, par l'abaissement d'une portion du cordon ombilical, qui se présenteroit avant l'enfant même : car,
quelque degré de compression qui arrêteroit le cours du
sang à travers cette partie, mettroit, en peu de temps,
un terme à l'existence de l'enfant.

La vie de la femme court des risques par l'occurrence
des convulsions, ou par une perte excessive durant le travail, circonstances qui heureusement n'arrivent pas souvent.

Les cas où l'enfant est en danger ont, avec grande
raison, attiré l'attention des accoucheurs humains, depuis que l'accouchement est devenu un art régulier.
Cependant, on doit toujours regretter que, dans le plus
grand nombre d'accouchemens où le cordon ombilical se
présente, il cause la mort de l'enfant, quoique la femme
soit délivrée avec une parfaite sureté.

Les circonstances qui ont lieu durant le travail ne sont
pas véritablement aussi alarmantes que les convulsions
ou la perte : car, dans le premier cas, un ou deux accès
peuvent amener des conséquences fatales, et dans le second, la continuation de l'écoulement pendant très-peu
de temps peut être suivie des mêmes effets malheureux.

SECTION PREMIÈRE.

Accouchemens où la vie de l'Enfant est exposée.

UNE portion du cordon ombilical peut être poussée en bas, soit naturellement, soit par suite d'une mauvaise manœuvre. Dans le premier cas, on le trouvera à travers les membranes, au commencement de l'accouchement : dans le second, il descend seulement lorsque les eaux sont écoulées.

Le cordon tombe naturellement, seulement lorsqu'il est extraordinairement long, ou lorsque l'enfant est dans une position croisée ; et ces cas arrivent très-rarement.

Mais, quand les eaux sont évacuées, avant que les passages soient convenablement préparés pour aider la délivrance de l'enfant, le cordon est généralement poussé en bas le premier, ou avec la partie qui se présente.

Quand on sent d'abord le cordon à travers les membranes, la malade doit être tenue très-tranquille, et dans une seule posture, jusqu'à ce que les circonstances préparatoires à la délivrance soient entièrement accomplies ; alors l'accoucheur, en tournant l'enfant, peut être en état de sauver sa vie.

Mais, lorsque la première évacuation des eaux est occasionnée par l'avancement du cordon, il n'est pas souvent au pouvoir de l'accoucheur d'obvier au danger qui menace, sans exposer la vie de la malade à beaucoup de risques.

Puisqu'on ne peut donc fréquemment remédier à cet accident, il est important d'en prévenir l'occurrence. On peut y parvenir par une attention convenable ; car l'écoulement prématuré des eaux doit être la faute de l'accoucheur ou de la malade, et peut, par-conséquent, être communément prévenu.

La tranquillité de la part de la malade, au commencement du travail, et une grande prudence de celle de l'accoucheur, seront très-ordinairement d'un grand avantage. On peut voir par ce qui a été dit plus haut sur ce sujet, que la négligence de ces règles nécessaires a rendu douloureuses pour la malade, et dangereuses pour l'enfant, plusieurs délivrances qui, autrement, eussent été très-favorables.

SECTION IIe

Accouchemens accompagnés de convulsions.

ON a déjà fait mention des précautions qui, dans plusieurs cas, peuvent prévenir les convulsions durant le travail ; on a également fait connoître les dangers auxquels sont exposées les femmes grosses, quand elles sont attaquées de maladies affreuses.

Quand les convulsions ont lieu dans le temps du travail, la sureté de la femme dépend communément d'une prompte délivrance ; c'est pourquoi on doit employer, sans délai, les moyens propres à parvenir à ce but important.

On s'en rapportera entièrement, dans ces occasions, pour le traitement, à un habile accoucheur ; et c'est pour cela qu'il est incompatible avec la nature de cet ouvrage, d'exposer les règles à suivre pour cet objet.

Mais comme, dans plusieurs cas, il peut être au pouvoir des gardes ordinaires d'arrêter l'accès qui menacc., par de simples remèdes, il est important de les expliquer.

Quand, durant le travail, la malade se plaint d'une douleur très-cruelle dans la tête ou dans l'estomac, accompagnée d'obscurcissement de la vue, ou de sensation d'éclats de feu devant les yeux, et de rougeur du visage; si elle est d'une complexion forte et replette, ou si elle n'a pas été beaucoup affoiblie par des maladies précédentes, on la saignera immédiatement au bras, et on admettra, dans sa chambre, un libre courant d'air.

Si, nonobstant ces moyens, l'accès qui menace a lieu, on mettra, entre les mâchoires, un morceau de liége, autrement la langue pourroit être fort attaquée.

Quelquefois, dans ces cas, l'estomac est dérangé, et augmente la tendance aux convulsions; lorsqu'on s'en aperçoit, on fera prendre à la malade une infusion de fleurs de camomille ou de la colombine, lesquelles, en vidant l'estomac, peuvent, en quelques occasions, prévenir le retour de l'accès, ou modérer sa violence.

On ne doit cependant pas cacher que quand les convulsions arrivent pendant l'accouchement, on ne peut prononcer que la femme n'est pas en danger qu'après la délivrance, comme on l'a déjà observé.

SECTION IIIᶜ

Accouchemens accompagnés de perte.

ON a fait connoître, dans la première partie de cet ouvrage, les dangers qui résultent d'un écoulement de sang dans les derniers mois de la grossesse, et on a exposé les circonstances qui peuvent donner lieu à cet accident.

Quand un semblable écoulement arrive durant le travail, il doit dépendre ou d'une séparation accidentelle de tout l'arrière-faix, ou plus communément d'une de ses parties, ou de l'attache extraordinaire de cette substance. La vie de la malade courra plus de risques par la première, que par la dernière de ces causes.

Quand l'écoulement est léger, et qu'il ne vient pas de la situation du gâteau, on n'a point à craindre ; mais l'accoucheur doit rester constamment auprès de la malade, pour être à même de la secourir, si l'écoulement devenoit abondant. On doit donc, dans ces cas, tenir la femme très-fraîchement ; les couvertures doivent être légères, la chambre aérée, et les boissons entièrement froides. Tout ce qui est échauffant, étant très-pernicieux, ne peut être trop strictement prohibé.

Si l'écoulement est considérable, ou continue assez long-temps pour épuiser les forces de la malade ; sa sureté dépend alors d'une délivrance immédiate, et doit être opérée d'après les principes généraux. Quelques minutes de délai peuvent, dans ces occasions, devenir fatales à la mère et à l'enfant.

Quand l'arrière-faix est malheureusement attaché au col ou à l'orifice de la matrice, on doit craindre le plus grand danger ; car la vie de la malade dépend, dans presque tous les cas de cette espèce, du discernement, du courage et de l'adresse de l'accoucheur.

SECTION IV.e

Conséquences de la retention de l'arrière-faix.

L'ARRIÈRE-FAIX peut être retenu plus de deux ou trois heures, seulement en conséquence d'un état particulier de maladie, qui ne peut être expliqué dans cet ouvrage, ou par des contractions de la matrice, si irrégulières, que son orifice se ferme tout-à-fait. Dans le premier cas, il y a généralement une partie détachée qui occasionne une perte; dans le second, à moins d'en faire l'extraction par des moyens convenables, le gâteau se corrompra dans très-peu de temps.

Chacune de ces circonstances doit être suivie de danger pour la malade; car, si l'écoulement de sang a lieu, on ne peut l'arrêter que la matrice ne soit vidée; et si l'arrière-faix reste deux ou trois jours dans un état de corruption, il s'ensuivra une fièvre très-mauvaise.

Quand un écoulement considérable a lieu après la délivrance, les assistans sont, en général, alarmés avec raison, et il n'y a pas beaucoup à craindre qu'on se trompe sur cette circonstance, ou qu'on gouverne mal. Mais quand il ne paroît point d'écoulement, il arrive trop souvent que la malade ne veut point de secours de l'accoucheur; les assistans pensent qu'il seroit cruel de l'inquiéter, et même plusieurs accoucheurs, par timidité, ou de peur de lui causer de la douleur, évitent de secourir à temps. Ces craintes ont causé plusieurs tristes exemples; le suivant, que j'ai choisi parmi un grand nombre, suffit pour prouver la vérité de cette remarque.

Quatorzième observation. — Dans l'année 17..., une dame fut délivrée de son premier enfant, sans aucun secours extraordinaire ; mais , dans l'intention de faire sortir l'arrière-faix , on cassa le cordon : bientôt après, suivit un écoulement de sang.

Un accoucheur fut alors appelé ; mais ses premiers efforts furent insuffisans pour accomplir la délivrance du gâteau , et il fut détourné de les réitérer, par l'état de langueur de la malade, et parce qu'à chaque effort qu'il faisoit pour la secourir , elle tomboit en syncope.

La dame continua d'être très-foible jusqu'au sixième jour après la délivrance , qu'elle fut saisie de violens frissons ; avec cela , elle eut un écoulement très-putride par le passage de la matrice. La malade insista alors sur ce que je fusse appelé.

Nonobstant tous les moyens que je pus imaginer , la dame infortunée mourut le lendemain.

———

Il est donc facile à comprendre que , comme la vie de la malade n'est jamais exempte de danger qu'après que l'arrière-faix est sorti , un accoucheur ne doit jamais laisser une femme, même pendant un court espace de temps, sans être entièrement délivrée.

Après que le gâteau a été retenu pendant quelques heures , on peut, en général, le faire sortir par des efforts continus et nécessaires. La malade , il faut le dire , sera inévitablement exposée à quelques douleurs ; mais les souffrances passagères ne peuvent jamais être mises en comparaison avec les dangers auxquels elle seroit autrement exposée.

Quand l'arrière-faix , par un état de maladie , adhère

si fortement à la matrice qu'il ne peut en être entièrement séparé, peu de jours après que la portion dégagée est exclue, on injectera, de temps en temps, de
l'eau tiède, par les moyens ordinaires, et on donnera
une cuillerée à thé de quinquina, deux ou trois fois
par jour. Ce traitement doit être continué jusqu'à ce
que la portion retenue soit sortie.

Fin de la seconde Partie.

TRAITEMENT

DES

MALADIES DES FEMMES.

TROISIÈME PARTIE.

CHAPITRE PREMIER.

Traitement des Femmes après la délivrance.

Quand les femmes ont joui d'une bonne santé avant la grossesse, et quand leur travail n'a pas été accompagné de quelque circonstance extraordinaire, leur rétablissement, après la délivrance, ne peut être précaire, à moins qu'on ne néglige les précautions qui sont nécessaires à l'état particulier de leur système dans ce temps.

On va faire connoître ces précautions dans ce chapitre et dans les deux suivans ; on exposera les maladies qui arrivent pendant les couches.

SECTION PREMIÈRE.

État des Femmes après la délivrance.

Les effets de l'accouchement peuvent être, avec raison, distingués en généraux et en particuliers. Les premiers sont ceux qui viennent de la fatigue, et les autres de l'état particulier du corps avant et après la délivrance.

Dans les cas même les plus favorables, les femmes doivent être considérablement fatiguées par les efforts qui sont nécessaires pour chasser l'enfant. Les violentes contractions de la matrice et des puissances qui l'aident, l'action redoublée du cœur et des vaisseaux sanguins, la résistance qu'oppose la forme particulière de l'enfant, etc., occasionnent un degré considérable de douleur, d'où s'ensuit une fièvre passagère. La vieille maxime que la femme, après le délivre, doit être considérée comme une personne extrêmement froissée, est donc fondée en raison.

Les maladies qui arrivent dans les couches dépendent cependant plus des effets particuliers du travail, que des effets généraux. Ceux-là méritent donc beaucoup d'attention.

Dans les derniers mois de la grossesse, la matrice occupe un si grand espace dans la cavité du ventre, que l'estomac et les intestins sont fortement comprimés, et que la circulation, à travers les vaisseaux voisins, est arrêtée.

Durant le travail, l'action du diaphragme, les parties charnues du ventre, et la matrice, doivent comprimer toutes ces parties avec un surcroît de force, tandis que le passage de l'enfant, à travers les parties naturellement petites, occasionne un mal-aise passager.

Après la délivrance, la pression sur toutes les parties du ventre cesse tout-à-coup, par la diminution de la matrice, et le sang passe alors plus librement. Mais par la pression préalable et long-temps continuée, l'action des vaisseaux sanguins est considérablement altérée : ce qui les rend incapables de s'opposer à un épanchement de sang, et de pousser avec leur force ordinaire les ma-

tières qu'ils contiennent. Le sang est donc exposé à s'accumuler, et peut très-facilement distendre les vaisseaux,
si l'action redoublée du cœur continue.

La matrice éprouve un grand changement après l'expulsion de l'enfant et des secondines ; car elle se re-
trécit considérablement ; ses côtés se rapprochent l'un
de l'autre, et deviennent en contact. Les orifices de ses
vaisseaux sanguins sont larges et ouverts ; et quoique sa
grandeur soit diminuée, sa pesanteur continue d'être
la même. Il sort par les vaisseaux, pendant trois, quatre
ou cinq jours, un écoulement coloré de rouge, appelé
lochies ; et dans le langage ordinaire, *purification*. Cette
évacuation devient, par dégrés, d'une couleur sombre,
et elle est alors séreuse ; elle disparoît entièrement à différens périodes dans différentes femmes, et selon diverses
circonstances dépendantes de la constitution, etc. Elle
cesse plutôt dans les nourrices que dans les autres.

L'état de l'ame, ayant une influence considérable sur
les femmes en couches, ne doit pas être négligé.

Presque toutes les femmes, comme nous l'avons déjà
dit, sont frappées d'idées sombres au commencement du
travail, et les douleurs qu'elles éprouvent durant ses progrès, tendent généralement à augmenter leurs craintes.
Mais une disposition très-opposée prévaut communément, après la délivrance : la joie d'être mère, et le
soulagement immédiat de toutes douleurs, sont quelquefois tels, qu'ils occasionnent les plus violens transports.

Dans cet état de l'ame, on est sujet à négliger les précautions qui sont nécessaires pour rétablir cette régularité dans les organes utiles à la vie : régularité qui a été
interrompue par la force des douleurs de l'accouchement.

La force passagère, que donnent les émotions de la joie, encourage la malade à parler ; et ces efforts, avec la fatigue précédente qu'elle a dû épouver, contribuent beaucoup à l'affoiblir.

Quand le corps est considérablement affoibli, l'action du principe du sentiment s'altère communément : ce qui fait que, quelques heures après la délivrance, elles sont en général incapables de soutenir un état qu'elles n'avoient jamais autrefois éprouvé. Les plus légères impressions les dérangent et les troublent aisément ; des causes, en apparence insignifiantes, produisent en elles les sensations les plus immodérées de plaisir ou de chagrin.

Comme toute passion violente de l'ame est accompagnée d'un effet correspondant dans le système, il doit être très-évident que, dans l'état du corps après l'accouchement, quelque agitation violente doit faire craindre de mauvaises conséquences.

Quoique ce que nous venons de décrire soit la disposition ordinaire de l'esprit dans les femmes en couches, quelques-unes, cependant, éprouvent des sensations très-opposées ; car plusieurs sont frappées de l'idée que, quoiqu'elles aient échappé aux dangers de l'accouchement, elles ne peuvent se rétablir des maladies qui succèdent à la délivrance.

Cette idée prévaut principalement parmi les femmes qui ont eu plusieurs enfans : circonstance qui pourroit paroître bizarre à un observateur superficiel, parce que, comme on peut le supposer, l'expérience qu'elles ont faite, doit leur appprendre qu'avec un traitement convenable leur rétablissement est presque certain, si elles n'ont point été malades auparavant.

Mais quand on examine cette matière plus à fond, les

craintes de ces femmes paroissent plus naturelles, quoique également mal fondées ; car le plaisir d'être mère, après l'accouchement de plusieurs enfans, en perdant de sa nouveauté, ou en étant satisfait, n'est plus aussi sensible que la première fois : on ressent donc complétement les douleurs réelles qui succèdent au travail, et la même suite d'idées a lieu, parce qu'elle est excitée à l'occasion des sensations douloureuses.

On s'expose toujours à de mauvais effets en s'abandonnant à des passions accablantes ; c'est pourquoi il est particulièrement important de les éviter avec le plus grand soin dans le traitement des femmes en couches.

Section IIe

Règles touchant le vêtement, l'air et l'exercice convenables aux Femmes en couches.

C'étoit autrefois la coutume d'appliquer sur le ventre des compresses très-serrées, dans la vue de l'empêcher de continuer d'être gros après la délivrance. Ce traitement a généralement un effet opposé, comme on peut l'observer dans les femmes du plus bas état, qui le continuent toujours. Un peu de compression est nécessaire et bienfaisant, et cela peut se faire au moyen d'une serviette modérément serrée.

On doit changer souvent les draps, les vêtemens du corps et les coiffes des femmes en couches, pour obvier aux exhalaisons fétides qui en émanent. Les couvertures et les vêtemens des femmes, dans ces occasions, seront légers, afin d'empêcher l'excessive transpiration à laquelle elles ont une tendance naturelle, mais qui est toujours suivie de mauvais effets.

Il est sans doute inutile de remarquer que les malades, durant les couches, doivent être tenues à l'abri de l'humidité, autant qu'il est possible.

Presque tout le monde connoît aujourd'hui les mauvais effets d'un air corrompu ou qui a séjourné ; on comprendra donc, très-facilement, de quel avantage et de quelle nécessité il est d'avoir toujours les rideaux du lit ouverts, d'empêcher que la chambre ne soit foulée par les gens qui viennent faire des visites, d'éloigner aussi vîte qu'il est possible tout ce qui peut souiller l'air, et d'admettre de temps en temps un air frais en ouvrant les fenêtres et les portes.

Les femmes autrefois étoient obligées de rester au lit pendant un certain nombre de jours, parce qu'elles étoient beaucoup affoiblies et fatiguées. De nos jours la pratique a passé d'un extrême à l'autre ; car il est maintenant de mode, pour elles, de se lever très-peu de temps après la délivrance.

Cette circonstance doit être reglée sur la force de la malade ; c'est pourquoi on ne peut établir de règle invariable à cet égard. Quand la femme sent qu'elle peut aisément supporter la fatigue du lever (ce qui arrive dans les cas ordinaires après le quatrième ou le cinquième jour), elle doit sortir du lit, afin qu'on puisse l'arranger proprement. Dans ces occasions les femmes se tiennent communément debout, parce qu'elles éprouvent un malaise considérable; et dans le même temps la matrice, qui est toujours grosse (car elle ne reprend son état naturel que deux ou trois semaines après la délivrance) en pressant fortement sur les parties molles, au fond du bassin, doit laisser inévitablement le germe de maladies très-incommodes ;

commodes, très-chagrinantes et très-désagréables, expliquées dans la première partie de cet ouvrage.

Les femmes doivent donc se placer dans une position
moitié debout, moitié assise, aussi long-temps que la
matrice continue d'être volumineuse, et, par ce moyen,
elles éviteront ces inconvéniens.

Il est, pour les mêmes raisons, très-contraire de se pro-
mener d'un endroit à un autre, du moins aussi long-temps
que les lochies durent. Plusieurs femmes se vantent
d'avoir été en état de traverser toute leur maison huit
ou dix jours après la délivrance; mais elles éprouvent
souvent, dans la suite, par les maladies qu'elles es-
suyent, qu'elles ont peu de raison d'être satisfaites de leur
prudence ou de l'attention de l'accoucheur qui leur
permet ces libertés.

Il est certainement très-contraire de se confiner dans
une chambre pendant deux ou trois semaines, sur-tout
dans un temps chaud : c'est pourquoi on peut avec sureté permettre aux femmes, si elles sont bien sous les
autres rapports, d'occuper une antichambre tout le jour
après la seconde semaine; mais elles doivent du moins,
pendant un certain temps, changer souvent de place,
et se placer sur un sofa, dans une position inclinée.

Après la quatrième semaine, quelquefois plutôt, on
peut permettre à la malade de sortir. La coutume ordinaire dans ces occasions d'aller d'abord à l'église, ne sauroit être condamnée dans des termes assez forts. Il faut
avouer qu'on doit inspirer à toutes les femmes pieuses le
desir d'aller rendre grâces à l'auteur de leur existence de
leur avoir conservé la vie au milieu des douleurs qu'elles
ont éprouvées. Mais, comme elles se doivent naturellement à leur famille, elles ne peuvent s'exposer elles-

Partie III,   R

mêmes au danger d'interrompre leur parfait rétablissement ; et jusqu'à ce qu'il soit assuré , elles doivent éviter tous endroits où il y a beaucoup de monde , parce que la chaleur , l'impureté et le long séjour de l'air pourroient les incommoder.

Les femmes , en sortant , prendront donc d'abord l'air dans une voiture pendant deux ou trois jours. Quand le temps sera favorable , elles se promeneront un peu , et elles différeront d'aller à l'église , jusqu'à ce qu'elles se sentent elles-mêmes dans l'état naturel d'une bonne santé.

SECTION IIIe

Règles touchant la nourriture des Femmes en couches.

IMMÉDIATEMENT , ou peu après la délivrance , il arrive en général une certaine langueur ou foiblesse , qui est la conséquence naturelle de la fatigue qu'occasionnent les efforts du travail. On a eu long-temps l'habitude de donner dans ces occasions , à la malade , quelques stimulans par forme de cordial , tels que des liqueurs fortes , ou des boissons mêlées de vin et d'épices , etc.

Si l'on fait attention à ce que l'on a déjà dit de la sensibilité de l'estomac , causée par le nombre de ses nerfs , et à l'influence étendue qu'elle a sur tout le corps , on sera frappé de l'impropriété des substances stimulantes , dans l'état irritable de la malade , après la délivrance. S'il est évident , par la rougeur du visage , qu'un verre de liqueur , même dans les femmes en santé , augmente la rapidité du cours du sang , on doit comprendre que la même cause produira des effets plus violens , quand le corps est foible et irritable.

Dans les cas d'excessive langueur, on donnera, par
forme de cordial, un peu d'eau de canelle orgée chaude,
ou un morceau de biscuit, de sucre ou de pain trempé
dans du vin ; et, dans les occasions extraordinaires, on
pourra donner un peu de négus chaud, ou un morceau
de sucre trempé dans de l'eau-de-vie.

Quelques jours après la délivrance, les femmes sont
généralement très-altérées ; et, pourvu que les boissons
ne soient pas chaudes, excepté quand elles se proposent
de nourrir, on peut satisfaire, avec sureté, leurs desirs.
Du gruau, et quelquefois une rôtie à l'eau, avec une
très-petite portion de vin, du petit lait de vache, de
la limonade, des tamarins, etc., sont les meilleures
boissons : en été, on peut les prendre froides ; mais,
en hiver, on doit toujours les donner un peu chaudes.

Le troisième ou quatrième jour après les couches,
si les forces de la malade le demandent, elle pourra
prendre, pendant le jour, deux ou trois verres de vin
clairet, ou la même quantité d'égales parties de vin de
Porto et d'eau ; et après le dix ou douzième jour, si
elle donne à teter, elle pourra prendre aussi un verre
à bière, plein de vin de Porto, ou de bière douce,
après dîner et après souper.

Les accoucheurs commettent plusieurs erreurs dans
le règlement des alimens des femmes en couches. Tous
les méts grossiers qui pourroient surcharger l'estomac,
ou devenir, par l'état de chaleur où se trouve la femme,
la cause des fièvres, doivent être strictement défendus ;
mais toute malade, après l'accouchement, ne doit pas
rester à moitié affamée, comme quelques-uns le recommandent. On peut prendre, après dîner, du bouillon
de veau ou de poulet, pendant les deux ou trois pre-

miers jours ; mais si la malade a été accoutumée à une nourriture abondante, ou si la soupe lui déplaît, elle peut prendre, au commencement, quelque chose de solide, comme de la volaille ou du poulet bouilli, du poisson blanc ou du boudin blanc.

On aura égard, dans cette occasion, à son tempérament, à sa première manière de vivre, et à son état présent. On doit toujours se souvenir que trop de complaisance est plus à craindre que trop d'abstinence, quoiqu'on doive également éviter les deux extrémes.

SECTION IV°

Règlement de l'ame des Femmes en couches.

PAR ce qu'on a dit de l'état de l'ame après la délivrance, il est facile de comprendre que tout ce qui peut tendre à exciter même les plus légères émotions en santé, doit être soigneusement évité durant les couches. C'est pour cette raison, qu'on doit employer tous les moyens ordinaires et connus, d'éviter toute espèce de bruit.

Il est quelquefois nécessaire, par la situation de la chambre, de remplir les oreilles de la malade avec du coton ; mais cela ne se doit pratiquer que dans les cas très-urgens : car l'esprit, dans cette situation, est toujours dans un état d'anxiété, par le desir qu'a la femme d'entendre celui qui s'avance parmi les assistans, et par les craintes qu'elle peut en concevoir, si on ne la satisfait pas.

On doit refuser accès à tous ceux qui viennent faire

des visites les dix ou quinze premiers jours ; car, outre le danger que les nouvelles qu'ils débitent ne fassent mal à la malade, la fatigue de la parole pourroit causer les conséquences les plus sérieuses. On permettra cependant à une amie prudente et réservée de s'asseoir auprès d'elle, et on l'engagera à donner à ses idées un tour agréable, à prévenir les efforts que feroit la malade pour parler, et à la laisser reposer, quand elle paroîtra y avoir quelque propension.

La pratique ordinaire de faire asseoir la nourrice, toute la nuit, auprès de la malade, est toujours suivie de beaucoup d'inconvéniens, et souvent la cause de plusieurs maladies. L'expérience de toutes les dames qui ont adopté cette pratique, confirme cette observation ; car la nourrice reste continuellement éveillée, ou s'assoupit. Dans le premier cas, elle s'efforce de montrer son attention, en tourmentant la malade de ses offres de nourriture ou de boisson ; et, dans le second, le bruit qu'elle fait en dormant, trouble la femme.

La nourrice (excepté dans les occasions extraordinaires) doit donc reposer sur un lit voisin de la chambre de la malade, afin qu'elle puisse aisément la secourir dans toutes les occasions nécessaires.

Le bruit que font les enfans lorsqu'on les lave, les habille, etc., doit certainement devenir très-désagréable à toutes les mères ; d'où vient qu'on ne doit jamais habiller les enfans dans la chambre de la malade, qu'elle n'ait complétement recouvré ses forces.

S E C T I O N   V.

Traitement des Seins.

QUAND la femme se propose de donner à teter, elle doit présenter le sein à l'enfant après la délivrance, aussi-tôt que ses forces le lui permettront, et elle doit laver ses seins auparavant avec du lait et de l'eau chaude, afin d'ôter la substance amère et visqueuse qui est fournie autour du mamelon, pour défendre ces parties de l'excoriation.

Quand la femme n'a jamais eu d'enfans, les mamelons ne sont pas d'abord assez proéminens pour donner prise à l'enfant. On a eu long-temps l'habitude, dans ces cas, de se faire tirer les seins, comme on l'appelle, soit par un adulte, soit par un enfant âgé, ou même par de jeunes animaux, tel qu'un petit chien. Cependant, en général, cet usage occasionne un degré de violence, qui est toujours suivi de blessures considérables ; et on doit, par-conséquent, employer des moyens plus doux.

Pour cela, on fomentera les seins avec de la flanelle trempée dans de l'eau chaude, et alors on appliquera au mamelon un godet de verre ou d'ivoire, monté sur un sac de gomme élastique, de manière que le mamelon puisse être attiré doucement et par degrés, tandis qu'en pressant modérément avec les mains les côtés du sein, le lait sera poussé en avant.

On doit se servir, avec beaucoup de prudence, d'un autre instrument nouvellement introduit dans la pratique, et qui possède plus de pouvoir. Il consiste en un godet de verre, adapté pour recevoir le mamelon auquel il est ajusté en forme de seringue avec une valvule ; l'ouvrier, en le travaillant, peut lui donner un aussi grand degré de force qu'il croit nécessaire pour attirer le mamelon. Cet instrument ne doit jamais être employé par des personnes ignorantes ; autrement, il pourroit blesser les seins.

Après que cette opération aura été répétée deux ou trois fois, l'enfant, excepté dans les cas extraordinaires, ne trouvera point de difficulté pour teter.

La malade ne se fatiguera pas d'abord, par une application long-temps continuée ou fréquente de l'enfant au sein ; et quand elle l'y appliquera, elle devra se soutenir un peu sur les oreillers du lit, dans une position inclinée ; et prendre toutes les précautions pour se mettre à l'abri du froid.

Lorsque la malade n'a pas de moyens de donner à teter, elle doit soigneusement éviter tout ce qui peut contribuer à la secrétion du lait. On recommandera donc une grande abstinence, et, en prenant aussi peu de boissons qu'il sera possible, on fera usage de fruits acides mûrs, tels que des pommes, des fraises, etc., qui calmeront la soif, et qui, étant laxatives, serviront à dissiper le lait, et à prévenir sa secrétion.

Les seins sont communément très-tendus pendant les deux ou trois premiers jours ; il y a, dans plusieurs cas, un degré considérable de douleur, accompagné quelquefois d'une fièvre violente. Ces symptômes, cependant, sont de courte durée ; car, en général, ils se terminent, après vingt-quatre ou trente-six heures, par une sueur abondante, d'une odeur aigre, par un relâchement modéré, ou par un écoulement copieux de lait par les seins.

On a adopté plusieurs pratiques, dans la vue de prévenir ces sensations douloureuses appelées fièvres de lait; mais elles ont produit plus souvent de mauvais que de bons effets.

Le meilleur traitement paroît consister à frotter modérément les seins, s'ils sont beaucoup tendus, avec de l'huile d'olive chaude, matin et soir, et à les couvrir de flanelle : cette opération doit se faire quelque temps avant la délivrance, toutes les fois que le lait tend à se détourner.

Si le lait paroît s'écouler des seins partiellement, on doit toujours les tenir secs, et employer, de la manière décrite, le godet monté sur la gomme élastique.

Quand les femmes n'éprouvent point de mal-aise de la tension des seins, il seroit absurde de faire teter par des moyens soit naturels, soit artificiels; car ils occasionnent souvent l'inflammation et ses suites douloureuses.

Une ou deux doses de quelque laxatif rafraîchissant, aidera particulièrement l'expulsion du lait, et, dans ces cas, on ne doit jamais les négliger.

S e c t i o n V I°

Médecines nécessaires durant les couches.

Dans quelques pays, on a coutume de prescrire un grand nombre de médecines différentes, pendant plusieurs jours après la délivrance; mais, en général, elles occasionnent, au lieu de les prévenir, plusieurs maladies désagréables, et doivent, pour cela, être rejetées.

Toutes les douleurs passagères que la malade éprouve par suite du travail, sont plus aisément éloigrées par le repos que par tout autre moyen, et cette circonstance paroît exiger une attention particulière. Lorsque la malade n'a pas de répugnance pour l'opium, on lui donnera trente gouttes de laudanum, ou un grain d'opium en pilules, immédiatement après la délivrance ; mais dans le cas où, à cause de la constitution, ils ne peuvent être prescrits, on peut y substituer, avec les mêmes bons effets, vingt ou vingt-cinq grains de castoreum en poudre.

Le sommeil calme et rafraîchissant, auquel la malade a une tendance naturelle après la fatigue de la délivrance, aidé de ces moyens, contribuera beaucoup plus à enlever le mal de gorge et des seins qu'on éprouve, en général, après le travail, que toutes les médecines que peuvent fournir les boutiques.

Mais si la malade a été accoutumée à prendre plusieurs médecines, ou si elle a grande confiance en leur pouvoir, elle prendra quelque chose de simple. Ce qui n'a aucune qualité active ne peut lui nuire, tant que l'attente de ses bons effets supposés la fera s'imaginer qu'ils ont réellement lieu : une émulsion d'amandes remplira très-bien ce but.

Elle continuera l'opiat pendant plusieurs nuits, jusqu'à ce qu'elle repose sans lui, et jusqu'à ce que les douleurs auxquelles plusieurs sont sujettes, soient entièrement diminuées.

Plusieurs maladies incommodes et douloureuses arriveront inévitablement, si on n'apporte pas une attention convenable à l'état du ventre, durant les couches. Le matin du second ou troisième jour après la délivrance, on donnera un doux laxatif, si la malade n'a pas le ventre libre, et ou le répétera tous les deux jours, s'il est nécessaire.

Quelques-unes des médecines laxatives ordinaires, sont contraires, dans l'état des couches, par l'indisposition, la douleur dans le ventre, ou la fatigue qu'elles causent; et le choix de ces médecines exige, par-conséquent, une grande prudence. Deux cuillerées à thé de magnésie calcinée, ou une dose d'électuaire laxatif, décrit dans les formules de médecine à la fin de cet ouvrage, me paroissent préférables à toute autre.

Quand la malade n'a pas le préjugé commun, qui prévaut, dans la Grande-Bretagne, contre l'usage des lavemens, on lui en donnera, au lieu de médecine laxative, les premiers jours après la délivrance, de très-simples, tels que d'eau chaude, avec un peu d'huile d'olive, ou deux cuillerées à café, de sel, parce que les effets de ces médecines, dans l'état irritable de l'estomac de la femme, sont presque toujours incertains.

CHAPITRE II.

Maladies qui arrivent après la délivrance.

PAR le tableau qu'on a exposé de la situation des femmes durant et après le travail, il paroîtra évident que, dans certaines circonstances, plusieurs maladies arrivent après la délivrance.

Quelques-unes, quoiqu'elles causent beaucoup de mal-aise, et, en apparence, redoutables, ne sont point suivies de danger, et cèdent au plus simple traitement; d'autres, qui paroissent, dans le commencement, insignifiantes et légères aux observateurs superficiels, se terminent subitement par les symptômes les plus alarmans.

La première de ces classes de maladies forme le sujet de ce chapitre, et la nature des autres est expliquée dans le suivant.

SECTION PREMIÈRE.

Lésions à la suite de la délivrance.

LE froissement, que cause le passage de l'enfant à travers les parties qui sont très-délicates et très-aisées à blesser, occasionne souvent, chez les femmes, des tumeurs externes, même dans les cas les plus ordinaires.

Elles diminuent, en général, aussi-tôt après la délivrance, et ne demandent pas de traitement particulier; mais lorsque, par la sensation d'une douleur lancinante, et par une grande chaleur, on a raison de craindre l'inflammation et ses suites, on doit employer les moyens les plus actifs pour prévenir le mal dont on est menacé.

Ces parties paroissent avoir une grande tendance à la suppuration. On ne peut donc recommander trop de précautions pour éviter de les blesser par une officieuse interposition de secours, durant le travail : on ne peut non plus apporter trop d'attention pour prévenir les mauvais effets de l'inflammation, quand quelque cause y a donné lieu.

Les femmes sont quelquefois déchirées par une délivrance précipitée avant que les passages fussent convenablement préparés. Quand ces blessures sont légères, rien ne paroît plus nécessaire que de tenir les parties propres et sèches ; mais, quand elles sont considérables, elles trompent quelquefois tous les efforts de l'art, et deviennent la cause de l'état le plus misérable auquel les femmes puissent être réduites,

Après un travail long et difficile, la malade se trouve, dans plusieurs cas, incapable de retenir son urine, et conséquemment elle se trouve dans une situation très-désagréable. Cette maladie, dans quelques occasions, continue seulement pendant quelques jours, et, dans d'autres, elle dure plusieurs semaines.

Quand il n'y a pas eu de lésion, soit par l'usage contraire d'expédiens mécaniques, soit par la pression long-temps continuée de l'enfant sur les parties d'une structure naturellement délicate, on peut, avec une attention convenable, éloigner aisément cette maladie très-incommode.

On fera usage, dans les cas les plus simples, du bain chaud, aussi-tôt que la femme pourra le soutenir, ou de l'application de linges trempés dans de l'eau froide et le vinaigre. Mais lorsque la maladie est opiniâtre, outre l'usage de remèdes intérieurs fortifians, on appliquera à la partie inférieure de l'épine du dos un vésicatoire.

Quand cette maladie vient de quelque cause qui peut produire une perte de substance dans ces parties, on laisse ordinairement la guérison presqu'entièrement à la nature, ou en d'autres termes, on laisse la malade éprouver les sensations désagréables qui accompagnent cet état, sans aucune attention pour les adoucir.

J'ai eu raison de croire, par ma propre expérience dans ces occasions, qu'il est très-souvent au pouvoir d'un habile médecin de pallier au moins les symptômes incommodes, but auquel on doit toujours tendre.

SECTION IIe

Évanouissemens après la délivrance.

L'ÉTAT de langueur dans lequel plusieurs femmes se trouvent après la délivrance, est quelquefois suivi d'évanouissemens. S'il n'y a point eu de blessures durant le travail, et si le pouls et la respiration sont distincts et réguliers, on a peu de risques à craindre : la maladie, dans ces occasions, peut être attribuée à l'état particulier du corps et de l'ame de la femme, vers ce temps.

Les évanouissemens sont aisément écartés par l'exhibition de quelque cordial simple, par une libre circulation de l'air dans la chambre, et par une pression modérée sur le ventre, au moyen de compresses molles et chaudes.

Mais quand les évanouissemens sont suivis de quelque blessure considérable des passages à travers lesquels l'enfaut sort, ou d'un écoulement abondant de sang, ou quand ils sont accompagnés d'un pouls prompt et irrégulier et des extrémités froides, on a le plus grand danger à redouter.

Alors on aura recours immédiatement à l'avis d'un habile médecin, et, jusqu'à ce qu'on puisse se le procurer, la malade se soutiendra avec une nourriture légère et de doux cordiaux, si elle peut avaler. On appliquera sur l'estomac et le ventre des flanelles chaudes, et on mettra à ses pieds des bouteilles ou des vessies pleines d'eau chaude.

Il est très-ordinaire, dans ces cas, aux gardes-malades de s'efforcer de réveiller la malade par l'application de différentes substances au nez, telles que des sels de senteur, de l'esprit de corne de cerf, etc. Mais ces pratiques sont très-contraires ; car quand la malade est dans un état irritable de langueur, tout remède stimulant, imprudemment reniflé, pourroit exposer à la suffocation, ou, en excitant une toux ou un éternuement violent, occasionner des vidanges excessives, qui, peu d'heures après, pourroient devenir fatales.

Lorsque les évanouissemens seront accompagnés d'un écoulement excessif de sang, on exposera la malade à un air libre, en ouvrant les fenêtres et les portes de la chambre : on appliquera au bas du ventre des couvertures trempées dans de l'eau froide, qu'on y tiendra constamment ; en un mot, on employera tous les moyens qui peuvent retarder la circulation du sang, et aider la contraction de la matrice.

Après que l'écoulement aura, par une persévérance convenable dans ses moyens, été arrêté ou modéré, la malade devra se tenir très-tranquille ; ses boissons seront parfaitement froides, et sa chambre ne sera point échauffée : autrement, on pourroit craindre le retour de la maladie.

S E C T I O N   I I I^e

Douleurs après l'accouchement.

QUELQUE temps après la délivrance, les contractions de la matrice continuent souvent, et occasionnent des douleurs qui, dans quelques cas, sont si violentes, qu'elles ressemblent à celles du travail. Cet état de souffrance, appelé arrière-douleurs, quoiqu'il produise un mal-aise considérable, n'est jamais considéré comme dangereux ; et même dans les cas les plus urgens, les souffrances de la malade sont purement passagères.

Les arrière-douleurs sont occasionnées par les grumeaux de sang qui se forment dans la cavité de la matrice, et excitent les contractions de cet organe, qui les chassent. Elles ont lieu plus rarement dans les premières grossesses que dans les suivantes : circonstance qui vient probablement de ce que la matrice ne se contracte pas aussi aisément, ni aussi uniformément après plusieurs délivrances, qu'à la première.

Comme on peut prendre plusieurs autres maladies pour les arrière-douleurs, et perdre par-là l'occasion favorable d'arrêter leurs progrès, les circonstances qui distinguent les arrière-douleurs de toute autre maladie, doivent être universellement connues.

Quand les douleurs sont alternatives, quand la respiration n'est pas embarrassée, et quand chaque douleur est suivie d'une expulsion de sang coagulé, quoique même l'indisposition et la fièvre suivent, on regardera la maladie comme les arrière-douleurs ; mais si la douleur est

constante, ou si elle change de situation, on peut soupçonner quelqu'autre cause.

Les symptômes incommodes de cette maladie peuvent
être palliés par l'application de flanelles chaudes sur le
ventre, ou par les fomentations, avec des vessies demi-
pleines d'eau chaude, et par des opiats (comme trente-
cinq gouttes de laudanum) répétés toutes les huit ou dix
heures. On tiendra aussi le ventre libre par de simples
rouge lavemens.

Quand la colique ou des vents, dans les intestins, sont
compliqués avec les arrière-douleurs, on peut ajouter,
au lavement, de l'asa-fœtida, ou du laudanum. Les arrière-douleurs s'appaisent en proportion que la couleur
rouge des lochies diminue.

S e c t i o n   IVe

Irrégularités des Lochies.

On a déjà expliqué la nature des lochies ; mais leur
apparence et leur durée varient tellement dans les différentes
femmes, et dans la même, en différentes occasions, qu'elles
ne peuvent être soigneusement fixées ni décrites.

La quantité de sang qui est portée à la matrice durant
les derniers mois de la grossesse, ne peut être subitement
diminuée sans occasionner plusieurs maladies. De là vient
que cet écoulement, pendant deux ou trois jours après
la délivrance, a presque l'apparence de sang pur, et
fournit un excellent moyen pour emporter la surcharge
du système.

Le diamètre des vaisseaux sanguins diminue, cependant, par degrés ; leurs extrémités se contractent, et la
partie

partie la plus déliée de ce qu'ils contiennent est seule expulsée, et enfin l'évacuation cesse tout-à-fait.

Dans quelques cas cette succession régulière n'a pas lieu, car la couleur rouge de l'écoulement disparoît quelquefois, et elle revient de temps en temps, jusqu'à ce que la matrice soit réduite à son état originel, et qu'elle ait repris sa première forme.

Les lochies, dans quelques femmes, sont très-abondantes, sur-tout, comme on l'a déjà fait entendre, dans celles qui ne nourrissent pas ; dans d'autres, elles sont en petite quantité : et cependant, en général, ni l'une ni l'autre de ces circonstances ne paroît avoir beaucoup d'effet sur la santé de la malade, à moins qu'elles ne soient extrêmes. Quand elles sont trop abondantes, elles occasionnent toutes les maladies qui viennent de foiblesse ; et quand elles sont trop rares, si quelqu'autre écoulement n'a point augmenté, on ressentira tous les effets d'une trop grande plénitude.

Lorsque les lochies continuent au-delà du terme ordinaire, ou qu'elles sont excessives et qu'elles paroissent affoiblir la femme, on doit en attribuer la cause, ou à des lésions faites durant la délivrance, ou à un état précédent de maladie du corps.

Quoique, dans ce cas, on doive nécessairement varier le traitement, suivant les diverses causes de la maladie, cependant en général on peut modérer l'écoulement et rétablir les forces de la malade, par des doses de quinquina, ou en poudre, ou en décoction, avec de l'esprit de vitriol.

Quand cette maladie ne cède pas à ces simples remèdes, on doit avoir recours à l'avis d'un médecin expérimenté, afin qu'on puisse adopter des moyens pour

Partie III.   S

prévenir la suite des maladies nerveuses qui suivent communément les évacuations excessives.

Les lochies imparfaites sont plus souvent l'effet que la cause d'autres maladies, et on y remédiera, par-conséquent, en écartant les maladies qui les occasionnent. On ne peut cependant nier que la suppression de cet écoulement peut être causée par une exposition subite au froid, ou par des irrégularités dans le traitement, et alors elle est une maladie originelle. On peut la distinguer de la première maladie, par les violens symptômes de fièvre qui la suivent, et par l'histoire de l'état précédent de la malade.

Dans ces cas, on provoquera le retour de l'évacuation par l'application de fomentations chaudes sur le ventre, et par l'usage de boissons chaudes et atténuantes, en petite quantité, souvent répétées : comme du gruau avec un peu de vin, du petit lait mêlé avec du vin blanc.

Quand les symptômes de fièvre sont alarmans, des doses de sel de julep avec une addition de quatre ou cinq gouttes de vin d'antimoine toutes les deux ou trois heures, ou trois ou quatre grains de poudre du docteur James, répétés à la distance de sept ou huit heures, apporteront le meilleur soulagement.

Il n'est pas nécessaire d'insister sur l'importance de la propreté, tant que les lochies continuent ; mais quand l'évacuation a une mauvaise odeur, l'attention ordinaire, à cet égard, ne suffit pas seule ; car, à moins qu'on n'ait le soin le plus scrupuleux de prévenir sa stagnation dans le vagin, les excoriations, et l'enflammation avec toutes ses conséquences désagréables, suivront inévitablement. La nourrice, dans ces occasions, doit donc laver cette partie deux ou trois fois par jour avec de l'eau chaude, à laquelle

elle pourra ajouter un peu de vin de Porto, au moyen d'un appareil convenable.

SECTION V^e

Maladies des Seins.

LA structure des seins, déjà expliquée, les rend le siége fréquent de maladies. Quelques-unes, auxquelles ils sont exposés, peuvent être aisément écartées dès leur première apparence; mais si on les néglige, elles deviennent douloureuses pour la malade, et embarrassantes pour le médecin : d'autres peuvent être plus aisément prévenues que guéries.

Dans un ouvrage de cette espèce, quoiqu'on doive expliquer la nature de toutes les maladies, on est forcé d'omettre le traitement de plusieurs d'entr'elles, parce qu'on s'en rapportera au soin des médecins, et que ni la malade elle-même, ni ses gardes, ne doivent jamais en entreprendre la cure.

Quand, avec les symptômes qui sont occasionnés par la détermination du lait aux seins, on sent à l'un d'eux une dureté ou une tumeur douloureuse, si elle ne diminue point après que l'enfant a teté, et si on a suivi le traitement ci-dessus recommandé, on doit immédiatement avoir l'attention d'empêcher le progrès de l'inflammation, par l'usage d'un large cataplasme de mie de pain, et par la préparation du sucre de plomb, décrit à la page 84.

Si les symptômes fébriles sont très-violens, et si la malade est d'une complexion replette, on saignera au bras, et on prescrira quelque doux laxatif rafraîchissant. On pré-

sentera le sein à l'enfant, quand il sera nécessaire, avec
la précaution de le laver auparavant avec un peu d'eau et
de lait chauds.

Lorsque, nonobstant une persévérance combinée dans
ce régime, la tumeur ou l'inflammation augmente et
qu'elle est accompagnée de dureté, de douleur lancinante
de chaleur dans la partie affectée, et de fièvre, il suffira
de la couvrir d'un large cataplasme de mie de pain, et
de lait, ou de graine de lin, et de le renouveler aussi
souvent qu'on le supposera froid. On soutiendra le sein
avec un mouchoir suspendu au cou.

On provoquera promptement, de cette manière, la
suppuration (quand cette circonstance ne peut être évi-
tée) et on donnera issue à la matière, aussi-tôt qu'elle
sera formée, par le moyen de la lancette : ce qui, quoique
formidable en apparence, cause beaucoup moins de douleur que si on l'abandonnoit à la nature.

On mettra ensuite sur le mal une emplâtre d'onguent
basilic ou de sperme étendu sur de la charpie, et une
compresse par-dessus. Tant que la douleur, l'inflammation ou la dureté continueront, on continuera le même
pansement.

On ne doit pas cacher que la cure des tumeurs aux
seins est toujours plus ou moins embarrassante, selon leur
siége : car, quand elles sont profondes, elles sont en général long-temps à suppurer, fort douloureuses, et accompagnées d'une fièvre quelquefois considérable, qui
altère souvent la constitution, et occasionne une grande
foiblesse. Dans ces occasions, la malade est hors d'état
de nourrir son enfant.

Mais si les tumeurs sont tout-à-fait superficielles, elles
suppurent bientôt et s'ouvrent communément d'elles-

mêmes, et en donnant une libre issue à la matière, elles guérissent doucement et promptement, et non-seulement elles n'empêchent pas de teter, mais souvent elles causent peu de mal-aise.

Les mamelons, par la délicatesse de leur structure, sont très-sujets à être offensés par la succion, à moins qu'ils ne soient tenus très-secs.

La maladie la plus simple et la plus favorable venant de ces causes est l'excoriation ou une grande sensibilité dans les mamelons. Quoique cette maladie soit la source de douleurs considérables, elle ne doit pas empêcher la malade de donner à teter. Les femmes y sont plus fréquemment sujettes dans la première ou deuxième nourriture, que dans les suivantes : car les mamelons perdent beaucoup de leur sensibilité par l'alaitement.

Dans le traitement de cette maladie, on doit avoir grand soin d'écarter, autant qu'il est possible, tout ce qui peut tendre à irriter ces parties.

Dans cette vue, on doit laver fréquemment les mamelons avec quelque liqueur modérément stimulante, qui diminuera leur sensibilité, telle que de l'eau-de-vie et de l'eau, une foible dissolution d'alun ou de sucre de saturne dans de l'eau-rose. On empêchera le lait de mouiller ces parties, en appliquant de larges godets de seins ou des anneaux de buis, d'ivoire ou de plomb. Ces derniers sont communément usités dans ce pays : ils sont bien adaptés pour tenir les mamelons frais et secs, et pour les défendre des impressions du frottement. Ces anneaux seront formés, de manière à laisser le passage aux mamelons.

On doit adoucir, autant qu'il est possible, les douleurs du sein, et si tous deux sont affectés, on peut accomplir

le même dessein, en se procurant le secours d'une nourrice, pour prendre soin de l'enfant durant la nuit. Lorsque quelque remède est appliqué au sein, on doit soigneusement le laver avec un peu d'eau chaude, avant
de faire teter l'enfant.

Quand on néglige de faire usage de ces moyens, avec
une persévérance convenable, les mamelons deviennent
souvent très-douloureux, et il est très-difficile d'arrêter
les progrès du mal : ce qui donne lieu à des ulcères qui,
dans plusieurs cas, résistent à tous les remèdes, aussi
long-temps que la femme donne à teter, et qui peuvent
se terminer par leur destruction totale, si elle persévère
à nourrir.

Ces ulcères demandent un traitement très-particulier.
Quand la mère persévère à nourrir, s'ils ne sont pas très-
profonds, quoiqu'on ne puisse en obtenir promptement
la guérison, le mal peut être rendu supportable, et la
douleur moindre, par des pansemens convenables, jusqu'à ce que la sensibilité de ces parties soit diminuée,
et que la maladie prenne un tour favorable.

Le pansement consiste à appliquer un petit plumeau
trempé dans une dissolution de sucre de saturne ou d'alun,
et par-dessus, un petit linge, couvert d'un liniment composé de cire blanche, de sperme et d'huile d'amandes,
ou de l'onguent commun de sperme.

On continuera les pansemens aussi long-temps qu'il
sera nécessaire, et on levera l'appareil deux ou trois fois
par jour, pour donner à teter à l'enfant ; mais avant, on
lavera les seins, ainsi qu'il est prescrit.

Quand le mal résiste à ces moyens, la mère doit s'abs-
tenir de nourrir : autrement, elle pourroit perdre tout
le mamelon. Dans les cas opiniâtres, on touchera les

mamelons avec un pinceau de charpie trempé dans le
liniment décrit dans les formules de médecine, qui produit souvent, dans très-peu de temps, la guérison, lorsque tous les autres moyens ont manqué.

Les femmes qui sont sujettes à cet accident, tâcheront
de diminuer, pour la suite, la sensibilité des mamelons,
en y appliquant, plusieurs semaines avant l'accouchement, des compresses trempées dans l'eau d'alun, ou quelque liqueur analogue, ou dans du bouillon fait avec de
la viande marinée : ce dernier a été recommandé comme
un spécifique infaillible.

Quand il se manifeste un ulcère sur le cercle brun
qui environne le mamelon, et qu'on en voit de semblables dans la bouche de l'enfant, ou sur d'autres parties de son corps, on consultera aussi-tôt un médecin.
Le cas est plus urgent, si des tumeurs dures ont déjà
commencé sous les aisselles de la nourrice.

CHAPITRE III.

Fièvres qui surviennent dans les couches.

Sɪ on observe avec soin, durant le travail et après la délivrance, le traitement qui a déjà été pleinement expliqué, on craindra peu ces fièvres qui viennent, par quelque cause, interrompre le progrès du rétablissement, à moins que ce ne soit les symptômes passagers excités par le lait, auxquels on a donné le nom de fièvre de lait.

Mais quand, par un traitement imprudent, la malade est exposée à quelque cause qui produit la fièvre, on pourra comprendre aisément que le danger d'une maladie, dont l'événement est toujours incertain, doit augmenter en proportion de son état particulier après la délivrance.

On explique, dans ce chapitre, la nature des fièvres qui tirent leur origine d'une administration contraire; mais, comme leur traitement doit être confié seulement à d'habiles médecins, on détaillera plus longuement les moyens de prévenir leur occurrence ou leurs progrès, que la méthode de la cure.

SECTION PREMIÈRE.

Fièvre causée par l'inflammation de la Matrice.

L'ɪɴꜰʟᴀᴍᴍᴀᴛɪᴏɴ de la matrice a communément lieu

dans les cinq jours qui suivent immédiatement la délivrance, quoique plus tard dans quelques cas. Elle est,
en général, précédée de frissons, suivie d'une grande
chaleur, d'un pouls vif et dur, et de beaucoup d'altération, etc.

Dans le commencement, la douleur est excessive ;
ce qui occasionne une sensation de plénitude, de pesanteur, de pulsation, et une chaleur brûlante dans la
partie. Le siége immédiat de la douleur dépend de
l'endroit particulier de la matrice qui est affecté ; c'est
pourquoi, dans quelques cas, elle s'étend vers le nombril, ou est confinée au-dessus ou au-dessous des os bertrand ; dans d'autres, elle se fait sentir en arrière, et
quand cette partie de l'utérus, en contact avec la vessie,
est le siége de la maladie, l'envie fréquente de rendre
les urines, la douleur en les rendant, quelquefois leur
suppression, le tiraillement dans les aines, etc. , font
le tourment de la malade.

Quand l'inflammation de la matrice a lieu durant l'é-
vacuation des lochies colorées de rouge , cet écoulement
diminue alors sensiblement, ou cesse tout-à-fait.

On distingue cette maladie des arrière-douleurs, par
la douleur continue, et non, comme dans cette dernière,
alternative avec des intervalles de repos, et par la sensation très-différente de celle des arrière-douleurs ; car ,
dans celles-ci, on ne sent point de douleurs pulsatives
suivies de chaleurs brûlantes , mais simplement des douleurs semblables à celles du travail.

Plusieurs causes peuvent déterminer l'inflammation de
la matrice ; telles sont, un travail long et difficile, des
efforts artificiels pour délivrer l'enfant et ses appendices
dirigés mal-à-propos, des boissons chaudes et stimu-

lantes durant ou après le travail, l'exposition au froid après la délivrance, lorsque la femme transpire librement, ou l'application immédiate du froid à la matrice, lorsque les lochies coulent.

L'inflammation de l'utérus se termine de même que celle des autres parties du corps ; mais son issue doit toujours être très-précaire, à cause de la grande sensibilité de cet organe et de son influence étendue, et de l'état des parties contigues du ventre après la délivrance, lors même que la suppuration a lieu. Quand la mortification est la conséquence de cette redoutable maladie, il arrive qu'elle se termine, dès son commencement, dans très-peu de temps, d'une manière fatale.

Comme le progrés de l'inflammation de la matrice est toujours rapide, si on ne l'arrête pas dès qu'elle se manifeste, la vie de la malade dépendra souvent d'une connoissance parfaite des premiers symptômes.

Si on néglige d'y remédier dès le commencement où la douleur est fixe et pulsative, le pouls dur et vif, avec redoublement et beaucoup d'altérations, il ne sera pas aisé ensuite de modérer même le mal, ou de diminuer le danger de la femme. Les nourrices et les gardes apprendront donc non-seulement à se mettre en garde contre les causes qui donnent lieu à cette maladie, mais encore à craindre l'occurrence de ces symptômes, et à saisir la première occasion de les annoncer au médecin.

Quand le médecin est appelé au commencement de la maladie, on peut souvent arrêter les progrès par la saignée, la diète, par un mélange abondant de boissons acides et rafraîchissantes, en nettoyant les intestins au moyen de quelques doux laxatifs ou de lavemens, et par des fomentations sur le ventre. Quand ce traitement réussit, il survient une sueur générale, suivie d'une évidente remission des symptômes douloureux.

Mais, si cela n'a pas lieu, et si, au contraire, la douleur devient plus aiguë, lancinante, avec redoublement, foiblesse, délire, ou beaucoup d'anxiété, on peut attendre que l'inflammation se terminera ou par la mortification, ou par la suppuration. Dans le premier cas, l'état languissant du pouls, le délire, et une sueur gluante, indiqueront suffisamment l'issue ; mais, dans l'autre, le pouls continuant d'être dur et plein, et les douleurs pulsatives plus violentes, marqueront que la suppuration doit s'ensuivre.

La mortification a plus généralement lieu, lorsque le corps a été auparavant très-affoibli ; ou lorsque la complexion est très-mauvaise. Les médecins qui ne sont appelés que quand la maladie a continué pendant quelque temps, doivent apporter beaucoup d'attention à la situation de la malade. S'ils se trompent sur la plénitude du pouls qui a lieu tant que la suppuration se forme, et qu'ils ordonnent la saignée, dans cet état, ou la suppuration sera interrompue, et la gangrène en sera la conséquence, ou la femme succombera par la foiblesse, qui est la suite ordinaire de cette sorte de suppuration.

L'issue la plus favorable de la matière, est celle qui s'opère par le vagin ; mais cet événement heureux n'a pas toujours lieu : car quelquefois elle sort par le rectum, et le plus souvent il se forme un abcès dans l'aine. Dans ce cas, la cure est longue, et la malade cloche pendant long-temps.

Durant l'écoulement, on prendra du quinquina en

substance ou en décoction, deux fois par jour. On doit recommander des alimens nourrissans, beaucoup de fruits mûrs; on tiendra le ventre libre, et si la matière coule par le vagin, on le lavera souvent de la manière déjà décrite, afin de prévenir l'excoriation.

SECTION II.º

Attaques de Fièvres irrégulières.

LES femmes sont sujettes, pendant deux ou trois semaines après la délivrance, à des attaques de fièvres irrégulières, s'il arrive qu'elles s'exposent subitement au froid, ou si elles n'ont pas eu une attention suffisante à observer les règles déjà expliquées pour l'administration de leur nourriture, etc.

Les accès de fièvres appelées, dans ce pays, *weeds*, diffèrent des autres fièvres par la durée; car ils continuent rarement plus de vingt-quatre ou trente-six heures.

Ces maladies commencent par un froid universel, et de violens frissons communément accompagnés de mal de tête, et quelquefois de foiblesse. Après que ces symptômes ont continué pendant quelque temps, il succède un grand degré de chaleur, suivi enfin d'une sueur abondante, qui termine la maladie, mais qui laisse la malade considérablement affoiblie.

Les fièvres irrégulières de cette espèce sont rarement dangereuses; mais, comme elles disposent à de nouvelles attaques, elles seront le germe de maladies subséquentes, sur-tout si on n'a pas suivi un traitement convenable.

Des symptômes qui ressemblent aux attaques de fièvres irrégulières, précèdent l'inflammation des seins ou de quelques-uns des organes nécessaires à la vie, et ont souvent été pris pour elles. Cependant il y a une distinction facile à faire entre ces maladies; car, quand l'inflammation a lieu, il y a toujours une douleur fixe dans la partie affectée, et la chaleur du corps et la vitesse du pouls sont constamment beaucoup plus considérables que dans les fièvres irrégulières qui font le sujet de cette section.

Dans le traitement des *weed's*, il est, en général, peu nécessaire du secours des médecins; car il suffit ordinairement, pour vaincre la maladie et prévenir les retours, d'une attention convenable au simple traitement suivant.

Durant le frisson, on s'efforcera de réchauffer la malade; mais les moyens qu'on emploie ordinairement, pour cet effet, sont très-contraires : car les gardes-malades ignorantes entassent de lourdes couvertures, et font boire quantité de boissons chaudes et stimulantes, par forme de cordiaux; ce qui excite aisément un violent délire ou une fièvre plus considérable. On ne peut tirer un avantage réel de l'addition des couvertures, parce que leur poids peut rendre la respiration difficile ou interrompue.

Si le frisson est excessif, on appliquera des flanelles chaudes sur l'estomac et sur le ventre, et on en mettra (ou des bouteilles pleines d'eau chaude) sur les pieds.

On prescrira toujours des boissons tièdes et délayantes, telles que de l'orangeade, de l'eau d'orge, de gruau, du petit lait, etc. Quand la malade est très-foible ou abattue, on lui donnera un peu de vin, mais le moins possible.

Si l'on a des raisons de croire que l'estomac est dérangé, ce qu'on peut découvrir par l'aspect de la langue et par la foiblesse qui alors a lieu, il sera nécessaire d'employer de doux vomitifs.

On cessera l'usage des boissons tièdes, lorsque l'accès de chaleur commence, et on les donnera alors tout-à-fait froides ; on favorisera dans la chambre un libre courant d'air frais, et on couvrira légèrement la malade.

On croit vulgairement que, dans ces occasions, la chaleur est absolument nécessaire pour provoquer la transpiration ; mais c'est tout le contraire : car, quand le pouls est très-vif, et le corps chaud, la sueur ne peut avoir lieu. On l'obtient par une stricte persévérance dans un régime rafraîchissant ; et, pour cela, le julep salin ou nitreux, avec des boissons rafraîchissantes, seront très-utiles.

Ces moyens diminueront la chaleur brûlante du corps et la soif, modéreront la régularité du pouls, feront paroître sur tout le corps une légère moiteur, et éprouver un soulagement complet de toutes les sensations incommodes.

On ne doit cependant pas regarder comme parfait le rétablissement de la malade, quand la sueur commence ; car, à moins d'un traitement constamment attentif et judicieux, les conséquences les plus funestes peuvent avoir lieu. Si une transpiration excessive est trop long-temps prolongée, ou subitement arrêtée, les effets seront également dangereux. Dans le premier cas, on peut craindre les maladies nerveuses, ou les fièvres éruptives ; et dans l'autre, une seconde attaque plus cruelle de symptômes fébriles, aura communément lieu.

Quand la sueur est modérée, on la favorise par des

boissons délayantes, chaudes, pendant six ou huit heures ; et, si elle ne cesse pas, on donnera des boissons en petite quantité, très-rarement, et moins chaudes. On doit changer le linge du lit et du corps, et substituer des draps, qu'on aura soin de faire bien sécher devant le feu.

Quand la constipation arrive durant le cours de la maladie, on doit exciter la liberté du ventre, par des lavemens modérément laxatifs.

On préviendra le retour de cette maladie, par l'attention à un traitement convenable, et sur-tout en se mettant en garde contre tout ce qui occasionneroit probablement la maladie. La nourriture sera donc proportionnée à la constitution de la malade : en général, les alimens doivent être très-légers, et de facile digestion. Lorsqu'il y a une disposition dominante à l'irritabilité des nerfs, et que la malade a été accoutumée à une nourriture abondante, les alimens seront plus solides et plus nourrissans que dans les autres cas, et on donnera une portion modérée de vin.

Quand quelque remède fortifiant sera nécessaire, on prescrira le quinquina.

Dans l'état irritable des femmes en couches, les passions de l'ame deviennent une cause fréquente d'attaques de fièvres irrégulières : on pourra les modérer par l'opiat.

Plusieurs femmes sont sujettes à ces maladies, par les interruptions de leur repos pendant les nuits, lorsqu'elles nourrissent. Quand cela a lieu, il est aisé de comprendre que les moyens de guérir et de prévenir la maladie, sont d'abandonner une tâche que de telles femmes sont incapables de remplir.

SECTION IIIᵉ

Fièvre éruptive, ou précipitée, ou miliaire.

LA méthode perfectionnée pour le traitement des femmes en couches, adoptée aujourd'hui presqu'universellement dans cette île, rend heureusement la fièvre éruptive beaucoup moins ordinaire qu'autrefois.

Cette maladie varie, dans ses symptômes, dans les différentes femmes, et même dans la même femme, en différentes occasions, ou la répétition d'un traitement contraire assujettit la malade à un autre retour de la maladie, dans une couche subséquente.

Les premiers symptômes de la fièvre éruptive sont, en général, le frisson, le mal de téte, quelquefois le vomissement, le froid des extrémités, la pesanteur sur les yeux, un sommeil interrompu, un pouls foible et vif, et une suppression presque totale, ou une grande diminution des excrétions ordinaires. Cette maladie continue pendant un temps considérable, et est accompagnée d'un abattement remarquable, d'une anxiété excessive et décourageante, et enfin est suivie d'une sueur soudaine, violente, et d'une odeur aigre, d'une démangeaison de la peau, et d'une éruption. Quelquefois, avant qu'elle paroisse, le pouls devient fort et plein.

L'éruption est d'abord confinée au cou, aux seins et aux bras; mais bientôt elle s'étend sur-tout le corps, et affecte rarement la figure. L'apparence de l'éruption varie suivant la constitution de la malade, ou plutôt suivant la situation dans laquelle elle se trouve, lorsque la maladie a lieu. Elle paroît généralement sous

la

la forme de petits boutons rouges et distincts, qu'on peut sentir être proéminens ; mais quelquefois ils sont blancs ou jaunes, excepté à la base. La première de ces éruptions, communément distinguée par le nom de précipitation, est plus favorable que l'autre ; elle affecte seulement les malades qui sont beaucoup affoiblies, et qui ont une disposition aux maladies accompagnées de symptômes de putridité.

La durée et les conséquences de cette fièvre, sont aussi variées que les constitutions des femmes qu'elle attaque. Dans les espèces, moyennes de la maladie, l'éruption et les symptômes fébriles continuent trois, quatre ou cinq jours, et sont suivis d'un degré considérable de foiblesse, qui, cependant, cède, en peu de temps, à un traitement convenable. Mais, quand les boutons sont blancs ou jaunes, ils continuent souvent pendant long-temps ; car, quand un disparoît, un autre est produit, après quelqu'intervalle, même à une troisième et quatrième succession. Dans ces cas, la foiblesse est beaucoup moins grande que dans les autres espèces d'éruptions.

On peut toujours espérer que l'issue de la fièvre éruptive sera favorable, quand les symptômes fâcheux diminuent à l'apparence de l'éruption ; mais si cette circonstance n'a pas lieu, si le pouls continue d'être petit et foible, si les frissons sont fréquens, si les selles fétides coulent involontairement, si les convulsions suivent, on doit craindre beaucoup de danger.

Les circonstances qui occasionnent cette maladie, viennent certainement d'un mauvais traitement après la délivrance ; car, lorsqu'une femme, dans cet état, est confinée dans une chambre chaude, chargée d'une

Partie III. T

grande quantité de couvertures, et forcée de boire des
liqueurs stimulantes, dans la vue de provoquer la sueur,
selon l'absurde et pernicieuse coutume autrefois suivie
dans le traitement des malades en couches, elle est
presque toujours saisie d'une fièvre éruptive. On peut
rapporter, à l'appui de cette opinion, une maladie de
la même nature, qui succède au même traitement
chez les hommes qui ont été affoiblis par des évacuations abondantes.

On peut donc, en général, prévenir la fièvre éruptive, quoiqu'il ne soit pas aisé de la guérir quand elle
a lieu. S'il étoit nécessaire, pour obliger d'observer le
plan ci-dessus exposé, relatif au traitement des femmes
après la délivrance, d'ajouter d'autres argumens à ceux
déjà rapportés, l'histoire de cette maladie en fourniroit
seule de très-puissans.

La cure de cette maladie, qui dépend d'une quantité
de circonstances, ne peut être restreinte à aucune méthode particulière.

S'il y a foiblesse dans le commencement de la fièvre,
on prescrira un vomitif; et, dans tous les cas, de doux
laxatifs seront nécessaires et bienfaisans. Lorsque les
frissons sont très-fréquens, ou qu'il y a raison de craindre le délire, on appliquera aux jambes et aux cuisses
des fomentations, au moyen de flanelles trempées dans
de l'eau chaude : on les emploiera aussi lorsque l'éruption cessera subitement. Ces fomentations ne doivent
pas être trop chaudes, ni continuées aussi long-temps
que la sueur coule abondamment.

Dans quelques cas rares, la saignée est nécessaire;
mais il faut beaucoup de discernement pour distinguer
l'occasion où on doit avoir recours à cette pratique,

parce que , si on la met en usage lorsque les symptômes ne sont pas violens , elle est d'un expédient très-dangereux. La plénitude du pouls, lorsque l'éruption paroît, est sujette à en imposer aux médecins inattentifs, et à les induire dans une grande erreur.

Lorsque l'éruption a lieu , tous les moyens qui peuvent modérer la chaleur du corps et la vîtesse du pouls, doivent être employés. Il sera donc particulièrement nécessaire de donner un libre cours à l'air frais : si auparavant la femme a été tenue très-chaudement , le changement ne doit s'opérer que par degrés. On recommandera une mixtion de nitre, des boissons acides et fraîches, des fruits mûrs et une nourriture légère.

Quand la malade est beaucoup affoiblie , et que l'éruption est blanche ou jaune , on donnera du quinquina à doses proportionnées.

Si le pouls continue d'être foible après l'éruption , du vin et du quinquina, dans une quantité proportionnée à l'état de la malade , seront très-avantageux.

SECTION IVe

De la Fièvre puerpérale , ou Fièvre maligne des Accouchées.

LES médecins diffèrent beaucoup dans la description de cette maladie , et dans la méthode de la guérir.

Il ne peut y avoir de doute que cette fièvre ne vienne souvent par suite d'une mauvaise administration ; mais , nonobstant l'opinion de plusieurs auteurs respectables , il y a des raisons de croire qu'elle n'est pas , comme celle décrite dans la dernière section, toujours due à un mauvais traitement après la délivrance.

T 2

En opposition à cette opinion, on peut soutenir, avec des raisons très-plausibles, que la fièvre maligne des couches n'a pas aussi souvent lieu chez des malades qui sont soignées par des médecins instruits, que chez celles qui, malheureusement, se confient à des personnes inhabiles.

On pourroit, cependant, expliquer cette circonstance d'une manière qui confirmeroit l'opinion au lieu de la refuter; car il est plus que probable que, par une attention convenable aux premiers symptômes de cette fièvre, on peut souvent arrêter tout-à-fait les progrès de la maladie.

Toute femme donc sera informée des symptômes qui indiquent l'approche de cette maladie; car, en appelant, au commencement, un secours convenable, les effets funestes peuvent, dans plusieurs cas, être seulement écartés.

La fièvre maligne-des couches arrive communément vers le soir du second ou troisième jour après la délivrance, mais quelquefois plus tard. La femme est saisie de frisson accompagné de douleur dans la tête, sur-tout au-dessus des sourcils. Il est suivi par un accès de chaleur, auquel succède souvent une libre transpiration qui paroît alléger tous les symptômes; mais c'est souvent une apparence trompeuse : car une seconde attaque suit bientôt, et cette légère remission est seulement le prélude d'un accroissement de la maladie.

Après le frisson, le ventre devient universellement malade au toucher; ce qui rend, dans plusieurs cas, le poids des couvertures du lit insupportable. Le mal est fréquemment plus considérable d'un côté que d'un autre : on ne peut, en général, apercevoir d'abord ni tumeur, ni dureté.

La respiration de la malade, quoique non-oppressée ni interrompue par l'enrouement ou la toux, est très-difficile ; car, comme elle sent la douleur du ventre toujours sensiblement augmenter, chaque fois qu'elle respire pleinement, elle croit obtenir du soulagement, en ne respirant qu'à demi.

Le pouls, d'abord, est en général vîte, plein et fort, mais ensuite il est foible.

Tels sont les principaux signes caractéristiques de cette maladie ; mais, dans tous les cas, il y a d'autres symptômes qui varient, selon la constitution de la malade, en plusieurs autres circonstances.

Dans quelques occasions, cette fièvre commence par une foiblesse considérable, et par le vomissement, ou par un cours de ventre obstiné ; dans d'autres, le ventre est tout-à-fait resserré pendant les deux ou trois premiers jours. Quand le vomissement a lieu, sa matière, au commencement, est jaunâtre ; mais, quand ce symptôme arrive vers le terme fatal de la maladie, elle est un peu semblable à du café en poudre : les selles, communément relâchées, sont toujours très-fétides.

L'urine passe d'abord avec difficulté, ou est totalement supprimée jusqu'après une ou deux selles ; elle est d'une couleur sombre, et , quand elle a reposé, on voit un sédiment, à demi flottant, près le fond du vase.

Dans plusieurs cas, le lait et les lochies paroissent être naturels pendant les deux ou trois premiers jours de la maladie. Quelquefois il n'y a point secrétion du premier ; mais les autres s'arrêtent rarement tout-à-coup.

La peau, dans quelques malades, est, dans l'état ordinaire, chaude et moite en même-temps ; mais, dans d'autres, elle est très-chaude et très-sèche d'abord, et ensuite toujours couverte d'une sueur gluante.

Le visage est communément très-rouge, les yeux creux, et la malade dans un abattement notable. Elle a ordinairement une grande soif, et est si mal à son aise, qu'elle ne peut pas seulement se tenir sur son séant.

Après un jour ou deux, le ventre commence à enfler, et devient tendu.

Si la femme a été constipée d'abord, le relâchement, qui succède généralement, occasionne immédiatement beaucoup de soulagement. Mais il est purement passager; car le pouls continue d'être vîte : la douleur de tête, la respiration difficile, la douleur du ventre, reviennent bientôt avec une violence redoublée : les dents se couvrent d'une croûte noire ou brune, et quelquefois le délire survient.

Ces symptômes, ou plusieurs d'entr'eux, continuent pendant quelques jours. La malade rend ordinairement plusieurs selles fétides, involontaires. Elle s'imagine alors qu'elle est libre de tout danger, parce qu'elle se sent complétement soulagée de toute douleur; mais la vîtesse de son pouls qui augmente, les extrémités qui deviennent froides, etc., annoncent au médecin le terme fatal de cette dangereuse maladie. Ce terme arrive à différens périodes de la fièvre, plus communément depuis le septième jusqu'au douzième ou quatorzième jour.

On ne peut point assigner distinctement de terme critique à cette maladie, lors même que les douleurs en sont plus modérées, et que la maladie ne devient pas fatale : car les symptômes disparoissent très-graduellement, et on ne peut jamais assurer que la malade est hors de danger pendant un grand nombre de jours. Elle se sent, vers

la fin, dans un grand affoiblissement ; mais elle est soulagée de toutes les sensations incommodes qu'elle éprouvoit auparavant

On ne peut, dans cet ouvrage, expliquer la nature de
cette maladie, ni détailler les moyens de la guérir. Comme
la maladie est toujours suivie de beaucoup de danger, et
comme le traitement, dans ces cas, dépend des principes généraux de la cure des fièvres, et en même temps
de l'attention à l'état particulier de la femme, après la
délivrance, il est facile de comprendre que le médecin
le plus habile qu'on puisse se procurer, est toujours celui
à qui on doit avoir recours.

La fièvre maligne des couches est fréquente dans les
hôpitaux, quand les quartiers ne sont pas suffisamment
aérés : dans ces occasions, les symptômes de la maladie
sont un peu différens de ceux observés dans les familles
privées. L'issue en est plus généralement fatale ; et jusqu'à ce que les quartiers soient complétement purifiés,
toute femme qui y fera ses couches sera saisie de cette
fièvre.

Dans les hôpitaux destinés aux couches, on ménagera
donc un ou plusieurs petits quartiers, qu'on disposera pour
empêcher cet état particulier de l'air, qui se vicie toujours
dans un endroit occupé par un grand nombre de personnes pendant un long espace de temps, et même malgré
toutes les précautions qu'on prend ordinairement pour la
ventilation.

TRAITEMENT

TRAITEMENT

DES ENFANS

DANS LE PREMIER AGE.

QUATRIÈME PARTIE.

INTRODUCTION.

ON peut dire que l'enfant, tel qu'il est dans la matrice, environné par un fluide qui le défend des accidens extérieurs et lui donne un degré égal de chaleur, nourri par quelque chose que ses propres organes n'ont point préparé, et pourvu d'un principe vivifiant d'air, au moyen d'un mécanisme admirable et merveilleux, est seulement dans un état de végétation.

Mais quand il est séparé de la mère par la délivrance, il éprouve une grande et importante révolution; la chaleur et la protection contre les accidens extérieurs dépendent alors de l'attention des autres; la nourriture est préparée par la digestion des alimens reçus dans son propre estomac, et il ne peut obtenir l'avantage de l'air que par la respiration.

Si la nature n'avoit pas pourvu avec bonté à ces changemens, l'espèce humaine devroit être éteinte. On ne peut donc imaginer avec raison que les dangers soient

dus à l'état dans lequel les enfans doivent nécessairement se trouver aussi-tôt après l'accouchement, si ce
n'est dans le cas d'une mauvaise administration.

Les preuves qu'on a apportées, en faveur de l'opinion
contraire, ne servent qu'à prouver incontestablement
l'ignorance et l'inattention des observateurs; car les cris
que les enfans poussent presqu'universellement ne sont
pas la conséquence des douleurs, mais les moyens par
lesquels la révolution qui survient dans leur forme s'éta-
blit complètement.

Les corps des enfans diffèrent, de ceux des grandes
personnes, sous plusieurs rapports, outre ceux de la grandeur et de la forme extérieure. Une connoissance de ces
différences éclaircira la manière de soigner les enfans en
santé, et de les traiter dans les maladies. On doit donc
l'acquérir avant de s'occuper de cet objet.

Différences dans la structure des Enfans nouveaux-nés, de celle des grandes personnes.

Dans les enfans, les nerfs sont dans une proportion
plus grosse, leur facultés sont aussi plus grandes; c'est
pourquoi plusieurs circonstances qui ne paroissent pas
affecter les adultes, telles que le froid, le chaud, etc.
ont sur eux une influence considérable.

Tous les vaisseaux sont beaucoup plus nombreux; leur
action est plus fréquente, et, par-conséquent, le pouls
des enfans est toujours très-vîte, et toutes les sécrétions
et excrétions sont plus promptes et en plus grande quantité.

Les parties charnues sont plus molles et moins distinctement marquées; leur action n'est pas en conséquence aussi puissante.

Les os sont moùs, spongieux et imparfaits; ceux qui, dans la suite, seront simples, sont alors généralement divisés en plusieurs portions, et presque tous ont leurs extrémités, ou bords cartilagineux. Les corps des enfans n'ont donc pas une exacte régularité de forme, et ne sont pas bien soutenus. Leurs différentes parties ne se meuvent pas avec autant de fermeté, et les organes logés dans les cavités ne sont pas aussi bien défendus.

Les appendices des os sont dans une proportion beaucoup plus grosse : ce qui rend les articulations mobiles et immobiles moins fermes.

La susbstance cellulaire est aussi dans une proportion plus grande : ce qui occasionne l'irrégularité dans la forme des parties molles.

Tous les fluides sont plus doux et plus aqueux, et fournis en plus grande quantité. Le chyle et le sang sont plus nutritifs, et ce dernier est moins âcre. Les fluides visqueux et gélatineux sont plus pâles; la bile et l'urine ont moins d'acrimonie.

La peau est plus délicate et plus agréablement colorée; elle est plus sensible aux impressions extérieures, parce que la surpeau est très-mince et très-molle. Sous la peau il y a généralement un grand amas de graisse qui couvre la forme des parties charnues.

La tête est grosse en proportion du corps. Ses os ne sont pas engrenés l'un à l'autre, mais unis par des membranes cartilagineuses : ce qui fait que le cerveau, qui est très-mou, peut être aisément comprimé et offensé.

La face n'a pas l'expression qu'elle acquiert par la suite. Les yeux, d'abord, n'ont pas la faculté de distinguer les objets; ils sont, ainsi que leurs appendices, d'une délicatesse remarquable, et souffrent par-conséquent des plus légers accidens. Le nez, par l'état de ses os, est aussi beaucoup exposé aux injures ; la sensibilité de ses nerfs le rend extrêmement irritable , et le mucus, qui couvre constamment l'intérieur de cet organe, le défend probablement des mauvais effets auxquels il seroit souvent exposé par sa structure. Les oreilles paroissent , comme les yeux, ne posséder, pendant quelque temps, que très-peu de faculté. La bouche n'est ordinairement garnie de dents que quelques mois après l'accouchement; car, quoique formées , elles restent sous les gencives jusqu'à ce temps. L'os de la mâchoire inférieure est divisé en deux pièces , par une portion de cartilage.

Le tronc du corps n'est pas assez fort pour soutenir convenablement les parties supérieures , ni pour protéger les organes qu'il renferme : car une grande partie de l'épine est cartilagineuse , et toute la poitrine l'est aussi Les côtes sont en effet plus parfaites que plusieurs des autres os ; mais elles peuvent aisément foiblir, à cause de l'état de la poitrine ; et les parties charnues, etc. , qui environnent le ventre, étant molles et délicates, ne peuvent apporter de résistance à tout ce qui peut blesser les intestins.

Les poumons , jusques-là petits, flasques et peu fournis de sang , commencent, immédiatement après l'accouchement , à exécuter l'opération de la respiration, et à recevoir tout le sang : ils exécutent ces fonctions durant toute la vie. Ces organes sont d'abord foibles et irritables : le cœur agit avec une force et une vîtesse considérables.

Le foie est d'une grandeur remarquable , en proportion des autres parties, et il n'est pas aussi bien défendu que dans la suite. La vessie du fiel est presque dans la même proportion : l'estomac diffère seulement par la grandeur et par la délicatesse de sa structure : on peut dire la même chose du canal intestinal. Mais il y a dans les grands boyaux une substance différente de celle qu'on observe dans les grandes personnes : c'est une matière noire, visqueuse, tenace, que les médecins appellent *meconium.* Les reins sont en lobes, et les glandes renales sont plus grosses en proportion. La vessie urinaire et les autres organes du bassin sont différemment placés, parce que cette cavité est très-imparfaite, à cause de l'état cartilagineux des os dont elle est composée.

Les extrémités sont foibles et presqu'inutiles : l'état des articulations et la quantité de cartilages des extrémités supérieures et inférieures les rend incapables d'exécuter de long-temps leurs propres fonctions.

Ces remarques expliqueront la nécessité des précautions à prendre dans le traitement des enfans, et qui sont détaillées dans les pages suivantes.

CHAPITRE PREMIER.

Traitement des Enfans, par rapport à la propreté, à l'habillement, aux alimens, à l'air et à l'exercice.

PAR ce qu'on vient de dire sur l'état des enfans après l'accouchement, il est aisé de comprendre qu'il faut apporter beaucoup d'attention aux circonstances qui échappent presqu'à la connoissance des grandes personnes.

La grande mortalité des enfans, qui a lieu parmi les pauvres des grandes villes, doit peut-être être attribuée principalement à la négligence du traitement recommandé dans ce chapitre : c'est pourquoi on ne peut entrer dans de trop grands détails, ni le suivre trop scrupuleusement.

SECTION PREMIÈRE.

Propreté.

LA peau des enfans, à leur naissance, est couverte d'une matière épaisse et glutineuse, qui forme un enduit sur toute sa surface. Le premier soin de la nourrice est, en général, de l'enlever, et c'est à quoi elle est engagée, et par les préjugés de la mère et de ses gardes, et par l'avis des médecins.

Cette substance, quelle que soit son origine, est certainement fournie par la nature, pour défendre l'enfant

des impressions auxquelles il seroit exposé dans la matrice,
y étant suspendu dans un fluide.

La propriété des moyens ordinaires employés pour enlever cette matière glutineuse, immédiatement après
l'accouchement, m'a long-temps paru très-douteuse:
c'est pourquoi, dans un ouvrage que je publiai, il y a
quelques années, j'observai qu'il importe peu que cette
matière soit enlevée le premier jour, ou non. L'expérience de plusieurs années m'a aujourd'hui convaincu que
non-seulement les soins que prennent les nourrices d'enlever, à force de la laver, toute la matière tenace de la
peau des enfans nouveaux-nés, produisent beaucoup de
mal, mais qu'il est réellement indifférent de l'enlever le
premier jour, ou non, parce que, comme elle devient
sèche, et qu'elle forme une espèce de croûte, elle disparoît aisément, au second ou troisième lavage.

On pourroit, à l'appui de cette opinion, insister avec
assez de raison sur ce que l'exposition soudaine, à l'air,
de la peau non-défendue peut être suivie de mauvais effets:
mais, sans recourir aux raisonnemens spéculatifs, il doit
surement être aisé de comprendre, pour quiconque fait
attention à l'état délicat du système de l'enfant, que les
mains rudes d'une nourrice bourrue, en frottant avec
violence chaque partie du corps, doivent inévitablement
ou écorcher sa tendre peau, ou en comprimant les divers
organes internes, déranger leur système délicatement
combiné.

C'est pourquoi on exécutera le premier lavage avec
une grande modération et une grande prudence, au
moyen d'une légère dissolution de savon dans de l'eau
chaude, qui est préférable à toutes celles qu'on employe
souvent. Les liqueurs sont très-pernicieuses, et on ne doit

jamais se servir de substance graisseuse, parce qu'elle pourroit devenir dangereuse. Le cou, les aisselles et les aines demandent communément plus d'attention que toute autre partie, parce que la croûte y est plus épaisse, et qu'un rude frottement, sur-tout sur ces parties, pourroit les blesser. On ne doit jamais continuer long-temps ce frottement, même avec modération, afin d'ôter toutes les impuretés qu'on suppose : car, comme on l'a déjà observé, ce qui reste cédera facilement au prochain lavage.

On ne peut trop fortement recommander la plus scrupuleuse attention à la propreté, sous les autres rapports, non-seulement après l'accouchement, mais durant tout le période de l'enfance. On baignera l'enfant, pendant les deux ou trois premières semaines, dans de l'eau tiède, le matin et le soir, et par la suite, dans l'eau froide. Tout le corps doit être lavé le matin, et le soir sa moitié inférieure.

Les avantages du bain froid sont depuis long-temps presque généralement reconnus dans la Grande-Bretagne, et ici du moins les enfans sont convenablement baignés tous les matins, jusqu'à l'âge de deux ou trois ans. Les philosophes spéculatifs ont seuls fait des objections contre une pratique qui est extrémement bienfaisante pour la santé.

Toutes les parties de l'enfant doivent être tenues entièrement sèches, et on doit, dès qu'on s'en aperçoit, éloigner toutes les impuretés accidentelles, comme les vêtemens mouillés, etc.

SECTION IIᵉ

Habillemens des Enfans.

LES maillots épais et contre nature, dans lesquels on enchâssoi enchâssoit autrefois les enfans, sont heureusement rejetés aujourd'hui, et une routine depuis long-temps établie a par bonheur cédé aux insinuations de la raison et de l'expérience. Le serrement des bandes et des maillots n'est pas seulement douloureux, mais dangereux. Ils interrompent la circulation, arrêtent subitement l'accroissement de quelques parties, et font prendre à d'autres une direction contraire.

Les raisonnemens théoriques peuvent néanmoins induire dans une erreur opposée à celle qui est aujourd'hui abolie : car le desir de donner à l'enfant toutes les aises possibles peut faire paroître inutiles et contraires les précautions que l'expérience suggère aux nourrices elles-mêmes, à l'égard des habillemens.

La disposition qu'ont ordinairement les enfans à se frotter les yeux de leurs petites mains, rend essentiel le simple artifice des femmes pour les en empêcher : autrement, les yeux pourroient souffrir beaucoup de ce frottement.

Les cris de l'enfant sont sujets à occasionner l'avancement des intestins au nombril. Ce fâcheux accident peut souvent être prévenu, par l'application d'une large pièce molle de léger molleton, en forme de bourrelet. Il ne sera jamais serré : autrement, il pourroit, non-seulement blesser les intestins, mais peut-être occasionner des ruptures à la partie inférieure du ventre.

Avec ces précautions, les vêtemens des enfans seront légers et simples, construits de manière à pouvoir être passés aisément et promptement. Ils doivent être appropriés au climat et à la saison, et capables de fournir un degré considérable de chaleur, afin que le changement d'état de chaleur dans lequel l'enfant se trouvoit, comparé à celui dans lequel il se trouve après l'accouchement,

Partie IV.V

ne puisse pas être assez sensible pour causer de la douleur.

On doit toujours se servir de cordons, au lieu d'épingles. Tous les vêtemens doivent être assez lâches pour
que l'enfant puisse mouvoir et étendre ses petits membres avec la plus grande liberté, et autant qu'il est
nécessaire pour sa santé.

On changera souvent les linges, sur-tout ceux qui
touchent à la peau, et on ne laissera jamais sur l'enfant
le même vêtement pendant vingt-quatre heures continues.

Les vêtemens de nuit ne doivent pas être en égale
quantité que ceux qu'il porte le jour, autrement l'enfant seroit continuellement exposé à être affecté du
froid, etc.

Une coutume ridicule, introduite par les nourrices,
et contre laquelle tous les parens, qui ont à cœur la
santé future de leurs enfans, doivent se mettre en garde,
c'est de tenir les membres de l'enfant beaucoup plus serrés sous leurs vêtemens durant la nuit que pendant le
jour. Le repos, par ce moyen, est dérangé, et le sommeil souvent interrompu.

Les vêtemens de nuit doivent donc être entièrement
lâches et beaucoup plus légers que ceux du jour, comme
l'exige la différence d'état, pour que l'enfant soit
toujours à-peu-près dans le même degré de chaleur en
tout temps. Par la même raison, quand l'enfant dort
avec ses vêtemens de jour, il doit être très-légèrement,
ou plutôt point du tout couvert.

Section IIIᵉ

Nutrition des Enfans.

L'expérience de plusieurs siècles, ainsi que les argumens qu'on peut tirer par l'analogie, a convaincu tout observateur sincère que le lait est l'aliment le plus naturel et le plus sain pour les enfans dans le premier âge. Toutes les recherches que les philosophes spéculatifs ont faites, de temps en temps, pour substituer d'autres espèces d'alimens à celui préparé par la nature pour la nutrition, n'ont servi qu'à fournir de tristes preuves de leur erreur, et à montrer que les facultés imprimées dans la constitution humaine, surmontent quelquefois même les dangereux effets d'une prévention inconsidérée.

Les avantages qui résultent de la nutrition et pour la mère et pour l'enfant, ont été si souvent expliqués, et sont si généralement reconnus, qu'il n'est pas besoin d'aucun autre éclaircissement à cet égard.

On a très-mal-à-propos imaginé que toutes les mères doivent être nourrices. Plusieurs enfans ont été les victimes de cette opinion, et un grand nombre n'ont traîné leur existence qu'avec chagrin, la foiblesse de leur constitution les ayant rendus incapables de sentir le plaisir de jouir d'une bonne santé.

Le luxe et le raffinement, introduits dans la manière de vivre, quoiqu'ils n'empêchent pas toutes les femmes d'être mères, en rendent certainement plusieurs incapables d'être nourrices. On ne peut supposer qu'une femme délicate, nécessairement engagée dans les dissipations d'une vie élevée, et confinée dans une grande ville, puisse fournir du lait en quantité suffisante, ou d'une qualité convenable : dans ce cas, son enfant doit, ou mourir faute de subsistance, ou, à défaut du sein de sa mère, être nourri par des alimens contre nature et dangereux.

Ce ne sont pas là les seuls inconvéniens auxquels s'exposent les dames de cette classe, qui entreprennent de nourrir. La délicatesse de leur complexion, qui les rend inaptes à cette fonction, et le genre de vie qu'elles ont depuis long-temps adopté par ton ou par habitude, s'opposent également au changement de régime et aux règles qu'elles sont obligées de suivre pour les heures de leur repos et de leur sommeil, et leur santé ne peut manquer de souffrir une grande altération. Elles ne peuvent donc jouir du plaisir d'être nourrices, et l'état de langueur de l'enfant les prive des sensations agréables que son accroissement fait éprouver aux autres mères.

Lors donc que les dames de cet état desirent alaiter leurs enfans, elles doivent se retirer à la campagne, où, éloignées de l'air corrompu des grandes villes, des plaisirs et des amusemens à la mode, elles s'efforceront, par la plus scrupuleuse attention dans une nourriture régulière, dans les heures du repos, et dans un exercice modéré, en plein air, à refaire leur constitution, et à remplir tout ce qu'elles doivent à leur progéniture.

Les femmes d'un rang élevé, ne sont pas les seules mères qui ne puissent devenir nourrices. Il y a des maladies qui, quoique venant originairement d'un déréglement dans la vie, sont héréditaires dans les familles. Les préjugés de la plupart des hommes, sont si forts contre les femmes qui paroissent avoir quelque maladie héréditaire, qu'ils apportent toujours le plus grand soin dans le choix d'une nourrice à gages. Plusieurs médecins ont combattu cette opinion, en disant que ces maladies, affectant uniquement les solides, ne pouvoient se transmettre par les fluides ; que, par-conséquent, la nourrice ne pouvoit jamais les communiquer à son nourrisson. Mais si l'état des fluides a quelqu'effet sur celui des solides ; si, en d'autres mots, la condition du corps dépend de celle des sucs qui réparent la dissipation continuelle à laquelle ses diverses parties sont sujettes, on trouvera que le sens commun de la multitude ignorante est supérieur aux théories raffinées des philosophes rêveurs.

Il est donc du devoir de tout médecin de conseiller aux parens, qui, malheureusement, sont affligés de quelque maladie héréditaire, d'envoyer leurs enfans en nourrice à la campagne, chez une femme d'une bonne santé, et de prolonger le temps de la nutrition, quelques mois au-delà du terme ordinaire.

Cependant, quand la mère est d'une constitution saine et robuste, elle est certainement la meilleure nourrice, et on doit lui conseiller d'entreprendre cette tâche, autant pour sa santé propre que pour celle de son enfant.

On présentera l'enfant au sein, aussi-tôt que la situation de la femme le permettra, parce que la substance noire et visqueuse, renfermée dans les intestins, sera mieux évacuée que par tout autre moyen que l'art fournit. La pernicieuse pratique de donner à l'enfant des médecines purgatives, aussi-tôt qu'il est né, ne peut être trop réprouvée ; car la retention du méconium pendant quelques heures après l'accouchement, produira certainement moins d'inconvéniens que ceux occasionnés par l'acrimonie des substances que l'enfant est forcé d'avaler.

Les moyens artificiels les plus simples pour éloigner

cette matière, tels que le sirop simple, ou une dissolution de manne, seront employés lorsqu'on croira que le lait de la nourrice ne répondroit pas à cet objet.

Plusieurs auteurs ont recommandé de donner à teter à l'enfant à des périodes réglés; mais l'expérience a fait voir la difficulté d'une telle attention, et les mauvais effets qui suivent souvent son exécution.

Quoique les enfans qu'on restreint le moins, et à qui on permet de teter à plaisir, soient ceux qui jouissent d'une meilleure santé et croissent le plus, la femme cependant évitera de devenir l'esclave de son enfant, comme plusieurs ont l'indiscrétion de le faire. On ne doit donc jamais laisser l'enfant s'endormir au sein, ni l'accoutumer à surcharger son estomac de lait, au point de vomir.

Les femmes se souviendront toujours que le genre de vie le plus favorable à la santé, fournit le meilleur lait et le plus abondamment : les nourrices ne doivent donc jamais manger à des heures irrégulières, ni en plus grande quantité que ne le demande l'appétit. Elles se mettront également en garde contre l'abstinence et le trop de nourriture ; elles éviterout soigneusement la fatigue, l'indolence, ou l'inactivité et tout déréglement.

Quoique la nature rende rarement nécessaire, dans l'enfance, tout autre aliment que le lait, cependant, dans la vue d'introduire, par degrés, un changement dans la nourriture, la pratique de donner d'abord à l'enfant, tous les jours, un peu de bouillie ou de panade, paroît être raisonnée ; car, quand on néglige de le faire jusqu'à l'approche du sevrage, l'habitude est difficile à rétablir, et il y a à craindre que l'enfant ne souffre d'un changement subit. D'abord, on doit donner seulement une fois par jour de ces alimens ; on peut les augmenter, par degrés, jusqu'à deux, et, avant le sevrage, on doit les donner jusqu'à trois fois.

Plusieurs femmes commencent à donner du potage à l'enfant, peu d'heures après sa naissance. Cette pratique manque rarement d'occasionner du mal à la bouche, et de violentes douleurs dans les intestins, etc. ; et on ne doit jamais la favoriser, malgré les argumens des nourrices qui donnent à manger à l'enfant à la cuiller.

Si les matières composées de pain et d'eau, et qui, en apparence, ne sont pas mal-faisantes, produisent de mauvais effets, quelle doit être la conséquence de la pernicieuse coutume de donner aux enfans des liqueurs en forme de *toddy* (5), dans la vue de prévenir les tranchées? Ces liqueurs, quoique mêlées, étant appliquées à leurs tendres organes digestifs, détruiront inévitablement, ou altéreront leurs fonctions, et peuvent laisser le germe à une suite des plus dangereuses maladies. On peut, en effet, insister en faveur de cette pratique horrible et contre nature, sur ce que plusieurs enfans sont accoutumés à un *toddy* foible peu de jours après leur naissance, et qu'ils continuent de croître sans interruption. Mais ces argumens ne servent qu'à prouver que la constitution vigoureuse de ces enfans est capable de résister aux effets ordinaires des liqueurs fortes.

Quoique la panade ou la bouillie, soit aujourd'hui presqu'universellement usitée, comme capables de sup-

---

(5) Le français manque d'expression pour rendre ce mot. C'est une liqueur préparée avec de la graine de carvi, et autres graines, que les femmes du commun donnent aux enfans pour appaiser les tranchées.

pléer au lait de la mère , cependant on peut leur donner un aliment plus approprié , et avec plus d'avantage ,
tel que du lait de vache mêlé avec un peu d'eau et de
sucre , auquel on peut ajouter un peu de biscuit, du
bouillon coupé.

Section IVe

Air , Exercice , etc.

Si les grandes personnes, qui ont été plusieurs années
accoutumées à un air impur , se sentent souvent indisposées dans un endroit foulé, un degré beaucoup moindre de mauvais air , affectera surement les enfans dont
les poumons sont foibles et irritables.

Comme l'enfant est communément confiné dans une
ou deux chambres , pendant le premier mois , on aura
soin qu'elles ne se remplissent pas de mauvais air , soit
par le nombre de ceux qui font des visites , soit en
restant trop fermées.

Quand l'enfant a acquis assez de force pour être capable de résister à l'exposition du plein air , on le promenera tous les beaux jours, dans le temps que le soleil
a beaucoup d'influence. On le tiendra d'abord, seulement , hors des portes pendant très-peu de temps; et la
personne , qui est chargée de lui , le promenera lentement et doucement, et évitera sur-tout de le tenir dans
un courant d'air. Elle pourra , par degrés , le mener dehors deux fois par jour quand la saison est favorable ,
et aussi par degrés , pendant un plus long espace de
temps.

On ne peut mieux faire connoître l'importance d'un
air pur pour les enfans , qu'en comparant la santé de

ceux qui sont nourris dans les grandes villes, avec celle de ceux élevés à la campagne. Dans l'année 1767, un acte du parlement, rendu sur les observations pleines d'humanité de M. John Hanway, obligea les officiers d'église d'envoyer leurs enfans, pauvres, en nourrice à la campagne, à une distance convenable de la ville.

Avant que cette mesure bienfaisante fût prise, sur vingt-quatre enfans pauvres, reçus dans les ateliers, il n'en vivoit pas plus d'un au bout d'un an ; de sorte que, sur deux mille huit cens (nombre moyen qu'on admettoit tous les ans), il en mouroit deux mille six cent quatre-vingt-dix : au lieu que, depuis que cette mesure a été adoptée, le nombre des morts se monte seulement à quatre cent cinquante, et la plus grande partie de ces mortalités arrive durant les trois semaines que les enfans sont retenus dans les ateliers.

Quoique, certainement, d'autres circonstances, outre l'impureté de l'air, telles que la négligence, etc, doivent contribuer à cette terrible mortalité, cependant la préférence de l'air de la campagne, sur celui des grandes villes, est clairement prouvée par ce fait et peut être confirmée par le visage maigre, les couleurs pâles et les membres foibles des enfans élevés dans les villes, même lorsqu'on apporte la plus grande attention.

Un exercice convenable aux enfans est plus nécessaire que ne l'imaginent les observateurs superficiels ; car l'inattention, à cet égard, laisse souvent le germe, non-seulement de difformités qui peuvent détruire cette agréable symétrie que l'auteur de la nature a donnée au corps humain, et attaquer la santé, mais aussi donner naissance à des maladies qui, quoique leur approche soit lente et graduelle, se terminent subitement d'une manière fatale

Durant les premières semaines après sa naissance, l'enfant dort naturellement plus des deux-tiers du temps. La fatigue qu'il éprouve d'être lavé, habillé, etc., matin et soir, et d'être levé souvent pour être nettoyé durant le jour et la nuit, peut être considérée comme un exercice suffisant dans ce période.

La délicatesse remarquable des enfans, et l'état cartilagineux de leurs os, rendra toute violente agitation du corps, pendant les deux premiers mois, extrêmement dangereuse; mais à proportion qu'il avance en âge, les os deviennent graduellement plus complets, et les autres solides plus fermes : c'est pourquoi un degré modéré de mouvement, en provoquant la libre circulation des fluides, sera extrêmement bienfaisant.

On doit constamment éviter que l'enfant n'affecte une position particulière; car comme la mollesse des os leur fait aisément prendre une forme contraire, il pourroit facilement s'ensuivre des difformités qui détruiroient la santé, ou devenir la source de beaucoup de maladies par la suite.

On ne laissera donc jamais l'enfant sur le même côté, et on ne le portera pas toujours sur le même bras.

L'usage des berceaux n'est pas aussi universel aujourd'hui qu'il l'étoit autrefois, et on doit espérer qu'il ne reviendra pas de mode. L'intention de la nature n'a jamais été que les enfans fissent de l'exercice durant le sommeil, après qu'ils ont mangé. L'idée que le balancement d'un berceau ressemble au mouvement auquel les enfans ont été accoutumés dans la matrice, est une erreur. Les petits des autres animaux dorment paisiblement et tranquillement, une grande partie de leur temps, sans être bercés, quoiqu'ils aient été aussi habitués à un mouvement modéré de balancement avant leur naissance.

On a prétendu que les objections contre l'usage du berceau, tirées des abus qui peuvent suivre cette pratique, étoient inadmissibles ; mais certainement une personne prudente ne recommandera aucun expédient inutile, dont on puisse, par inattention, faire un usage contraire.

La mère ne se charge pas toujours du soin du berceau ; la nourrice, dans plusieurs occasions, peut agiter l'enfant trop violemment, blesser par là quelques-unes de ses parties délicates, sur-tout la tête.

Les enfans, pour ces raisons, doivent toujours dormir dans un lit depuis le temps de leur naissance, quoique cette coutume soit suivie de quelques inconvéniens, et même de dangers ; car il peut souvent être incommode pour la mère de porter son enfant dans la chambre à lit chaque fois qu'il s'assoupit ; et durant la nuit, si la femme n'a pas été accoutumée à dormir avec un enfant, elle peut facilement l'étouffer : accident qui, malheureusement, arrive plus fréquemment qu'on ne l'imagine.

On peut éviter tout inconvénient et tout danger en adoptant un expédient très-simple. On peut construire une crèche ou un berceau, de manière à pouvoir le fixer au côté du lit durant la nuit, et à le transposter d'un endroit à l'autre pendant le jour : il ne doit pas être fait pour balancer.

On doit apporter beaucoup d'attention à l'état du lit de l'enfant ; car il est exposé à se mouiller ou à se salir ; et si on le laisse ainsi, sa santé peut en être altérée. Cela ne peut arriver, si le lit est rembouré de paille qu'on doit renouveler de temps en temps. Elle est préférable à la plume et à la laine, qui attirent aisément et retiennent l'humidité et les impuretés, et elle est plus molle que du crin.

C H A P I T R E I Iͤ

Maladies des Enfans nouveaux nés.

LES maladies auxquelles les enfans nouveaux nés sont sujets viennent, ou de quelque blessure reçue durant l'accouchement, ou d'imperfections originelles, ou de négligence dans les vêtemens et la propreté, etc.

Quelques-unes de ces maladies sont suivies de beaucoup de danger, et d'autres, seulement légères et momentanées, cèdent au plus simple traitement.

S E C T I O N P R E M I È R E.

Moyens qu'on doit employer pour le recouvrement des Enfans morts-nés.

LES efforts louables et puissans de la *société humaine* ayant produit les moyens de recouvrer la vie dans plusieurs occasions où l'on croyoit cela impossible autrefois, ont prouvé que des morts apparentes arrivent plus souvent qu'on ne le croyoit jusqu'alors.

Le recouvrement fréquent des enfans morts-nés, dans les circonstances où l'expérience seule a encouragé de telles espérances, doit apprendre à tous ceux qui se mêlent des accouchemens, combien il est important d'employer avec prudence et attention, les moyens qui conduisent à cette fin.

On présente les observations suivantes, non-seulement

dans la vue d'expliquer la méthode convenable qu'on doit suivre pour le recouvrement des enfans morts-nés , mais aussi dans l'intention de rendre tous ceux qui soignent la malade , capables de donner aux accoucheurs des avis qu'ils pourroient négliger , à cause de l'embarras naturel dans ces occasions.

Durant le travail , l'enfant est tout-à-fait insensible et conséquemment un corps purement passif. Ce grand effet est produit par une cause très-simple ; savoir : la compression du cerveau par le rapprochement des os de la tête. Comme cette pression , en général , est purement passagère , les os reprennent leur première situation au moment où l'enfant est né. La pression étant donc éloignée , l'enfant regagne sa sensibilité , et est en état de commencer ses nouvelles fonctions.

Mais , quand l'enfant est retenu dans le passage au-delà d'un certain temps, la pression , long-temps continuée sur le cerveau , occasionne un état qui ressemble au plus profond sommeil. Quand il naît dans cette situation , il paroît dépourvu de vie ; mais la pulsation , dans le cordon , montre que la nature bienfaisante n'a pas eu dessein que la vie fût aussi facilement éteinte.

Dans ces cas , les accoucheurs coupent le boyau du nombril , et tirent un peu de sang , dans l'idée que l'enfant est apoplectique.

Cette pratique est cependant dangereuse et contraire ; car la perte de sang , même en petite quantité , peut produire de très-mauvais effets sur le système si délicatement combiné de l'enfant , et ne peut en même temps contribuer , si ce n'est d'une manière éloignée , à écarter la cause de la mort apparente. On comprendra cela facilement, en considérant que les facultés de l'enfant, dans ces circonstances, sont suspendues seulement en conséquence de la pression que les os de la tête exercent sur le cerveau.

Lors, donc, que la pulsation dans le cordon est distincte, quoique l'enfant ne donne aucun autre signe de vie, la communication entre lui et sa mère ne doit pas être interrompue. L'accoucheur soutiendra l'enfant, et l'empêchera de se refroidir. On attend de cette manière, que les os de la tête reprennent leur situation par degrés; et la pression sur le cerveau cessant, l'enfant regagne sa sensibilité, et devient en état de commencer l'opération de la respiration. Quand on s'en aperçoit par les cris, etc. on peut nouer le boyau du nombril, et le séparer de la manière accoutumé.

Le défaut de pulsation dans le cordon ombilical des nouveaux-nés, s'ils ne sont point dans un état de putréfaction, indique l'interruption du cours du sang du placenta à l'enfant, d'où résulte la suspension des facultés vitales.

Quand l'arrière-faix n'est pas détaché de la matrice, quoiqu'il n'y ait pas pulsation dans le cordon, on doit employer tous les moyens de raviver l'enfant avant d'interrompre la communication entre lui et la mère; parce que, si le sang peut être envoyé à l'arrière-faix, l'enfant vivra jusqu'à ce qu'il acquière assez de force pour exécuter l'opération de la respiration, de laquelle dépend son existence quand il est séparé de sa mère.

Dans cette vue, on peut mettre sur la tête de l'enfant une large coiffe de flanelle, et placer son corps sur un bassin d'eau chaude, tandis qu'on frottera légèrement la peau avec la main. On tiendra le cordon chaud, au moyen de l'application d'un morceau de flanelle chaude.

Si, après que ce traitement a été long-temps continué, la pulsation revient dans le cordon, on pourra espérer que l'enfant respirera bientôt. Un instant suffit pour cela; car, si on ne prend aucun soin, dans ces occasions, pour hâter cette importante fonction, on peut craindre les plus dangereuses conséquences.

Mais quand l'arrière-faix est détaché, ce qu'un accoucheur peut facilement découvrir, ou quand la pulsation dans les vaisseaux du cordon n'est pas promptement renouvelée, l'opération de la respiration peut seule sauver la vie de l'enfant; et, pour cela, on dirigera l'attention toute entière vers cet objet.

Pour parvenir à ce but intéressant, on doit nouer le cordon et le séparer à la manière ordinaire; on placera immédiatement l'enfant dans de l'eau chaude, devant le feu, en élevant sa tête et ses épaules. On introduira de l'air dans ses poumons au moyen d'un petit tuyau, ou d'une plume, insérée dans une des narines, tandis que l'autre et la bouche seront entièrement fermées. Des auteurs ont conseillé d'introduire l'air par la bouche; mais l'estomac, par cette pratique, se tend facilement : ce qui empêche les poumons d'être convenablement remplis. On poussera alors, modérément, l'air dans les poumons, en pressant légèrement la poitrine, et en soufflant de nouveau dans le tuyau. Cette imitation de la respiration doit être continuée pendant un temps considérable, jusqu'à ce que le cœur commence à battre. L'enfant pousse ensuite son haleine, en excitant, par quelque moyen, une prompte sensation, comme en touchant l'intérieur de ses narines avec un peu d'eau-de-vie, en chatouillant la plante des pieds, ou en frappant les fesses.

Le tabac en poudre, ou des substances stimulantes, données en forme de lavemens, ou l'application de la fumée de tabac, ou l'exposition soudaine à l'air froid, peuvent dans plusieurs cas devenir dangereux, quoiqu'on les ait employés quelquefois avec succès. On ne doit donc jamais y avoir recours que lorsque tous les autres moyens ont été tentés inutilement.

Quand l'enfant est ravivé par ces moyens, il pousse, en général, son haleine pendant quelque temps à des intervalles considérables, avant de respirer librement. On le retirera de l'eau quand il donnera les premiers signes de vie, et on l'enveloppera dans des flanelles chaudes.

La simplicité des moyens de raviver les enfans morts-nés, les rend d'un usage général. Plusieurs de ceux qu'on a tout récemment proposés, tels que l'électricité, ne peuvent remplir cet objet.

Les soins, pour le recouvrement des enfans dans cette situation, doivent être continués pendant une longueur de temps considérable, quoiqu'ils paroissent sans succès. On a, par ce moyen, préservé de la mort plusieurs enfans qui avoient été abandonnés par des accoucheurs.

S e c t i o n I I^e

Rétention du Méconium.

La substance noire et visqueuse, appelée méconium, est ordinairement chassée des intestins peu d'heures après que l'enfant a été mis au sein de la mère. Mais quelquefois elle est si ténace, et adhère tellement aux intestins, que le lait n'est pas assez actif pour l'en détacher.

L'impatience des nourrices pour faire évacuer cette substance, et les remèdes qu'elles forcent les enfans à

prendre

prendre, ont souvent causé les maladies les plus alarmantes.

La retention du méconium ne doit pas beaucoup inquiéter, à moins que l'enfant ne soit malade ; mais si, par quelque circonstance, il ne peut être présenté de suite au sein, ou s'il est alaité par une femme qui a été delivrée depuis quelque temps, le remède ordinaire sera du sucre et de l'eau.

Quand, avec la retention, il y a des signes évidens d'oppressions, de douleurs dans les intestins, ou d'irritation dans le système général, alors on adoptera quelques moyens plus puissans pour exciter l'écoulement.

Rien n'est meilleur, pour cela, qu'une dissolution de manne dans de l'eau, donnée à la dose d'une cuiller à thé, toutes les heures, jusqu'à ce qu'elle opère, tandis qu'on donnera fréquemment de simples lavemens, consistant seulement dans un très-petit verre d'eau chaude.

Dans quelques cas rares, le méconium est retenu par la clôture du passage naturel ; circonstance qui est toujours suivie de beaucoup de danger, et qui exige le secours immédiat d'un habile homme de l'art.

Section III.

Imperfections originelles.

Les enfans ne naissent pas toujours dans un état de perfection à l'égard de la structure de leur corps ; car quelquefois ils ont des parties défectueuses, superflues ou mal-placées, les passages naturels bouchés, et des marques sur diverses parties.

Partie IV.   X

Plusieurs de ces imperfections n'admettent point de remède, tandis que d'autres peuvent être aisément rectifiées.

Il est de la nature de cet ouvrage de décrire en détail toutes les espèces de mauvaise conformation qui ont lieu par occasion. Les observations suivantes se rapportent seulement à celles qui se rencontrent le plus fréquemment.

Des enfans naissent quelquefois avec des défauts autour de la bouche, qui peuvent les empêcher de teter : les plus remarquables sont les fentes aux lèvres.

Ces imperfections paroissent sous plusieurs formes différentes ; car quelquefois la fente est seulement sur une lèvre, et généralement sur la supérieure ; elle est alors simplement occasionnée par la division des parties : dans d'autres cas, il y a une perte considérable de substance entre les parties divisées. Il existe quelques exemples où il y a deux fentes à une seule lèvre ; d'autres, où les deux lèvres sont affectées ; d'autres enfin, où la division n'est pas seulement sur une lèvre, mais s'étend sur tout le palais de la bouche. Toutes ces différentes espèces de même difformité reçoivent le nom général de bec-de-lièvre.

Le traitement du bec-de-lièvre doit varier selon plusieurs circonstances qui ne peuvent être déterminéa que par un homme de l'art expérimenté. Si l'enfant peut teter, l'opération qui peut guérir cette division, sera différée jusqu'au quatrième ou cinquième mois, parce qu'alors les parties seront mieux adaptées pour retenir les épingles par lesquelles la cure doit s'accomplir ; mais, quand l'enfant ne peut teter, on doit avoir recours, le plutôt possible, à l'opération.

On a observé plus haut que la langue est attachée au bas de la partie inférieure de la bouche, par un cordon membraneux, pour prévenir un trop grand degré de mouvement; quelquefois cependant le cordon l'attache si fort, que l'enfant ne peut teter, et, dans ce cas, on la nomme communément langue liée.

Des femmes, très-souvent, imaginent que leur enfant a ce défaut, quand il n'existe pas réellement; et il n'y en a peut-être pas un exemple sur plusieurs milliers d'enfans qui naissent.

On peut toujours facilement découvrir cette maladie, en mettant doucement le doigt dans la bouche de l'enfant; car, s'il est en état de le saisir, comme il saisiroit le mamelon pour teter, ou si le bout de la langue paroît dégagé, il n'est pas besoin de couper la membrane.

Cette opération de couper le filet, quoique très-simple, peut devenir fatale par l'inattention du chirurgien; car il peut se perdre du sang en assez grande quantité pour faire périr l'enfant.

Quand la langue n'est pas liée assez bas, le bout peut se tourner en arrière, et fermer le gosier; ce qui doit bientôt donner la mort à l'enfant. On peut découvrir cette ciconstance lorsqu'il paroît des symptômes de suffocation ou de convulsion, ou en introduisant le doigt dans la bouche. On ne peut prévenir les tristes conséquences de cette maladie, qu'en poussant la langue en arrière, ou en excitant le vomissement par le chatouillement du gosier.

Si l'enfant ne peut teter, quoique la langue paroisse dans un état naturel, on peut soupçonner qu'il y a foiblesse dans la mâchoire inférieure, que les glandes dans la partie inférieure de la bouche sont enflées, ou qu'il y a quelque défaut autour du mamelon de la nourrice.

Les passages naturels de l'enfant sont quelquefois bouchés ; ce qui empêche les excrétions ordinaires : on peut s'en assurer, en examinant les linges de l'enfant. Dans quelques cas, un glaire seul oppose un obstacle ; mais, dans d'autres, des substances membraneuses ferment les passages.

Dans tous les exemples où l'on observe quelque chose extraordinaire, un homme de l'art, habile, examinera soigneusement l'enfant, afin de ne pas différer trop long-temps d'apporter des moyens convenables de guérison. Dans quelques cas rares, il est malheureusement arrivé qu'on n'a pu donner de secours.

Des enfans naissent quelquefois avec des difformités dans les extrémités inférieures, et qu'on appelle pieds tortus. Elles deviennent souvent très-incommodes dans la suite de la vie, et sont toujours regardées, avec raison, comme de grands défauts : tous les parens sont donc intéressés à leur guérison.

L'état cartilagineux des os du pied rend la cure praticable dans beaucoup de cas, quand on emploie les moyens propres immédiatement après la naissance ; mais, si on ne découvre la difformité que lorsque l'enfant a quelques mois, elle est très-difficile et très-précaire. Les accoucheurs examineront donc soigneusement toutes les parties des enfans nouveaux nés, afin de ne pas rendre, par leur négligence, leur vie future insupportable.

La méthode par laquelle on peut guérir cette maladie est très-simple : elle consiste à remettre, par degrés, le pied dans la situation naturelle. On ne continuera pas seulement les moyens de le faire, jusqu'à ce que cela soit effectué ; mais on doit les tenir constamment appliqués pendant plusieurs semaines après, afin que cette difformité puisse entièrement disparoître.

SECTION IV.e

Lésions occasionnées par l'accouchement.

Quand l'enfant a été retenu long-temps dans le passage, il est exposé à quantité de maladies, selon la situation dans laquelle il étoit placé.

La plus commune, sont les tumeurs à la tête, ou l'altération de la forme de cet organe.

Les enfans nouveaux nés ont, en général, quelque degré d'enflure au sommet de la tête. Il disparoît cependant ordinairement dans peu de jours, et il n'exige pas d'autre traitement que les moyens ordinaires employés par les nourrices ; savoir, de frotter très-légèrement la tête d'une petite quantité de liqueur foible.

Mais, quand la tumeur continue pendant deux ou trois semaines, on appliquera dessus des linges trempés dans de l'eau de chaux, pour empêcher les assistans officieux de faire usage de remèdes plus dangereux.

Dans quelques occasions, ces tumeurs renferment un fluide qui doit être évacué ; autrement, les os de la tête pourroient être offensés : mais, dans ces cas, on doit en confier la cure à un homme de l'art.

Quoique la figure de la tête soit très – altérée, par suite de la pression long - temps continuée durant le passage de l'enfant, elle reprendra bientôt sa forme naturelle , sans aucun secours. La pratique de s'efforcer de donner à la tête une forme convenable , en la pressant avec les mains , est donc inutile , et ne doit jamais être permise , à cause des dangers qui peuvent en résulter.

Les empreintes sur la tête , semblables aux marques causées par un fouet , ont souvent lieu après un travail lent et difficile ; mais elles ne demandent pas une attention particulière , parce qu'elles disparoissent bientôt.

Dans quelques cas , lorsque l'enfant vient dans une direction extraordinaire , la figure est très - affectée ; car les yeux sont enflammés , le nez applati , les lèvres enflées , les traits du visage altérés , et la couleur lividé. Ces apparences effrayantes disparoissent ordinairement en peu de jours, quand il n'y a point eu de violence , durant la délivrance , par des moyens hors de saison.

Des parties de l'enfant , autres que celles dont nous venons de parler , sont également exposées à l'enflure et à la décoloration , par les mêmes causes ; mais , comme elles deviennent rarement incommodes , il suffit d'un peu de soin.

Les membres de l'enfant sont , dans quelques cas , fracturés ou disloqués par la précipitation ou la mal-adresse de l'accoucheur. Ces accidens sont rarement la suite inévitable de la situation de l'enfant ; mais on doit les attribuer plus fréquemment aux soins mal - dirigés pour accomplir la délivrance.

Quelle qu'en soit la cause , on ne doit jamais cacher aux assistans ces fâcheuses occurrences , afin de prendre les moyens convenables pour y remédier. Plusieurs enfans ont été estropiés pour la vie , par un accoucheur qui , pour couvrir sa mal-adresse , faisoit croire au public

qu'il n'avoit pu observer au passage le membre fracturé
ou disloqué.

SECTION Vᵉ

Ulcérations et Excoriations.

LA méthode ordinaire de traiter le nombril, est si
universellement connue, qu'elle ne demande pas une description particulière dans cet ouvrage. La portion du cordon
qui est près de l'enfant, tombe en cinq ou six jours après
l'accouchement, et laisse dans la partie une délicatesse
qui, en général, est entièrement dissipée en deux ou
trois semaines, par les moyens ordinaires employés par
les nourrices.

Mais quelquefois, quelque précaution que l'on prenne,
il reste autour de ces bords une dureté ou un degré
d'ulcération, qui devient très-difficile à guérir.

Comme la négligence, dans ces cas, a souvent causé
les conséquences les plus funestes, et comme, suivant
les différentes circonstances, une grande variété de traitement est nécessaire, on consultera toujours un homme
de l'art.

Par la structure délicate de la peau des enfans, les
excoriations ont aisément lieu par-tout où une de ses
parties est constamment en contact avec une autre, à
moins qu'on n'apporte la plus soigneuse attention à tenir
chaque partie sèche. Les oreilles, le cou, les aisselles
et les aines, sont sur-tout exposés à être affectés de cette
manière.

Quand on ne veut pas que les excoriations continuent
long-temps, il faut rarement employer d'autre traite-

ment que celui de les poudrer matin et soir avec de la tutie préparée ou de la calamine, ou des cendres communes réduites en poudre très-fine.

Mais quand un écoulement de matière a lieu, par suite d'excoriations négligées, on ne peut en obtenir la cure que par beaucoup de soin et d'attention : car, il est souvent très-difficile d'arrêter ces écoulemens.

Quelques chirurgiens ont, par une fausse supposition, objecté contre ces soins que l'écoulement étoit une issue favorable pour un système trop surchargé. Cette opinion, admirablement bien calculée en faveur de la négligence des nourrices, est très-contraire aux opérations de la nature.

Dans plusieurs cas, les remèdes suivans seront très-efficaces : on lave journellement les excoriations avec de l'eau-de-vie et de l'eau, de l'eau de chaux, une foible dissolution de sucre de saturne ou de vitriol blanc, et on les panse avec de l'onguent de sperme, ou du cérat de Turner, légèrement étendu sur du linge.

Tandis qu'on employera ces moyens, on tiendra le ventre libre, au moyen de quelques doux laxatifs, comme de la manne dissoute dans l'eau, etc.

S e c t i o n V I^e

Ruptures, ou Descentes.

Les ruptures dans les différentes parties, sur-tout au nombril, sont des maladies très-communes aux enfans : mais elles ne sont pas heureusement suivies d'un aussi grand danger que chez les adultes.

Dans ces cas, les bandages sont en général inadmis-

sibles par la difficulté de les faire tenir, et par la délicatesse des parties sur lesquelles ils doivent nécessairement presser. Cependant, lorsque la maladie est confinée
au nombril, un large morceau de flanelle, en forme de
rouleau, en donnant un appui sûr et ferme, sera très-
utile.

A mesure que l'enfant croît, ces maladies incommodes
disparoissent. Rien n'y contribue davantage que l'usage
continué du bain froid, comme on l'a déjà recommandé.

On doit toujours apporter une grande attention à l'état
du ventre de ceux qui sont sujets aux ruptures, parce que
la constipation aggrave toujours la maladie.

S E C T I O N V I I^e

Enflure des Seins.

LES enfans nouveaux nés, des deux sexes, sont exposés à une accumulation dans les seins d'un fluide semblable au lait, et qui produit souvent un gonflement douloureux et l'inflammation. Ils sont fréquemment soulagés
par l'écoulement spontané du fluide.

Les sensations incommodes causées par le gonflement,
continuent rarement au-delà de quelques jours, et on les
diminue généralement en baignant soir et matin les parties avec du lait chaud et de l'eau, ou en les frottant très-
légèrement avec de l'huile d'olive chaude.

Les cataplasmes émolliens sont rarement nécessaires ;
mais on les appliquera, quand le gonflement et l'inflammation seront considérables.

La pratique contre nature, mais commune, de presser
fortement les seins délicats des enfans nouveaux nés

avec la main dure de la nourrice, est la cause la plus
générale des inflammations dans ces parties. La conséquence de cette pratique est souvent la suppuration et
l'abcès : et de là, outre le danger de marques désagréables
sur le sein des filles, elles ne peuvent jamais, étant
mères, remplir les devoirs de nourrices. Les parens ne
peuvent donc veiller avec trop de soin contre cette coutume contre nature et impropre.

CHAPITRE IIIe

Maladies qui arrivent le plus fréquemment dans les trois ou quatre premiers mois après la naissance.

Les maladies des enfans, que nous avons détaillées jusqu'à-présent, sont si distinctement marquées, que l'observateur le plus superficiel peut aisément les connoître : mais quelques-unes de celles renfermées dans ce chapitre et le suivant, ne peuvent être distinguées que par des symptômes qui échappent aisément à ceux qui les soignent.

On doit peut-être attribuer à cette circonstance la fausse opinion qu'on a, que la connoissance des maladies de l'enfance est purement conjecturale.

Quoique les enfans ne puissent faire connoître leurs maladies, comme les grandes personnes, par les mots, cependant un observateur attentif trouvera peut-être leurs signes naturels, plus expressifs à cet égard que ne le seroit le langage.

Des auteurs et des praticiens ont jusqu'ici attribué les causes des maladies des enfans à un acide dominant dans l'estomac, à une grande irritabilité du système, etc. Mais, quoiqu'on s'en soit reposé sur les vues des opérations de la nature (ce qui a long-temps arrêté les progrès de la médecine) on doit espérer que ces préjugés cesseront bientôt, et qu'on pourra connoître plus clairement aujourd'hui les effets que tout dérangement d'une partie du corps humain doit produire sur les autres.

Toutes les maladies renfermées dans ce chapitre, excepté la petite vérole, arrivent communément dans les trois ou quatre mois après la naissance. On expliquera entièrement, dans la section qui en traite , les raisons qui rendent, dans ce temps, l'inoculation souvent nécessaire.

SECTION PREMIÈRE.

Mal des Yeux.

PEU de jours ou peu de semaines après leur naissance, les enfans sont sujets au mal des yeux, qui non-seulement les rend chagrins et mal à leur aise, mais quelquefois aussi cause des défauts désagréables, si on le néglige, et même l'aveuglement presque total.

Cette maladie est souvent occasionnée par une exposition imprudente au grand feu ou à une grande lumière. Elle est aussi fréquemment causée par le froid; et, quand elle vient dans un période plus avancé de la vie, elle peut être produite par la dentition.

L'espèce moyenne de cette maladie paroît sous la forme d'une secrétion abondante par les paupières, qui semble les gommer ou coller ensemble, et qui, en durcissant, doit causer une incommodité considérable.

La cure de cette maladie consiste à éviter de s'exposer au grand feu, ou à une grande lumière et au froid, et bassiner, soir et matin, les yeux avec un peu de lait chaud et d'eau, deux ou trois fois le jour, avec une foible dissolution de sucre de saturne, mélée d'une égale quantité d'eau de rose.

Mais quand les yeux et leurs appendices, sont si enflés

que l'enfant ne peut les ouvrir, si une violente inflammation a lieu, suivie d'un écoulement constant de matière, l'œil peut être entièrement détruit, si on n'a pas recours à propos à une assistance convenable.

Comme le traitement, dans ces cas, doit nécessairement varier suivant les circonstances, on ne pèut le détailler dans cet ouvrage.

Quand les enfans sont affectés d'une foiblesse habituelle des yeux, le bain froid et une fréquente exposition en plein air, seront les meilleurs moyens de soulagement.

Section II*

Rougeur.

Les enfans sont très-sujets aux éruptions de la peau, qui prennent quantité de formes, et viennent de plusieurs causes différentes. La moins mal-faisante est la rougeur; elle paroît fréquemment peu après la naissance, et revient, par occasion, durant le période de la nutrition.

La rougeur vient, le plus communément, sous la forme de quantité de petits boutons rouges et distincts, qu'on peut sentir au-dessus de la peau; mais quelquefois ils sont de couleur jaune ou perlée. L'éruption est souvent générale sur tout le corps; d'autres fois elle paroît seulement sur la figure ou sur les extrémités; le plus souvent elle est ramassée en larges taches.

L'enfant ne paroît pas souffrir, de cette éruption, aucune indisposition ou dérangement dans ses fonctions ordinaires; circonstance qui la distingue assez de la rougeole.

On a imaginé que la cause de la rougeur venoit d'une acrimonie dans le système, que la nature chassoit ainsi : cependant les preuves qu'on apporte ordinairement en confirmation de cette opinion, ne paroissent pas être très-satisfaisantes. On pourroit peut-être en trouver la cause dans les erreurs qu'on commet à l'égard de l'habillement, de l'air, de l'exercice, etc.; car tout homme de l'art, attentif, peut observer que les enfans qui sont vêtus très-chaudement, et ceux qui ne sont pas souvent en plein air, et qui dorment dans des chambres étroites, sont plus sujets à cette éruption que les autres.

La commune pratique de traiter la rougeur comme une maladie de peu de conséquence, est donc certainement fondée sur des raisons fausses; car, quoiqu'elle soit une preuve de la bonne santé de l'enfant, elle n'est seulement qu'une preuve négative, parce qu'elle montre que la constitution de l'enfant a le pouvoir de résister aux effets d'un mauvais traitement.

Pour ces raisons, les médecins qui seront consultés dans les cas où les enfans sont très-sujets à la rougeur, s'enquéreront soigneusement de chaque circonstance relative à leur traitement, à l'habillement, à l'air, à l'exercice, à la situation durant la nuit, etc., aussi bien qu'à la nourriture, afin d'adopter les moyens propres à écarter les causes de cette maladie.

Quand la rougeur disparoît subitement, si l'enfant paroît beaucoup oppressé, le bain chaud sera nécessaire.

Section IIIe

Jaunisse.

La jaunisse est une maladie qui demande beaucoup plus d'attention que la rougeur, parce qu'elle est souvent fatale.

L'extérieur des enfans affectés de cette maladie annonce en même temps la nature du mal. Ils sont jaunes sur toute la surface du corps, et on observe la même couleur dans les yeux.

Dans quelques cas, il n'y a d'autres symptômes que la teinte jaune, qui indique quelque chose d'extraordinaire; dans d'autres, le grand dérangement dans les fonctions naturelles de l'enfant, prouve incontestablement que tout le système est en désordre.

Les causes de la jaunisse sont diverses et nombreuses; circonstances qui dépendent, comme on peut aisément l'expliquer, de la structure particulière des enfans.

La bile, on l'a remarqué, vient du foie et de la vessie du fiel, par un simple conduit dans le canal intestinal, un peu au-dessous de l'estomac. Tout obstacle qui peut arrêter le passage de la bile, de cette manière, occasionnera une couleur jaune de la peau, appelée jaunisse. Dans les grandes personnes, le foie est très-bien défendu des injures extérieures; mais, dans les enfans, on l'a observé, il est plus gros en proportion, et n'est pas aussi bien protégé. Le canal intestinal, chez eux, est plus facilement dérangé que dans la suite : de là l'écoulement de la bile, dans les enfans, peut être interrompu par une pression extérieure sur le foie, par la tension de cette portion de l'intestin dans lequel passe la bile, ou par quelques-unes des causes qui occasionnent le même accident dans les grandes personnes. La retention du méconium, comme on l'a dit aussi, est une cause très-fréquente de cette maladie, mais ne peut pas être regardée comme une simple conséquence de l'état particulier du système qui cause la jaunisse.

Il n'y a pas de doute que cette maladie est souvent occasionnée par le lait de la nourrice; cela peut venir de ce qu'il n'est pas suffisamment laxatif, ou d'autres circonstances qu'on ne connoît pas bien encore.

Les symptômes de cette maladie varient autant que les causes; car quelquefois l'enfant est hors d'état de teter, dort toujours, et toutes ses fonctions paroissent être suspendues. Dans d'autres cas, il éprouve des douleurs de colique très-violentes, ou des convulsions effrayantes; quelques enfans ont une teinte jaune sur tout le corps, qui n'est suivie d'aucun inconvénient.

Le mode curatif de la jaunisse doit être réglé par les symptômes et les causes de la maladie; c'est pourquoi on ne peut le décrire en détail dans cet ouvrage.

Quand l'enfant paroît ne souffrir aucune indisposition, quoique sa peau soit entièrement jaune, si son ventre est libre, il est absurde de prescrire aucun remède.

Mais, s'il est incapable de teter, et qu'il ait une disposition constante à dormir, on employera alors les moyens les plus actifs; autrement, la maladie peut devenir bientôt fatale. Des vomitifs, consistant dans un grain ou deux d'épicacuana mêlé avec un peu de sucre et d'eau, et de fort laxatifs, comme une cuillerée à thé d'huile de castor, toutes les une ou deux heures,

seront

seront alors nécessaires, et on pourra provoquer leurs effets par un bain chaud.

Si l'enfant est nourri par une femme dont le lait soit vieux, le changement de nourriture sera, dans plusieurs cas, le seul remède contre la maladie.

Quand de violentes coliques ou des convulsions accompagnent la jaunisse, on doit appeler immédiatement un médecin habile, parce qu'il faut un grand discernement pour déterminer les moyens qu'on doit employer dans ces occasions.

Section IVe

Aphtes.

Les aphtes sont une maladie si commune dans l'enfance, que plusieurs ont imaginé qu'elle étoit un effort salutaire de la nature, pour chasser du système quelque matière nuisible qui, sans cela, pourroit produire par la suite plusieurs maladies. Cependant cette opinion n'est qu'un préjugé vulgaire, qui n'est fondé ni sur la raison, ni sur l'expérience.

Comme les aphtes sont, dans quelques cas, très-doux, et dans d'autres très-mauvais, les symptômes et le danger qui accompagnent cette maladie varient dans les différentes occasions.

Cette maladie paroît sous la forme de petites taches blanches, sur les coins des lèvres, sur la langue, sur l'intérieur des joues, et sur la poitrine ; elles ressemblent à des gouttes de lait coagulé. Ces taches commencent dans la bouche, et s'étendent graduellement sur les lèvres, le palais, etc. ; et on a ajouté, avec une apparence de probabilité, que dans quelques cas elles cortinuoient par le gosier à travers l'estomac et sur toute l'étendue du canal intestinal.

Quand la maladie est favorable, les taches sont en petit nombre et confinées à la bouche ; l'enfant paroît en souffrir peu d'inconvéniens.

Mais dans les espèces plus malignes des aphtes, les taches sont si pressées et si nombreuses, qu'elles se touchent, et forment une croûte uniforme et tenace qui couvre toute la bouche, le palais et la poitrine, et qui rend les enfans incapables de teter. Dans ces cas, avant que les taches paroissent, l'enfant est généralement beaucoup abattu et disposé à dormir ; son pouls est presqu'imperceptible, ses extrémités sont froides, et il paroît sur le point de mourir. Quand les taches paroissent, le pouls s'élève par degrés, il succède une chaleur fébrile, l'action des vaisseaux sanguins redouble, l'enfant éprouve une grande anxiété ; sa bouche devient si tendre, qu'il ne peut saisir le mamelon ou avaler le plus petit aliment ; ses efforts pour teter font souvent saigner sa bouche immodérément.

Dans les progrès de cette maladie, les taches changent considérablement d'apparence. Dans les cas favorables, elles deviennent jaunes par degrés, et les parties intermédiaires ont généralement une couleur rouge enflammée ; mais quand la maladie est d'une espèce maligne, les taches ont une couleur violette ou livide, qui se termine communément par une apparence gangreneuse ou par la mortification.

Quand les aphtes sont considérés comme une maladie, ils sont ordinairement précédés ou accompagnés d'affections de l'estomac et des viscères : comme de coliques et d'un violent relâchement.

La nature de cette maladie varie dans les différens cas. Quand l'enfant souffre peu d'incommodité, excepté celle qui vient du mal dans la bouche, on peut la regarder comme une maladie locale, excitée par quelque irritation aux parties délicates qui sont affectées par du potage très-chaud, etc.

Mais quand les maladies dans l'estomac et les viscères, ou des symptômes fébriles précèdent ou accompagnent les aphtes, on peut alors les regarder comme les effets d'un dérangement général du système, et on peut s'attendre que la terminaison de la malade sera plus ou moins favorable, selon le degré de force de l'enfant et la violence des symptômes.

Les causes éloignées des aphtes sont diverses : comme une nourriture contraire, le séjour dans un air impur, quelquefois une contagion spécifique, et exposition au froid ou à l'humidité.

Les moyens curatifs, dans les espèces moyennes de cette maladie, quoique simples et faciles, demandent quelque attention ; car, comme les taches sont tout-à-fait superficielles, elles peuvent aisément être dissipées par l'application de quelque remède astringent ; mais si on les fait disparoître trop tôt, il s'en élevera de nouvelles en plus grande quantité, plus opiniâtres dans la durée, et d'une situation plus profonde ; et si on répète le même traitement contraire, il en reparoîtra encore d'autres qui seront plus violentes, à proportion de la fréquence de la répétition.

On ne doit donc point employer de lotion, ni de poudre astringente, que des taches, de blanches qu'elles étoient, ne soient devenues jaunes ; alors on peut donner, avec sûreté, le remède commun de borax, mêlé avec du sucre et du miel.

Y 2

» La pratique ordinaire de laver les taches avec un petit linge , produit toujours de mauvaises conséquences.

· · Dans cette espèce de maladie on peut faire usage d'une dissolution de gelée de groseille dans de l'eau , ou du sirop de roses avec de l'esprit de vitriol. L'usage indiscret de gelée et de craie , que plusieurs prescrivent , est souvent suivi de mauvais effets.

· Dans le traitement des espèces malignes des aphtes , le grand objet qu'on aura en vue sera de soutenir ou de rétablir la force , ou de guérir les maladies de l'estomac ou des viscères , par le moyen de lavemens, toutes les trois ou quatre heures.

Dans cette vue , on nourrira l'enfant avec du bouillon coupé , ou d'eau dans laquelle on fera bouillir un peu de pain , ou de la panade délayée , dans laquelle on ajoutera un peu de vin , ou des yeux de crabes préparés. Dans les espèces plus malignes de cette maladie , on donnera souvent , de la même manière , du quinquina en décoction , ou mêlé avec une dissolution de gomme.

· · Les vésicatoires appliqués successivement au dos et aux cuisses , seront utiles dans quelques cas.

· Il sera quelquefois nécessaire , pour corriger les désordres de l'estomac et des intestins , de donner de doux vomitifs ; et quand les selles sont vertes , et ont une odeur aigre , on doit prescrire la magnésie et les yeux d'écrevisses , préparés suivant les formules recommandées dans l'Appendix.

Quand les selles sont déliées et ont l'apparence d'une eau bourbeuse , ou quand elles sont fétides, on donnera de temps en temps des doses de laudanum, proportionnées à l'usage des enfans.

L'état particulier du système, dans ces cas , rend souvent les fluides irritans, dans tous les passages : ce qui tend à aggraver beaucoup la maladie. On emploiera, pour y remédier, quelques moyens : comme de mettre de temps en temps dans la bouche une cuillerée à café de léger mucilage de gomme arabique, ou d'une liqueur préparée avec un blanc d'œuf battu, et un peu d'eau et de sucre, auquel on peut ajouter une seule goutte d'huile d'anis.

Dans ces cas, on n'appliquera rien sur les taches qu'elles ne deviennent jaunes, et que les forces de l'enfant ne soient rétablies.

Quand on a des raisons de croire que le lait de la nourrice est la cause des aphtes, on doit la changer aussi-tôt.

Les seins de la nourrice seront souvent offensés par le mal de la bouche de l'enfant, s'ils ne sont pas défendus par un petit mucilage, avant qu'il soit présenté au sein, et lavés avec de l'eau-de-vie foible, ou des liqueurs et de l'eau, immédiatement après qu'il en est retiré.

SECTION V^e.

Maladies d'entrailles.

Les enfans, par la structure délicate des organes digestifs, sont très-sujets à des maladies d'entrailles qui prennent souvent les apparences les plus alarmantes.

La nature a très-heureusement rendu l'estomac des enfans si irritable, que quand il est trop plein ou trop surchargé de substances indigestes, le vomissement suit ordinairement ; mais comme le vomissement habituel altère graduellement la vigueur de l'estomac, on emploiera toutes les précautions possibles pour prévenir les causes de cette maladie.

C'est pour ces raisons qu'on a déjà conseillé de ne pas permettre aux enfans de teter trop à la fois, et de ne jamais donner, dans les premiers mois, une grande quantité de potage. L'intention, en donnant du potage dans ce temps, n'est pas d'appaiser la faim, mais d'accoutumer l'enfant à un changement graduel de nourriture. On ne doit donc en donner qu'une petite portion, jusques vers le temps du sevrage ; et quoiqu'il soit nécessaire d'en donner quand l'enfant est affamé, afin de l'engager à en prendre, son appétit ne doit jamais en être complétement rassasié.

Quand l'enfant, beaucoup oppressé, est hors d'état de teter, a les yeux pesans et une haleine forte, il y a raison de croire que son estomac est dérangé ; et s'il ne vomit pas naturellement, on donnera un simple émétique, et même dans quelques cas, quoiqu'il vomisse de lui-même, une petite dose d'épicacuana sera bienfaisante.

Quand l'estomac est vidé de cette manière, on évacuera les intestins avec quelques doses de magnésie et de rhubarbe, ou quelqu'autre doux laxatif.

Les enfans sont exposés à des coliques qui occasionnent souvent les symptômes les plus menaçans ; car, dans quelques cas, l'enfant crie soudainement et continuellement, ou par tressaillement, perd entièrement sa couleur, a une respiration oppressée, les extrémités froides et quantité d'autres maladies alarmantes. Si, dans ces cas, l'enfant tire ses petits membres sur son ventre, ou tord son corps, si son ventre est enflé et est en partie relâché, on découvrira aisément que la cause de ses souffrances vient de la colique.

La délicatesse des viscères des enfans les rend susceptibles d'être affectés par les causes les plus légères en
apparence : ce qui excite des coliques. L'exposition au
froid, l'inattention dans le changement des habits, quand
ils sont mouillés, la trop grande quantité de potage, de
trop forte doses de magnésie, un amas de glaires acides
dans l'estomac et les intestins, et quelques vices dans le
lait, peuvent très-souvent causer cette maladie.

La cure de la colique ne s'opère pas par des moyens
aussi simples que plusieurs l'ont imaginé ; car non - seulement on doit écarter la cause excitante de la maladie,
mais aussi les effets qui se communiquent à tout le système par le dérangement des organes digestifs.

Quand cette maladie vient de l'exposition au froid, ou
de l'application long-temps continuée des vêtemens mouillés, par la négligence des nourrices, on mettra l'enfant
dans l'eau chaude jusqu'au-dessus des aisselles, et on l'y
tiendra pendant dix minutes ou un quart-d'heure. Alors
on l'essuiera bien, jusqu'à ce qu'il soit entièrement sec ;
on l'enveloppera dans de la flanelle chaude sans intervention de linge, et on le mettra au lit. Par ce traitement, si la maladie n'est pas compliquée avec celle de
l'estomac ou des viscères, l'enfant s'endormira bientôt,
et s'éveillera en parfaite santé.

L'impatience des nourrices les porte à recourir au potage toutes les fois que l'enfant est chagrin, au lieu d'employer d'autres moyens qui leur donneroient, à la vérité,
plus de peine. Il suit de cela que l'estomac, incapable
de digérer, se remplit d'air et d'alimens aigres. Il est donc
douloureusement tendu, et les intestins sont irrités par
l'acide qui descend de l'estomac.

Dans ces cas, la cure doit consister dans des vomitifs et de doux laxatifs ; et après que l'estomac et les intestins sont vides, le bain chaud qu'on vient de décrire contribuera grandement à rendre au système général sa première régularité.

Plusieurs enfans ont leur estomac et les intestins souvent douloureusement tendus par l'air, lorsqu'ils ne prennent autre chose que le lait de la mère. On a eu long-temps la coutume de donner des liqueurs et de l'eau, ou des remèdes carminatifs, dans ce cas ; mais quoique les derniers, comme un peu de sucre d'anis, etc., puissent être nécessaires dans quelques occasions, cependant les premiers ne doivent être employés qu'avec une grande répugnance ; car avec un exercice convenable, la digestion se fera beaucoup mieux que par aucun moyen artificiel, et les ventosités n'auront jamais lieu lorsque cette importante fonction sera parfaitement remplie.

Plusieurs femmes, dans de bonnes intentions, mais avec des moyens très-contraires, tourmentent leurs enfans et leur donnent souvent de la magnésie, parce qu'elles s'imaginent follement que ce remède ayant peu de goût, il ne peut faire de mal ; mais l'action de la magnésie dépend du changement que cette substance éprouve dans l'estomac ou les intestins, qui lui donne la même propriété que celle des sels laxatifs ; et, par-conséquent, si une trop forte dose de ceux-ci occasionne des coliques dans les grandes personnes, la magnésie doit, quand elle est donnée en trop grande quantité, produire les mêmes effets sur les enfans.

Si on découvre que la colique vient de cette cause, une cuillerée à café de bouillon coupé donnée de temps en temps, et une petite dose de laudanum, par la bouche ou en lavement, diminueront en général la douleur.

La surface interne de l'estomac et celle du canal alimentaire sont constamment lubrifiées par des fluides visqueux qui les défendent des injures, et accomplissent la digestion des alimens.

Toute substance irritante, appliquée aux parties délicates, qui fournissent ces fluides, en augmente la quantité : ce qui interrompt la digestion, parce que l'amas de glaires empêche la préparation parfaite des alimens, en excitant continuellement l'action des organes dans lesquels ce procédé s'exécute.

Rien ne contribue davantage à augmenter la quantité des fluides visqueux que la pernicieuse coutume de mettre du sucre dans les mets des enfans. Un peu de cette substance est bonne et nécessaire ; mais les mets ne doivent jamais être ce qu'on appelle doux ; car le goût du sucre est rarement aperçu.

Lorsque la matière visqueuse est accumulée dans l'estomac ou les intestins, elle devient bientôt acide, et conséquemment les selles ont une couleur verte et une odeur aigre.

On opérera la cure de la colique, qui vient de cette cause, en donnant des remèdes absorbans, après que l'estomac aura été évacué par un vomitif. On peut, dans cette vue, employer par occasion la magnésie, les yeux d'écrevisses, etc., séparément ou ensemble.

Quand la colique est accompagnée de fièvre violente et constipation, le succès sera souvent précaire. On doit avoir recours au bain chaud, aux lavemens émolliens, à de doux laxatifs, par la bouche, quelquefois aux sangsues et à quantité d'autres moyens ; mais comme ces cas doivent toujours être confiés aux soins d'un médecin habile , il est inutile de détailler dans cet ouvage les circonstances particulières qui exigent l'usage de chacun de ces remèdes.

Le lait de la nourrice cause quelquefois des tranchées. L'opinion commune que les passions de l'ame affectent l'état du lait , paroît bien fondée. La cure ordinaire de cette espèce de colique est d'empêcher l'enfant de teter , quand l'ame de la nourrice est agitée , ou qu'il y a des tranchées , et de le mettre dans le bain chaud.

Le relâchement des intestins , dans les enfans , arrive fréquemment, indépendamment de la colique , et quelquefois vient des mêmes causes.

Quand la santé de l'enfant n'est point altérée par cette circonstance , et que les selles ont une apparence naturelle , on ne doit pas la regarder comme une maladie , et elle est souvent une évacuation salutaire et critique.

Mais quand l'enfant devient maigre , quand sa chair est molle, sa couleur pâle et sa vigueur altérée , le relâchement, quelle que puisse être l'apparence des selles , doit être modéré , mais non subitement arrêté.

Pour cet effet , dans plusieurs cas , on donnera d'abord un vomitif, et ensuite des absorbans , tandis que , dans le même temps , on adoptera les moyens propres à prévenir le retour de la même cause qui a servi d'origine à la maladie.

Quand les selles sont très-aqueuses, de couleur noirâtre , et d'une odeur fétide , les meilleurs palliatifs seront des lavemens de léger empois , ou de gruau de riz avec du laudanum. Mais , dans ces cas , la maladie continue fréquemment jusqu'à ce que l'enfant soit épuisé , à moins qu'on n'apporte une attention convenable à sa nourriture.

Plusieurs enfans délicats ont été préservés de la mort qui les menaçoit, par l'usage du bouillon de veau ou de bœuf, pris deux fois par jour, sans pain. L'air de la campagne et le bain froid sont dans ces occasions extrêmement bienfaisans.

Les remèdes astringens ne doivent jamais être prescrits aux enfans sans la plus grande précaution, parce que leur usage est souvent suivi d'effets funestes.

Par ce tableau des maladies de l'estomac et des intestins, auxquelles les enfans sont sujets, il paroît évidemment qu'il faut un grand discernement pour distinguer la source de la maladie, et déterminer la méthode de la cure; il est donc du devoir des parens d'apporter la plus grande attention à ces maladies, et de ne jamais attendre, pour consulter un habile médecin, que le système général soit tellement dérangé, que son secours devienne inefficace.

SECTION VIe

Convulsions.

Les nerfs dans les enfans, comme on l'a observé, sont à proportion plus gros et plus aisément affectés que chez les grandes personnes: de là vient que les enfans sont plus sujets aux convulsions, parce que ces maladies dépendent d'un état d'excitement du système nerveux, qui ne peut produire chez les adultes ce qu'il occasionne chez les enfans.

Les convulsions, en tout temps alarmantes et dangereuses, viennent de plusieurs causes, et demandent une grande variété de traitement; c'est pourquoi on doit

toujours, dans ces cas, se procurer un secours convenable.

Mais, quoiqu'il soit incompatible avec le but de
cet ouvrage d'expliquer en détail les principes d'a-
près lesquels on doit diriger la cure des convulsions,
il peut cependant être d'une grande importance de
faire connoître la nature de la maladie, afin d'éviter
plusieurs des causes qui la produisent. Comme la terminaison est souvent très-prompte, il devient également
utile de décrire les moyens qu'on peut employer avec
avantage, avant qu'on puisse avoir un médecin. C'est
dans cette vue, qu'on offre les observations suivantes.

Dans quelques cas, les convulsions viennent tout-à-
coup; dans d'autres, l'attaque est graduelle, et les pré-
miers symptômes ne sont pas aisés à distinguer par
les assistans. Dans le premier cas, l'enfant étant dans
une santé parfaite, devient, dans un instant, livide;
ses yeux et ses traits sont en contorsion, et ses membres et
tout son corps, dans une violente agitation. Ces symptômes
sont suivis d'une suspension des facultés vitales, comme
d'un évanouissement qui peut rétablir l'enfant, ou devenir fatal. Dans le dernier cas, l'enfant montre quelques
degrés de mal-aise : il change subitement de couleur ; ses
lèvres tremblent, ses yeux se tournent en haut ; il s'étend
lui-même inopinément, et ses mains se ferment.

Quelquefois l'enfant a une succession rapide et continue d'accès violens ou légers, et d'autrefois ils reviennent
à des intervalles éloignés.

Les convulsions, dans les enfans, sont produites par
tout ce qui peut affecter le système nerveux, en général,
ou produire une violente irritation sur quelques nerfs
particuliers.

La répercussion subite d'une éruption, ou la suppression d'une évacuation habituelle; le séjour dans un air impur, la pression sur le cerveau, et l'état particulier du corps ordinaire à quelque maladie éruptive, comme la petite vérole, la rougeole, agissent de la première manière; et les substances irritantes appliquées à l'estomac ou aux intestins, telles que des alimens contraires, des médecines, des vers, etc. la dentition, et les affections de quelque partie sensible, opèrent de la seconde manière.

On ne peut trop fortement recommander la nécessité de la plus grande circonspection dans le traitement des enfans; car, dans plusieurs occasions, la plus petite négligence produit des convulsions effrayantes. Les enfans sont souvent saisis de cette maladie, pour avoir bu une petite quantité de liqueur ou d'eau, ou pour avoir avalé quelque substance contraire; et, dans plusieurs cas, la cause peut venir d'une piqûre d'épingle.

Dans tous les cas de convulsions, le danger est en proportion de la violence des accès, et dépend aussi de la cause qui la fait naître. Quand elles précèdent des maladies éruptives, elles quittent généralement lorsque l'éruption paroît; et, quand elles ont lieu en conséquence d'une éruption répercutée, ou d'une évacuation supprimée, on prévient leur retour en faisant reparoître l'éruption, ou en substituant un écoulement artificiel.

Mais, quand les accès sont violens et fréquens, et qu'ils viennent d'une pression sur le cerveau, ou de quelque cause qui tend à irriter tout le système, ils se terminent, en général, d'une manière fatale. Un simple accès est souvent suivi du même événement, quelle que soit la cause de la maladie ; et, quand une attaque a été long-temps continuée ou suivie de symptômes alarmans, on doit beaucoup craindre de son retour.

Comme la cure des convulsions doit nécessairement être très-différente dans les différens cas, il est impossible de décrire aucun moyen qui puisse réussir dans toutes les occasions.

Quand un enfant est saisi d'un violent accès, sans aucune maladie préalable, on doit l'exposer, sans crainte, en plein air, et il sera communément rétabli par ce moyen.

Après cela, si le pouls est fort et vîte, on lui appliquera, avec succès, les sangsues aux pieds ; mais, s'il paroît indisposé et oppressé ; s'il a la poitrine embarrassée, ou qu'il donne quelques signes d'un estomac dérangé, on lui fera prendre immédiatement un vomitif, et on lui tiendra le ventre libre, au moyen d'un lavement émollient.

Dans les cas où il n'y a point de symptômes d'action redoublée des vaisseaux sanguins, ni d'aucun dérangement de l'estomac, ni des viscères, on recherchera la cause de l'accès ; autrement, on ne pourroit adopter de moyens probables de soulagement. Pour cela, on tiendra l'enfant entièrement nu, et on le placera dans un bain chaud : on examinera, avec soin, chaque partie de son corps, pour voir s'il n'y a pas quelque lésion.

On aura la précaution de dépouiller l'enfant, toutes les fois que la cause de la convulsion ne sera pas très-connue, parce que l'accès peut venir non - seulement d'une chute que la nourrice s'efforce de cacher, mais même, comme on l'a déjà remarqué, de la piqûre d'une épingle.

Lorsque, par une indisposition précédente de l'enfant, il y a raison de croire que les convulsions précèdent quelque maladie éruptive, on le mettra immédiatement dans un bain chaud, après l'avoir exposé, une ou deux minutes, en plein air; alors on lui donnera, de temps en temps, à petites doses, quelque doux cordial. Par ces moyens, l'éruption sortira ordinairement bientôt, et l'enfant sera soulagé de l'accès; mais, dans quelques cas, on appliquera un vésicatoire au dos ou aux jambes, avant de pouvoir effectuer cette favorable issue.

Le traitement, quand les convulsions dépendent de la dentition, est décrit dans la section qui en traite.

Quand un enfant semble subitement privé de la vie, par un ou deux accès, s'il paroissoit auparavant en bonne santé, on ne doit pas le regarder comme irrévocablement perdu; mais on employera soigneusement, aussi long-temps que sa couleur n'est pas entièrement changée, les moyens ordinaires pour rappeler la vie suspendue; et, dans tous les cas d'une mort subite apparente, venant de cette cause, on doit les continuer pendant quelque temps, avec persévérance.

SECTION VIIe

Petite Vérole par inoculation.

L'INTRODUCTION de l'inoculation dans la Grande-Bretagne, et dans les autres parties du Nord de l'Europe, peut être considérée comme une époque importante dans l'histoire de l'amélioration de la médecine, et les progrès successifs de la pratique doivent être re-

gardés comme la preuve la plus convaincante des avantages qu'on en retire.

On sait assez que la petite vérole étoit une maladie
de la nature la plus alarmante, avant que l'inoculation
fût découverte ; car plus des deux tiers de ceux qui
en étoient affligés en devenoient les victimes. Il est,
en effet, certain qu'il en mouroit peut-être un sur quatre
ou cinq ; les autres étoient ou considérablement défigu-
rés ou aveugles, ou sujets à des maladies qui devenoient
la cause d'une fin languissante.

L'inoculation, au contraire, a prévenu tous les accidens ; car il n'en meurt pas plus d'un sur cent, et très-
peu sont marqués le plus légèrement.

On a fait, contre cette pratique, plusieurs objections
plausibles, dont deux seulement méritent une sérieuse
réfutation. La première est que, depuis l'introduction
de l'inoculation, le nombre des morts n'ayant pas diminué, la petite vérole, occasionnée par les moyens artificiels, ne fait pas sortir du corps la matière nuisible
qui y est supposée, quand elle a lieu naturellement.

Cet argument, fondé sur une fausse information, et
soutenu par un raisonnement idéal qui ne peut être aisément détruit par une preuve directe, a malheureusement paru trop convaincant à plusieurs personnes. La
manière irrégulière avec laquelle les registres de la
mortalité annuelle ont été tenus jusqu'ici dans la Grande-
Bretagne, en même temps qu'elle a donné lieu à cette
objection, en a toujours empêché la réfutation complète et sans replique.

Mais tout médecin expérimenté, qui a attentivement
observé les cas qu'il a eu lieu de traiter, peut être en
état de nier que la mortalité des enfans, dans tous les

rangs de la vie, a considérablement diminué dans ces trente dernières années, et il est facile à toute personne au-dessus de cinquante ans, de s'apercevoir que la beauté de la race humaine s'est beaucoup améliorée dans le même période.

La nature n'a pas surement donné en vain à l'homme ce bel assemblage des traits de la figure, qui, à moins qu'ils ne soient détruits par la maladie, servent si admirablement à exprimer les passions. Il est donc de la politique d'encourager tous les moyens qui peuvent améliorer la beauté, sans altérer la santé; de là il est même arrivé que l'inoculation faite d'abord, non pour diminuer le nombre des morts, a été recommandée ensuite dans cette vue même.

La seconde objection, fondée sur les sentimens de chaque parent, a privé beaucoup de personnes des avantages de l'inoculation. Un enfant, a-t-on dit, peut n'être jamais infecté de la petite vérole naturelle; si donc on lui infuse artificiellement cette maladie, et que l'issue devienne malheureuse, les parens auront grande raison de se faire des reproches.

Mais, comme un très-petit nombre de ceux qui prennent quelque part à la scène active de la vie, peut éviter d'être exposé à la contagion de cette maladie, il est certainement du devoir de ceux à qui le soin des enfans est confié, d'adopter les moyens que la providence a mis en leur pouvoir, pour les défendre des dangers qui suivent la petite vérole. Les réflexions des parens qui ne font pas inoculer leurs enfans, comparées à celles des parens qui le font, dans la supposition d'une

issue malheureuse dans les deux cas, seront d'une nature très-opposée.

Les premiers, ayant négligé de procurer à leurs enfans
un événement propre, ou à leur conserver la vie, ou
à prévenir les défauts qui peuvent les rendre misérables
durant toute leur existence, ou devenir la source de
beaucoup de maladies pour l'avenir, éprouveront inévitablement les plus désagréables sensations, tandis que
les autres, ayant rempli leur devoir en prenant les
moyens les plus efficaces pour procurer la santé et du
soulagement à leurs enfans, jouiront de cette satisfac-
tion qui suit toujours une conduite droite et équitable,
et seront conséquemment consolés de leur perte.

Cependant l'inoculation est aujourd'hui si universellement adoptée, que ces observations peuvent, peut-
être, paroître inutiles.

Le période de la vie où cette opération doit être faite,
n'est pas encore déterminé par les auteurs et les médecins. Lorsque toutes les circonstances sont favorables,
le temps qu'on doit choisir pour inoculer les enfans des
grandes villes, semble être entre le troisième ou quatrième mois après la naissance. Ils ont alors acquis assez
de force pour soutenir la maladie, et ils ne sont pas
encore affectés de celles qui accompagnent la dentition.
En différant au dernier période, ils doivent être continuellement exposés à être infectés de la petite vérole
naturelle, si on les mène toujours dans les rues ou pro-
menades publiques. Lorsque la maladie domine dans le
voisinage, ou qu'elle arrive accidentellement dans la
famille, l'inoculation est indispensable, quoique l'enfant
ne soit pas dans un état propre à l'opération.

Mais, quand un enfant ne peut, avec sureté, être

inoculé à ce période , on doit embrasser la première occasion favorable , quand même il seroit nécessaire de prolonger le terme du nourrissage de quelques semaines ; car la petite vérole seroit dangereuse , immédiatement après le sevrage.

Comme il s'écoule ordinairement un intervalle considérable entre l'apparition des quatre premières dents et celle des suivantes , plusieurs enfans peuvent être inoculés , aussi - tôt qu'ils sont rétablis des effets de cette première apparition.

Si cette importante opération est inévitablement différée jusqu'à ce que l'enfant soit sevré , il faudra attendre , avant de la commencer , qu'il soit complétement remis.

Un avantage très - important de l'inoculation , c'est qu'il est au pouvoir de celui qui opère de communiquer la maladie , quand le corps de l'enfant est dans un état tel qu'il est capable de résister à ses effets ; si donc un enfant est inoculé quand il est trop foible , ou quand il est affecté de quelqu'indisposition , le but de l'opération sera essentiellement manqué.

Le grand succès qui a généralement accompagné l'inoculation , a rendu , depuis peu d'années , ceux qui la pratiquoient , moins attentifs à la santé des enfans sur lesquels ils opéroient , que leur devoir ou leur intérêt le demandoit. On peut , en général , attribuer à cette circonstance la mort de quelques enfans dans cette opération , et le grand danger des autres , qui arrive de temps en temps.

On apportera donc la plus grande attention à l'état de l'enfant , avant de déterminer l'inoculation. Ce n'est pas assez qu'il paroisse en santé et en bon état, il faut s'en assurer par la preuve la plus convaincante.

On ne doit pas inoculer un enfant qui a la chair molle, ou qui a eu une maladie de viscères long-temps continuée, qui a quelqu'éruption à la peau, ou qui ne paroît pas avoir autant de force qu'en ont, en général, les enfans de son âge. Lorsqu'une toux ou des symptômes de fièvre se manifestent, ou lorsque les dents sont prêtes à percer, un médecin prudent ne conseillera pas l'opération : on observera la même précaution, lorsque l'enfant aura été exposé à la contagion de la petite vérole ou de la rougeole.

La méthode d'inoculer est beaucoup plus simple qu'autrefois ; elle consiste simplement à insinuer la pointe d'une lancette ou d'une aiguille, préalablement mouillée dans la matière de la petite vérole, entre l'épiderme et la vraie peau, en un ou deux endroits au bras gauche, et à l'y retenir pendant deux ou trois secondes, afin que la matière se détache de l'instrument, et reste dans l'endroit.

On commet journellement plusieurs erreurs dans cette opération facile en apparence. Le choix de la matière, quoiqu'un objet très-essentiel dans ces occasions, est souvent mal fait. Le préjugé vulgaire que les maladies héréditaires peuvent se communiquer par l'inoculation, est certainement mal-fondé ; et c'est pourquoi on doit se servir, dans quelque cas, de la matière de la petite vérole, à moins que le médecin ne veuille éviter le plus petit risque de blâme de la part des parens. Mais quelquefois la petite vérole volante paroît si semblable à la petite vérole naturelle par son apparence et ses progrès, que plusieurs enfans ayant été inoculés avec la matière de la première, ont eu une maladie qu'on supposoit être celle qu'on avoit intention de produire, et ont ensuite été infectés de la petite vérole naturelle. Tous les médecins doivent donc être prudens dans le choix de la matière qu'ils emploient pour l'inoculation.

Quoique la matière récente réussisse toujours plus certainement que celle qui est gardée quelque temps, le médecin évitera d'inoculer un enfant immédiatement après qu'il a pris la matière d'un enfant actuellement infecté ; autrement il pourroit communiquer la contagion par la manière naturelle. Mais quand, par des circonstances particulières, cette précaution ne peut être adoptée, on mettra l'enfant à inoculer à une fenêtre, afin qu'un courant d'air puisse passer entre lui et l'opérateur.

Quand la matière a séché sur la lancette ou l'aiguille, on a coutume de la mouiller par les vapeurs de l'eau chaude, en observant de ne pas trop l'amollir ; car elle ne pourroit pas être portée de la pointe de l'instrument dans la peau.

On fait, en général, deux piqûres, afin que l'opération ne puisse pas manquer ; mais on les fera à la distance d'un pouce et demi ou deux pouces, afin que si elles s'enflamment toutes deux, elles puissent ne pas devenir un seul et même mal.

Dans les enfans, une goutte ou deux de sang, suivront inévitablement la piqûre : quelquefois elles emportent la matière. On peut prévenir cet accident, en essuyant légèrement le sang, et appliquant alors sur la blessure un peu de la matière ratissée de la lancette. On mettra sur une des plaies un petit morceau de taffetas d'Angleterre, pour tenir la matière et empêcher que le frottement des vétemens ne l'enlève : on peut l'ôter après vingt ou trente heures, au moyen d'eau chaude.

Les médecines que plusieurs opérateurs donnent aux enfans, dans l'intention de les préparer à la petite vérole, sont, en général, inutiles, et souvent dangereuses. On peut se contenter, pour cela, de leur faire prendre deux ou trois doses de quelque laxatif très-doux, à la distance de trois jours l'une de l'autre. Un petit changement dans la nourriture de la nourrice, sera toujours nécessaire, sur-tout si c'est la mère qui en remplit les fonctions ; mais, comme les nourrices mercenaires se livrent ordinairement à une nourriture trop abondante, on leur enjoindra une réserve convenable, et on devra prescrire une dose ou deux de sel laxatif, avant l'éruption.

Les piqûres faites par l'opération commencent ordinairement à s'enflammer au troisième ou quatrième jour, et à prendre une forme régulière ; ce qui marque que l'inoculation a réussi : car, si elle manque, quoique la plaie puisse s'enflammer, on ne peut cependant la sentir dure et proéminente, et elle n'a point de forme régulière.

Au huitième, neuvième ou dixième jour, l'enfant est indisposé. Il devient mal à son aise, excessivement chagrin et fiévreux ; quelquefois il tressaille beaucoup, et, dans d'autres cas, il est saisi de convulsions : mais ces symptômes, si on les traite convenablement, ne sont jamais dangereux, et continuent seulement pendant un temps court.

L'éruption paroît après la troisième, quatrième ou cinquième heure, et continue à sortir ordinairement pendant trois jours. Les grains sont, en général, tout-à-fait distincts, en petit nombre, et confinés, sur-tout, aux extrémités ou aux parties les plus chaudes.

Quand l'éruption est complétement sortie, toutes les sensations incommodes diminuent jusqu'environ le sixième ou septième jour; alors les pustules, qui ont continué à croître en grosseur depuis leur première apparition, deviennent rouges à leurs bases conséquemment douloureuses, et se remplissent graduellement de matières. L'enfant est, de nouveau, dans plusieurs cas, chagrin et mal à son aise pendant trente-six ou quarante-huit heures; alors les pustules mûrissent, et il est soulagé. Les grains changent leur couleur; d'abord, sur les parties exposées à l'air, la matière se sèche, ou comme on dit, les pustules noircissent, et elles s'écaillent par degrés.

S'il n'y a pas eu d'éruption abondante, la figure s'enfle, et l'enfant est aveugle durant deux ou trois jours.

L'enfant est ordinairement rétabli complétement entre la troisième ou quatrième semaine après l'inoculation.

Tel est le progrès ordinaire de la petite vérole par inoculation : mais, dans plusieurs cas, il y a quantité de symptômes différens.

Dans quelques occasions, le bras ne s'enflamme qu'au dixième ou douzième jour. L'éruption ne paroît qu'au quatorzième, seizième ou vingtième jour ; et, dans ces cas, il y a souvent une seconde éruption au cinquième ou sixième.

Quand l'inoculation a été faite sur un enfant foible, l'éruption ne se fait pas librement, ou, si elle sort, les pustules continuent d'être plates, et deviennent livides ; et quelquefois elles sont en si grande quantité, qu'elles se touchent l'une l'autre, et couvrent toute la surface du corps de l'enfant.

On connoît assez le traitement de la petite vérole favorable. Quand l'indisposition, etc., se manifeste, on tient l'enfant très-fraîchement, et on apporte beaucoup d'attention à l'état du ventre. S'il est menacé d'accès, on l'expose à l'air froid, jusqu'à ce qu'il soit rétabli, et alors on le met dans le bain chaud, pour provoquer l'éruption. Après que les pustules ont paru, si l'enfant n'est pas long-temps mal à son aise, on le tient beaucoup en plein air, et on se met en garde contre la constipation.

Quand elles commencent à suppurer, on modère la douleur par de petites doses de laudanum, et, quand elles s'écaillent, on prescrit quelques doses de doux laxatifs. Si la blessure au bras est très-douloureuse et très-enflammée, on la couvre ordinairement de poudre d'amidon, et, dans quelques cas très-rares, on applique des cataplasmes émolliens.

Quand la maladie est violente, et que les symptômes indiquent du danger, il sera nécessaire de varier le traitement ; mais il doit être réglé par un habile médecin. On ne doit pas recommander indistinctement le régime froid ; car, dans quelques occasions, une chaleur modérée et de foibles cordiaux, sont d'une aussi grande importance, que l'exposition au froid et la prohibition de tout ce qui est échauffant sont, en général, utiles.

CHAPITRE IV.

*Maladies qui arrivent entre les trois ou quatre pre-
mières semaines après la naissance et le période
du sevrage.*

Ce chapitre ne renferme pas toutes les maladies auxquelles les enfans sont sujets dans le période indiqué,
mais seulement les plus communes.

Comme le devoir des médecins consiste beaucoup
plus à prévenir qu'à guérir les maladies, on donnera,
dans la dernière section de ce chapitre, quelques règles
touchant la méthode de sevrer les enfans, et l'âge auquel cet important changement doit s'opérer.

SECTION PREMIÈRE.

Pustules laiteuses.

Les nourrices nomment pustules laiteuses une éruption blanche ou brune et galeuse, affectant principalement le front, ou quelque partie de la tête ou de
la face, paroissant, dans plusieurs cas, sous différentes
pustules distinctes, dans d'autres, s'étendant considérablement en une croûte continuée.

Cette gale est toujours superficielle, et conséquemment ne laisse jamais de cicatrices, à moins d'un mauvais traitement. Elle n'est point accompagnée de fièvre,
ni sujette au dérangement du système, quoiqu'elle con-

tinue souvent pendant des semaines ou des mois en-
tiers.

Les éruptions de cette espèce arrivent généralement
aux seuls enfans gros, et paroissent venir d'un lait trop
gras. La cure dépend donc communément de l'abstinence de la nourrice des alimens animaux, et de toute
liqueur fermentée.

L'inquiétude que les parens et les nourrices témoi-
gnent, souvent pour écarter ces vilaines apparences, a
engagé plusieurs médecins à interposer leurs secours
sans nécessité et à contre-temps.

On se ressouviendra toujours que ces éruptions sont
critiques et salutaires; c'est pourquoi, quand, par une
excessive démangeaison, il devient nécessaire d'y appliquer une légère dissolution de sucre de saturne,
on tiendra le ventre libre, et on excitera le relâchement.

On doit éviter, s'il est posstible, toute médecine active,
comme une grande dose de mercure doux et d'eaux im-
pregnées de souffre.

S E C T I O N   I I^e

Dentition.

LES enfans paroissent éprouver une variété de maladies qui sont occasionnées par la dentition. Plusieurs
souffrent moins que d'autres; mais tous sont affectés
jusqu'à un certain point.

Il paroît surprenant que la douleur accompagne une
opération naturelle et nécessaire, et, pour cela, on a
nié qu'elle eût lieu; mais les raisonnemens n'ont pu
détruire le fait, et l'expérience de toutes les nourrices

a prouvé que les enfans les plus vigoureux , et d'une meilleure santé , ressentent beaucoup de mal-aise durant le période de la dentition.

Quoique des enfans naissent quelquefois avec deux ou quatre dents , en général elles sont cachées sous les gencives , comme on l'a remarqué , jusqu'au cinquième , sixième ou septième mois après la naissance , époque où les deux dents de devant , du milieu de la mâchoire inférieure , paroissent. Peu de jours , ou peu de semaines après , les dents correspondantes de la mâchoire supérieure percent ensuite.

Après cela , il s'écoule communément un intervalle de plusieurs semaines , avant que les autres dents du devant , qui percent ordinairement de la même manière que les premières , succèdent à celles-ci.

Durant le période ordinaire de l'alaitement , il perce rarement plus de dents que celles-là , quoiqu'à la fin de la seconde année , les enfans en aient dix à chaque mâchoire.

Les symptômes qui précèdent et accompagnent l'éruption des dents , sont plus ou moins violens , selon la succession dans laquelle elles paroissent, selon la résistance qu'apportent les gencives et l'irritabilité de la constitution de l'enfant.

Dans les cas les plus favorables , la pression des dents sur les gencives , occasionne quelque douleur , et augmente l'écoulement des fluides par la bouche : c'est ce qui rend l'enfant chagrin et inquiet durant la nuit. Il porte fréquemment dans sa bouche ses petites mains , et tout ce qu'il peut saisir , pour frotter ses gencives ; il bave continuellement et la salive , qui passe dans son estomac et ses intestins , lui occasionne une indisposition , des tranchées et le relâchement.

Enfin la pointe d'une dent paroît ; mais le mal-aise continue toujours pendant quelques jours, jusqu'à ce qu'une seconde ait percé.

Durant l'intervalle entre l'éruption des dents inférieures et celle des supérieures, l'enfant recouvre sa force et sa bonne santé ordinaires ; mais il éprouve bientôt, de nouveau, la même indisposition.

Lorsque ce sont là les seules maladies qui accompagnent la dentition, il y a peu de danger à craindre ; mais quelquefois, au lieu de ces incommodités, il y a une suite de symptômes formidables. Dans des enfans forts et robustes, une fièvre violente précède souvent l'éruption de chaque dent : les gencives sont enflées et enflammées, les yeux beaucoup affectés, le ventre tendu, la peau brûlante. L'enfant crie sans cesse ; il est incapable de teter, et ne jouit jamais, sans interruption, de quelque temps de sommeil.

Les enfans foibles, quand la dentition est douloureuse et difficile, sont oppressés ; ils ont de la répugnance pour toute espèce d'alimens, ils perdent leur couleur, sont perpétuellement chagrins, ont un dévoiement continuel, et deviennent tout-à-fait maigres. Les enfans irritables, dans les mêmes circonstances, outre ces symptômes, sont sujets aux convulsions qui reviennent de temps en temps, jusqu'à ce que les dents soient au-dessus des gencives.

Tous les symptômes qu'on vient de décrire, ont un caractère beaucoup plus grave, si plusieurs dents percent à la fois, ou dans une succession immédiate, ce qui arrive quelquefois.

Le traitement des accidens ordinaires qui accompagnent la dentition, consistera à modérer la douleur, à régler l'état du ventre, et à employer continuellement tous les moyens propres à rétablir la santé de l'enfant.

Dans cette vue, on donnera, à l'heure du coucher, de petites doses de laudanum, lorsque l'enfant paroîtra souffrir beaucoup. On le nourrira avec du bouillon de bœuf, deux fois le jour, s'il est foible, et on le tiendra, autant qu'il sera possible, en plein air, quand la saison est favorable, s'il est très-relâché. On ne doit jamais, dans ces cas, négliger le bain froid, parce qu'il contribue beaucoup à fortifier l'enfant. Si le relâchement est excessif, on le modérera, et, si le ventre est resserré, on donnera quelques doux laxatifs.

Les enfans éprouvent un desir urgent, durant la dentition, de frotter leurs gencives, et on peut, avec de certaines règles, le leur permettre; mais les substances communes, qu'on leur met, pour cela, dans les mains, comme le corail, etc., en froissant les gencives, peuvent occasionner une violente inflammation dans ces parties; on doit donc choisir des matières molles, comme un petit morceau de racine fraîche de réglisse, ou, comme l'emploie le vulgaire, un morceau de bougie.

Le traitement, lorsque les symptômes sont alarmans, est plus compliqué, parce qu'il doit varier selon les circonstances.

Quand la plénitude et la vitesse du pouls, l'augmentation de chaleur, la rougeur de la figure, de fréquens tressaillemens, une respiration gênée, des accès, des cris immodérés, etc., indiquent une fièvre violente, l'application des sangsues devient indipensable : le bain chaud sera ensuite utile. On tiendra le ventre libre avec des médecines laxatives et des lavemens émolliens, et on employera tous les moyens qui peuvent diminuer l'action du cœur et des artères. Dans ces cas, cependant, à moins que l'irritation des gencives ne soit éloignée ; les symptômes fébriles résistent souvent à tous les traitemens qu'on peut imaginer.

La manière la plus efficace d'accomplir cet objet, est de percer la gencive sur la dent ; cela se fait au moyen d'une lancette, et non avec les ongles de la nourrice, ni avec une pièce de six sous, comme les sages-femmes le conseillent.

Cette opération ne doit jamais être différée, quand l'enfant est saisi de convulsions vers le période de la dentition, quand même l'avancement de la gencive n'annonce pas l'approche de la dent. Dans ces cas, on doit percer les gencives inférieures les premières ; et si, en les perçant à l'endroit ou la première dent paroît communément, la lancette trouve une substance dure, l'éloignement de l'accès montrera que l'opération a réussi ; mais, si on ne sent point de dent, et que les convulsions reviennent, alors on fera la même chose à la gencive supérieure. J'ai souvent vu des accès attaquer journellement des enfans pendant plusieurs semaines, et après avoir résisté àde tous les autres remèdes, disparoître entièrement après qu'on eût incisé les gencives. Comme aucun danger ne suit cette simple opération, on doit y avoir recours plus fréquemment que ne paroissent le vouloir faire les hommes de l'art.

Quand une toux incommode, le mal des yeux, etc., accompagnent la dentition, on ne peut les guérir parfaitement qu'après qu'elle est faite.

Comme les enfans sont toujours exposés à beaucoup de danger, quand les symptômes de la dentition sont violens, on doit avoir recours à une assistance conve-

nable, parce que les parens ne sont pas capables de
diriger le traitement dans ces circonstances.

Section IIIe

Fièvres des Enfans.

Les maladies fébriles qui attaquent les enfans, sont,
en général, de simples symptômes de quelqu'autre
maladie ; leur durée est rarement considérable, et, quoique violentes, tandis qu'elles continuent, elles ne causent pas souvent de danger, si on les traite convenablement.

Les causes des fièvres des enfáns sont donc très-nom-
breuses. L'exposition au froid, le dérangement de l'estomac ou des intestins, la dentition, et en un mot tout
ce qui peut exciter l'action redoublée du cœur et des vaisseaux sanguins, les fera facilement naître.

Le traitement de ces maladies doit dépendre entièrement des causes, et l'on a détaillé ci-dessus la méthode
convenable d'en guérir le plus grand nombre.

Quand on ne pourra découvrir les causes des fièvres,
comme cela arrive quelquefois, on apportera toute son
attention à modérer les symptômes. Pour cela les vomitifs, les doux cordiaux, le bain chaud ou les sangsues,
et les vésicatoires, seront parfois nécessaires.

On doit encourager les parens à ne jamais perdre l'espérance de rétablir les enfans de ces maladies ; car il
arrive souvent que la maladie se termine favorablement
après qu'un médecin habile a abandonné l'enfant comme
perdu. On apportera donc une attention continuelle aux
enfans attaqués de fièvres aussi long-temps qu'ils vivront;

et quand ils ne peuvent prendre des alimens par la bouche, on peut les nourrir pendant plusieurs jours avec des lavemens composés de pain émié dans du vin ou du bouillon.

S E C T I O N I V^e

Le Croup.

DE toutes les maladies ordinaires aux enfans, le croup est peut-être la plus alarmante ; car elle devient souvent fatale dans les trente-six heures de la première attaque.

Cette maladie domine dans les pays marécageux ou dans ceux voisins de la mer. Elle arrive plus fréquemment dans l'hiver et le printemps, que dans toute autre saison ; mais les enfans qui l'ont eue une fois, sont exposés à en être affectés de nouveau, s'ils s'exposent au froid pendant quelque temps, par une température humide.

Le croup paroît rarement dans les enfans après la huitième ou neuvième année ; mais avant ce période les enfans de tout âge et de toute constitution y sont sujets.

Quelques médecins l'ont supposée contagieuse ; car deux ou trois enfans, dans la même famille, en sont devenus les victimes dans une semaine ; mais cela peut s'expliquer, en supposant qu'ils ont été tous exposés à la même cause qui a produit la maladie.

Dans quelques occasions les symptômes du croup s'annoncent furtivement par des degrés imperceptibles ; dans d'autres, ils paroissent à-la-fois sans aucune équivoque. Quand l'enfant ressent une difficulté de respirer, qui est suivie d'un bruit fort dans le gosier, qu'on peut entendre à une distance considérable, de rougeur à la face, et d'un

pouls

pouls vif et plein, la maladie commence réellement; et quand un enfant a une toux rauque et dure pendant plusieurs jours, par une température humide, on peut craindre avec raison la maladie.

Elle est accompagnée, dans le commencement, de symptômes d'une violente fièvre inflammatoire; mais ils disparoissent en peu d'heures. Le pouls devient alors très-vif et foible, et la figure pâle et hideuse. La respiration forte et rauque continue cependant toujours, et ne cesse que quelques minutes avant que l'enfant meure.

Les symptômes du croup, et les apparences après la mort, démontrent clairement que la maladie est occasionnée par une affection locale de la trachée-artère qui embarrasse d'abord, et arrête ensuite la respiration.

On doit, sans différer, employer les moyens les plus actifs pour la cure de cette dangereuse maladie. Les meilleurs remèdes sont les sangsues, les vomitifs, le bain chaud et les vésicatoires.

L'application des sangsues devient toujours inutile, à moins qu'on ne les applique au commencement de la maladie. Les vomitifs, après la saignée, sont communément utiles; et le bain chaud paroît provoquer les bons effets de ces deux moyens. Quoique les vésicatoires soient seulement nécessaires lorsque la maladie n'a pas cédé au premier traitement, cependant, comme le croup n'est jamais léger, on appliquera toujours un vésicatoire au gosier, à la poitrine ou au dos, après que l'enfant a pris le bain chaud.

Dans quelques cas, on peut conseiller d'autres moyens; mais ils doivent être dirigés par un habile médecin.

Quand des enfans foibles et irritables sont sujets à des attaques de croup, les vomitifs et le bain chaud apporteront le meilleur soulagement, et on doit recommander la plus grande précaution pour éviter l'exposition à une température humide.

SECTION Vᵉ

Règles touchant la manière de sevrer les Enfans.

LE sevrage forme une époque importante dans la vie d'un enfant, car sa santé future dépend souvent de la manière de diriger cette grande révolution.

Quoique différens pays adoptent différentes pratiques à l'égard du sevrage, il est cependant une règle presque universellement établie : c'est de ne jamais priver un enfant du sein s'il n'est pas en bon état, à moins que son indisposition ne paroisse venir du lait. Cela n'arrive pas communément; car, quand les femmes donnent trop long-temps à teter, il s'opère dans leur système un changement naturel qui enlève bientôt au lait les qualités propres à nourrir.

Le période du sevrage doit dépendre de quantité de circonstances autres que la santé de l'enfant : comme la saison de l'année et la constitution des parens. L'hiver est, pour des raisons aisées à comprendre, un temps très-contraire au sevrage.

Quand les parens ont une constitution scrophuleuse, on donnera l'enfant à une femme de campagne d'une bonne santé, comme on l'a déjà recommandé ; et il ne doit être sevré au moins qu'après le seizième mois. Si la nourrice est hors d'état d'alaiter avant ce temps, on s'en procurera un autre.

Excepté ces cas, les enfans peuvent en général être

sevrés entre le neuvième et douzième mois, après la naissance. On se gardera de les sevrer, ou trop tôt, ou trop
tard.

On commet journellement plusieurs erreurs dans la
manière de sevrer les enfans. Quelques femmes privent
l'enfant du sein tout-à-coup. D'autres s'efforcent de lui
faire abandonner le sein de lui-même, en appliquant au
mamelon de la moutarde ou quelque substance dégoûtante.

Ces deux pratiques sont également cruelles et contraires. On doit introduire par degré un changement dans
la nourriture : c'est pourquoi on donnera à l'enfant, pendant plusieurs jours avant le sevrage, une double quantité
de potage, et du lait en très-petite proportion. Mais on
ne doit adopter la première pratique qu'après avoir suivi
la seconde.

Quand un enfant est sevré, il est trop ordinaire aux
nourrices de donner des doses de laudanum ou de sirop
de pavot, qui a les mêmes effets, toutes les nuits pendant un temps considérable, afin d'empêcher l'insomnie ;
mais on ne donnera ces remèdes que les deux premières
nuits. L'usage indiscret des laxatifs est aussi très-commun ;
mais on ne peut le condamner dans des termes assez
forts. Si le ventre n'est pas suffisamment libre, on aura
recours aux laxatifs ; mais, autrement, on ne doit pas
s'en servir.

Quand l'enfant sera sevré, on l'accoutumera à prendre
des alimens et des boissons à des heures réglées, et non
selon le caprice des nourrices. Quoique cette tâche soit
d'abord un peu difficile, on peut toujours, avec de la
patience, en venir à bout ; et les avantages que l'enfant
lui-même, et ceux qui le soignent en retireront, feront
plus que compenser les embarras qui accompagnent cette

entreprise. On ne doit point donner la nuit des alimens, ni des boissons ; car il pourroit s'ensuivre une mauvaise habitude qui laisseroit pour l'avenir le germe de plusieurs maladies.

On a déjà clairement fait connoître le mauvais effet des liqueurs et de l'eau, du petit lait, du vin, etc., qu'on donne aux enfans.

Après le sevrage, les alimens des enfans doivent être du bouillon léger de bœuf, la panade, un peu de boudin, et diverses préparations de lait. On doit toujours se servir, au lieu de pain ordinaire, de biscuit. La préparation ordinaire du gruau d'avoine (appelée potage, ou soupe) beaucoup usitée jusques dans ces dernières années, dans cette partie de la Grande-Bretagne, est, sans contredit, d'une trop difficile digestion pour les enfans.

La fréquente exposition à l'air libre, quand la température est favorable, et un degré redoublé d'exercice, sont extrêmement bienfaisans aux enfans nouvellement sevrés.

APPENDIX.

FORMULES DE MÉDECINES.

OBSERVATIONS

SUR LES DOSES DES MÉDICAMENS.

Les médecins prescrivent communément des médicamens liquides la dose d'une cuiller à soupe et à café, ou en gouttes ; mais on ne peut jamais les donner à une dose exacte avec ces mesures, parce que les cuillers de table, ou à café, varient beaucoup en grandeur, et que les fluides versés d'une petite phiole, tombent en larges ou petites gouttes, selon l'épaisseur de ses bords, ou la quantité du fluide qu'elle contient.

Les doses des médicamens, recommandées dans cet ouvrage, sont réglées par une mesure de verre graduée, que chaque famille peut se procurer à peu de frais. Une cuiller de table est supposée contenir une demi-once ; celle à café une dragme, et cette dernière mesure est considérée comme égale à soixante-dix gouttes. Quand, donc, quelque médicament est réglé à la dose de dix gouttes, on peut mêler une dragme avec sept fois la quantité d'eau, et la cuiller à café fournira l'exacte proportion. La même règle peut être appliquée à toute autre dose de fluides par gouttes.

Les doses de pilules sont toujours spécifiées.

Les doses de poudres et d'électuaires sont réglées par le poids ; et pour cela chaque famille doit se pourvoir d'un assortiment de poids d'apothicaire.

La dose de chaque médecine propre aux grandes personnes et aux enfans, est ajoutée à chaque formule.

A B S O R B A N S.

Magnésie.

Elle peut être mélée avec de l'eau ou du lait.

La dose pour les grandes personnes est d'une demi-dragme toutes les quatre ou six heures, quand elle est nécessaire ; pour les enfans, trente grains une fois dans huit ou dix heures.

Yeux de Crabe préparés.

On peut les donner de la même manière que la magnésie.

La dose pour les grandes personnes est de quinze ou vingt grains toutes les heures ou deux ; pour les enfans, dix grains toutes les heures.

Eau de Chaux.

La dose pour les grandes personnes est une tasse à thé deux ou trois fois le jour ; pour les enfans, deux cuillerées à café ou de table, selon leur âge, mélées avec de l'eau commune.

Mixtion absorbante.

Prenez un gros de sucre raffiné, deux gros d'yeux de

crabe préparés , et deux gros de magnésie. Broyez – les ensemble en une poudre fine ; ajoutez ensuite : eau de canelle simple, deux cuillerées à café ; eau commune , cinq cuillerées de table.

Dose. Pour les grandes personnes, une cuiller de table ; et pour les enfans , une à café toutes les deux heures.

A N O D I N S.

Opium.

Dose. Un grain pour les grandes personnes.

Pilules d'Opiats.

PRENEZ égales parties d'opium pur et de poudre de canelle. Faites–en , par le moyen d'un sirop , des pilules d'un grain chacune.

Dose. Pour les grandes personnes, deux au coucher ; et dans les cas particuliers, une le matin.

Laudanum.

Dose. Pour les grandes personnes , trente ou trente-cinq gouttes une fois en vingt-quatre heures.

Quand il déplaît en quantité ordinaire , on peut le donner avec beaucoup d'avantage, à la dose de cinq gouttes toutes les heures, jusqu'à ce qu'il ait produit l'effet convenable.

La dose pour les enfans doit varier selon leur âge. Une goutte est suffisante durant le nourrissage , et une demi-goutte est la dose qui convient pendant plusieurs semaines après la naissance.

Quand le laudanum est prescrit en lavement, la proportion doit être plus que double de celle donnée par la bouche.

Elixir parégorique.

Dose. Pour les grandes personnes, soixante-dix gouttes dans un verre d'eau ou de gruau.

Castoreum en poudre fine.

CE médicament doit toujours être employé récemment mis en poudre.

La dose, pour les grandes personnes, est de quinze ou vingt grains une fois en vingt-quatre heures, donnée dans de la marmelade ou de la gelée.

Boisson anodine.

PRENEZ trente-cinq gouttes de laudanum, deux cuillerées à café de sirop commun, une cuillerée de table d'eau de canelle ; mêlez-les ensemble.

Cette potion, prise une fois, est suffisante pour les grandes personnes.

Mixtion anodine.

PRENEZ une dragme de laudanum, une cuillerée de table de teinture de safran, deux cuillerées de table de sirop commun, deux onces d'eau ; mêlez.

Dose. Deux cuillerées de table le soir en se couchant, et une toutes les cinq ou six heures, pendant les douleurs, pour les grandes personnes.

Emplâtre d'opium.

A deux onces de l'emplâtre d'estomac du dispensaire de Londres, on ajoute deux dragmes d'opium pur. Il faut l'étendre sur un morceau de cuir, et l'employer comme il prescrit, page 152.

ASTRINGENS POUR L'USAGE INTERNE.

Bois de Chéne en poudre.

Dose. Vingt grains deux fois le jour pour les grandes personnes, dans de la gelée ou la marmelade.

Quinquina.

Dose. Une cuillerée à café deux fois le jour pour les grandes personnes, dans de l'eau, du vin de Porto, dans de la gelée, ou dans du pain à cacheter.

Esprit de Vitriol.

Dose. Dix ou quinze gouttes, deux fois le jour, pour les grandes personnes, dans un verre d'eau.

Décoction astringente.

PRENEZ deux dragmes de canelle, une once de quinquina, trois pintes d'Angleterre d'eau vive. Faites bouillir jusqu'à réduction de moitié ; passez la liqueur après qu'elle est refroidie, et ajoutez une dragme de foible esprit de vitriol, une once de muscade ou d'eau de canelle de Hollande.

Dose. Deux onces, deux fois le jour, pour les grandes personnes.

Forte décoction astringente.

Prenez deux dragmes de canelle blanche, une once de quinquina et une once de bois de chêne, deux pintes d'Angleterre d'eau vive ; faites bouillir jusqu'à réduction d'une pinte, passez la liqueur, et ajoutez les mêmes matières que dans la précédente décoction.

Dose. Deux onces, deux fois le jour, pour les grandes personnes.

Infusion astringente.

Prenez une poignée de roses rouges sèches, versez dessus une pinte d'eau bouillante ; après quatre heures, passez la liqueur, et ajoutez une dragme de foible esprit de vitriol, et une once de sirop de roses ; mêlez.

Dose. Une ou deux cuillerées de table, pour les grandes personnes, toutes les deux ou trois heures, selon les circonstances.

Mixtion astringente.

Prenez une dragme de laudanum, deux dragmes de confection japonique, et deux dragmes de sucre raffiné ; broyez-les ensemble dans un mortier, et ajoutez une once d'eau de canelle simple, et trois onces d'eau vive ; mêlez.

Dose. Une cuillerée de table, toutes les trois heures, pour les grandes personnes; et, pour les enfans, une cuillerée à café, mêlée avec beaucoup d'eau.

Poudre astringente.

PRENEZ quinze grains de gingembre en poudre, une demi-dragme d'alun de roche, deux dragmes de kino (gomme de kino), deux dragmes de cathechu (ou terre du Japon); broyez-les, et réduisez en poudre très-fine.

Dose. Pour les grandes personnes, dix grains, toutes les deux ou trois heures, en marmelade, ou conserve de roses.

POUR L'USAGE EXTERNE.

DISSOLUTION de sucre de saturne. *Voyez* pages 110 et 111.

Lotion astringente.

FAITES dissoudre une dragme de vitriol blanc dans une pinte d'eau vive.

Forte Lotion astringente.

FAITES dissoudre deux dragmes d'alun ordinaire dans une pinte d'eau vive.

Décoction astringente.

PRENEZ deux onces de bois de chêne, deux livres

d'eau commune ; faites bouillir et réduire à une livre,
à laquelle, après l'avoir passée , il faut ajouter une
dragme d'alun.

A m e r s.

Poudre de Colombine.

Dose. Pour les grandes personnes , dix grains, deux
fois le jour , avec un peu de marmelade.

Infusion de fleurs de Camomille.

PRENEZ une poignée de fleurs de camomille sèche ;
versez dessus une quarte d'eau vive froide ; après vingt-
quatre heures , passez la liqueur.
Dose. Pour les grandes personnes, une petite tasse
à thé, deux fois le jour.

Amers par infusion dans l'eau.

PRENEZ deux dragmes d'écorce sèche d'oranges de
Seville, une demi-once de racine de glaïeul parfumé,
et une demi-once de quinquina ; versez dessus une
pinte d'eau bouillante, et passez, après trente-six heures
d'infusion.
Dose. Pour les grandes personnes, une petite tasse
à thé.

Amers par infusion dans le vin.

PRENEZ une dragme de graine de paradis broyée,
une demi-once de quinquina, et une demi-once de

racine de gentiane ; versez dessus un pot de vin rouge de Porto, et filtrez la liqueur après quatre jours.

Dose. Pour les grandes personnes, un demi-verre, deux fois le jour.

CARMINATIFS.

Sucre d'Anis.

Dose. Pour les enfans, six ou huit grains.

Essence de Poivre.

Dose. Pour les grandes personnes, quatre ou cinq gouttes sur un petit morceau de sucre ; pour les enfans, une demi-goutte sur du sucre dissous dans l'eau.

CORDIAUX.

Éther.

Dose. Pour les grandes personnes, une cuillerée à café, toutes les heures ou deux, dans un verre d'eau vive.

Eau d'Orge cannelée.

Dose. Une cuillerée de table pour les grandes personnes, et, pour les enfans, une cuillerée à café délayée dans beaucoup d'eau, toutes les heures.

Boisson cordiale.

PRENEZ trente-cinq gouttes de teinture volatile de

valériane, trois cuillerées à café d'eau de canelle simple, et trois cuillerées à café de sirop; mélez.

Dose. Pour les grandes personnes, une once.

Esprit cordial.

PRENEZ égales parties d'élixir parégorique, et de teinture volatile de valériane; mélez.

Dose. Une cuillerée à café, dans un verre d'eau,
pour les grandes personnes.

Mixtion cordiale.

PRENEZ une cuillerée à café d'esprit composé de
lavande, et autant de teinture de safran; une demi-
once de sirop, et autant d'eau de canelle simple, et
une once d'eau vive; mélez.

Dose. Pour les grandes personnes, une cuillerée de
table, toutes les heures ou deux; pour les enfans, une
cuillerée à café, mélée avec de l'eau.

DIAPHORÉTIQUES.

Vin d'Antimoine.

Dose. Pour les grandes personnes, vingt gouttes,
toutes les heures ou deux, dans de l'eau de gruau,
jusqu'à ce qu'il ait produit un effet convenable; pour
les enfans, quatre ou cinq gouttes, toutes les heures.

Poudre de Doves.

Dose. Pour les grandes personnes, vingt grains dans
du gruau ou du miel.

Poudre de James.

Dose. Pour les grandes personnes, sept ou huit grains divisés en deux parties, données, une heure ou deux l'une après l'autre, en marmelade ou conserve de roses.

Boisson diaphorétique.

Prenez vingt-cinq gouttes de laudanum et vingt-cinq gouttes de vin d'antimoine, trois cuillerées à café d'eau de canelle simple, et trois cuillerées à café de sirop ; mêlez.

Prenez au coucher, pour les grandes personnes.

Julep salin.

Prenez trois cuillerées de table de jus de citron, une dragme de sel volatil d'ammoniac ; après l'effervescence, ajoutez deux cuillerées à café de sirop, demi-once d'eau de canelle simple, et trois onces d'eau vive : mêlez.

Dose. Pour les grandes personnes, deux cuillerées de table, toutes les trois heures.

DIURÉTIQUES.

Huile de Genièvre.

Dose. Pour les grandes personnes, dix gouttes dans du gruau ; pour les enfans, une goutte sur un peu de sucre, qu'on peut mêler alors avec de la panade.

Nitre.

Dose. Dix grains mêlés avec du sucre, et mis dans du gruau, deux ou trois fois le jour, pour les grandes personnes.

Squine, ou Scille sèche.

Dose. Pour les grandes personnes, un grain, trois ou quatre fois le jour, en forme de pilule.

B O I S S O N S.

Émulsion d'Amandes.

Prenez quatre onces d'amandes douces pelées, deux onces de sucre raffiné ; broyez-les bien dans un mortier de marbre, et ajoutez ensuite, par degrés, trois onces d'eau de canelle simple, et une pinte et demie d'eau vive.

Dose. Pour les grandes personnes, une tasse à thé, toutes les deux heures.

Eau d'Orge.

Dose. Un peu chaque fois qu'on est altéré.

Eau de Gelée.

Faites dissoudre deux cuillerées de table de gelée dans une pinte d'eau bouillante.

Dose.

Dose. Pour les grandes personnes, deux cuillerées de table, quand on est altéré; pour les enfans, une ou deux cuillerées à café.

Boisson impériale.

Prenez deux gros de crême de tartre, un gros d'écorce extérieure de citron frais, une quarte d'eau bouillante; après qu'elle est refroidie, passez la liqueur.

Dose. Une tasse à café, toutes les heures ou deux, pour les grandes personnes; pour les enfans, une cuillerée de table.

Limonade, Gruau de riz, Eau de gruau, petit Lait de vin blanc.

Leur usage est bien connu.

É m é t i q u e s.

Vin d'Antimoine.

Dose. Pour les grandes personnes, deux cuillerées à café; pour les enfans, dix ou quinze gouttes.

Épicacuana en poudre.

Dose. Pour les grandes personnes, quinze ou vingt grains mélés avec du sucre et de l'eau chaude; pour les enfans, trois ou quatre grains mélés avec du sirop.

Partie IV.	B b

Épicacuana avec du vin.

Dose. Pour les enfans, une, deux ou trois cuillerées à café, selon l'âge.

Émétique de Tartre, ou Tartre stibiée.

Dose. Pour les grandes personnes, deux grains dissous dans l'eau chaude.

Mixtion vomitive.

PRENEZ un gros de vin d'antimoine, deux gros de vinaigre de scille, une once de sirop, et trois onces d'eau vive ou de rose; mêlez.

Dose. Pour les enfans, deux cuillerées de mer, ou une de table, selon l'âge.

LAXATIFS.

Calomelas.

Dose. Pour les enfans, un ou deux grains dans de la panade, selon l'âge.

Huile de Castor ou de Ricin.

Dose. Pour les grandes personnes, une cuillerée de table, toutes les six heures, jusqu'à ce qu'elle opère; pour les enfans, une cuillerée à café : on peut en donner dans de l'eau de gruau.

Crême de Tartre.

Dose. Pour les grandes personnes, deux ou trois cuillerées à café, au coucher, avec un peu de muscade,
dans de l'eau de gruau.

Électuaire laxatif.

Prenez vingt grains de poudre de jalap, deux dragmes
de crystaux de tartre, et deux dragmes de sucre raffiné ;
broyez-les ensemble dans un mortier de marbre ou de
verre ; ensuite ajoutez une once et demie d'électuaire
lénitif, et autant qu'il faut de sirop de rose, pour faire
du tout une consistence molle.

Dose. Pour les grandes personnes, une dragme,
toutes les deux heures, jusqu'à ce qu'il opère.

Électuaire fortement laxatif.

Prenez dix grains de poudre de gingembre, un gros
de jalap en poudre fine, une once de crême de tartre,
autant de sirop qu'il en faut pour donner une consistance convenable.

Dose. Pour les grandes personnes, deux dragmes,
le matin.

Pilules laxatives.

Prenez dix grains de poudre de canelle, un gros
d'aloès succotrin, en poudre très-fine, et un gros de
savon d'alicante ; broyez-les ensemble dans un mortier
de pierre, et ajoutez alors deux ou trois gouttes de sirop,

pour former une masse qu'on prendra en trente-deux pilules.

Dose. Pour les grandes personnes, deux, au coucher.

Pilules fortement laxatives.

PRENEZ dix grains de poudre de gingembre, une demie dragme de calomel, quarante grains de savon d'alicante, et une dragme et demie d'aloès succotrin en poudre fine ; formez-les, comme dans la précédente, en trente-deux pilules.

Dose. Pour les grandes personnes, une ou deux au coucher, selon l'état du ventre.

Poudre laxative.

PRENEZ trois grains de calomel et dix grains de poudre de jalap ; broyez-les ensemble dans un mortier de verre. On en prend le matin, avec un peu de marmelade, pour les grandes personnes.

Boisson laxative.

A la poudre laxative, ajoutez trois grains de poudre de gingembre, et demi-once de sirop ; mêlez. On la prend le matin, pour les grandes personnes.

Sels laxatifs.

Le meilleur de ces sels est celui de glauber ; on en met dans la soupe où il n'y a point de sel.

Dose. Pour les grandes personnes, six dragmes, ou une once.

Magnésie.

Dose. Pour les enfans , une cuillerée à café , le matin.

Manne.

FAITES-LA fondre dans de l'eau bouillante.
Dose. Une cuillerée à café , toutes les heures , jusqu'à ce qu'elle opère , pour les enfans.

Infusion de Rhubarbe.

PRENEZ une dragme de rhubarbe de Turquie (ou cassée), une dragme et demie de sucre raffiné , cinq grains de sel de tartre , et deux onces d'eau bouillante ; après six heures , passez la liqueur , et ajoutez une cuillerée de table d'eau de canelle simple.
Dose. Pour les enfans , deux cuillerées de mer , ou une de table , le matin , selon l'âge.

Infusion de Séné.

PRENEZ trois dragmes de séné , sans les tiges , demi-once de tamarin , et dix onces d'eau bouillante ; après huit heures d'infusion , passez la liqueur.
Dose. Pour les grandes personnes , une petite tasse à thé , toutes les heures et demie , jusqu'à ce qu'elle opère.

LAVEMENS POUR LES GRANDES PERSONNES.

Lavement émollient.

PRENEZ une cuillerée de table de sel commun, et autant de sucre de cuisine, quatre onces d'huile d'olive fine, et une demi-pinte d'eau chaude; mêlez.

Lavement anodin.

PRENEZ une dragme de laudanum, deux onces d'huile d'olive, et une demi-pinte d'eau de gruau, tiède; mêlez.

Lavement astringent.

AJOUTEZ à la précédente recette, deux dragmes de cathechu (ou terre du Japon), et trois dragmes de quinquina; mêlez.

Lavement fortement laxatif.

PRENEZ une demi-once de séné, une pinte d'eau vive; faites-les bouillir jusqu'à réduction de moitié, et passez la liqueur; ajoutez alors deux cuillerées de table de sel commun, et quatre onces d'huile d'olive fine; mêlez.

POUR LES ENFANS.

Lavement émollient.

PRENEZ une cuillerée à café de sel commun, une

cuillerée de table d'huile d'olive fine , et trois onces d'eau chaude ; mêlez.

Lavement laxatif.

PRENEZ deux dragmes de sel de glauber , et trois onces d'eau bouillante ; ajoutez , quand elle sera froide , une cuillerée de table d'huile d'olive fine ; mêlez.

Lavement anodin.

PRENEZ cinq ou dix gouttes de laudanum (selon l'âge) , une petite tasse à café de bouillon de bœuf ; mêlez.

Lavement astringent.

PRENEZ même quantité de laudanum que dans la précédente , une petite tasse à thé d'eau de ris ou de gruau ; mêlez.

RAFRAÎCHISSANS.

Boissons acidulées.

FRUITS mûrs ascescens.

Mixtion nitreuse.

PRENEZ un gros de nitre , deux dragmes de sucre raffiné , une cuillerée de table de vinaigre distillé , six onces et demie d'eau vive ; mêlez.

Dose. Pour les grandes personnes une cuillerée de table toutes les deux heures , quand cela est nécessaire.

REMÈDES FORTIFIANS.

Amers.

VOYEZ pages 550, et 351, pour les doses, etc.

Esprit de Vitriol.

VOYEZ page 347.

Quinquina, sous diverses formes.

VOYEZ page 347.

Teinture de Bois.

Dose. Une cuillerée de table dans un verre de vin, ou de canelle d'orge, ou d'eau de poivre, deux fois le jour.

Sucre d'Acier.

Dose. Pour les enfans, trente ou quarante grains au plus, deux fois le jour, selon l'âge.

Teinture d'Acier.

Dose. Quinze ou vingt gouttes, deux fois le jour, dans du bouillon de veau ou de bœuf.

Rouille d'Acier.

Dose. Pour les grandes personnes, une demi-dragme deux fois le jour, dans de la marmelade.

R È G L E S

Pour ceux qui consultent un Médecin par lettres.

PLUSIEURS des maladies auxquelles les femmes et les enfans sont sujets, peuvent être soulagées ou écartées par l'avis d'un habile médecin, quoique quelques-unes soient si rapides dans leurs progrès, qu'elles ôtent la possibilité de consulter un médecin qui est un peu éloigné.

La même maladie, dans différentes personnes, exige souvent une très-grande variété de traitement; on ne peut donc appliquer à chaque cas des règles générales : c'est ce qui rend indispensable, avec beaucoup de raison, dans plusieurs occasions, l'avis d'un médecin expérimenté dans cette partie.

Un médecin ne doit, par principes d'honneur, ordonner dans aucun cas, sans consulter celui qui a déjà assisté la malade; car il y a tant de particularités dans la constitution des différentes personnes, qu'on feroit beaucoup de mal si on les négligeoit ou les ignoroit.

Mais les accoucheurs sont souvent nécessairement obligés, par des motifs de délicatesse, de se dispenser de

cette règle générale ; et ils doivent par-conséquent apprendre de la malade elle-même, toutes les circonstances
de sa situation. Dans la vue de prévenir plusieurs des erreurs auxquelles donne souvent lieu la connoissance
imparfaite des personnes qui ignorent l'art de guérir, on
donne les observations suivantes comme des règles pour
ceux qui consultent par lettres un médecin.

On doit d'abord faire connoître l'âge, la constitution,
la manière de vivre , et les habitudes ordinaires de la
malade. On doit, si elle n'est pas mariée, décrire l'état
de sa santé utérine ; si elle l'est, on doit faire mention
du nombre des enfans, des avortemens, et du période qui
s'est écoulé entre chacun ; on doit dire aussi combien elle
a nourri d'enfans.

La maladie présente de la malade doit être ensuite
détaillée ; et, quoique dans le moins de mots possible,
on ne doit oublier aucune circonstance. La nature de la
forme humaine est telle, qu'une de ses parties dérangée,
les autres souffrent également ; mais, quoique l'homme
de l'art doive en général suivre la maladie principale,
cependant une malade ne peut aisément faire la distinction qui existe entre les symptômes qui constituent, à proprement parler, la maladie, et ceux qui l'ont occasionnée.
Cette distinction sera abandonnée au médecin.

On donnera ensuite une description sommaire du commencement et de l'ordre du retour des symptômes. On
y ajoutera le sentiment de la malade sur les causes probables de la maladie.

On décrira l'état de l'appétit et des excrétions, comme
la transpiration, etc., ainsi que de l'apparence de la
langue.

Enfin, on fera l'énumération des remèdes qui ont été

pris, et de leurs effets apparens ; et la malade fera aussi mention de quelque particularité dans sa constitution , qui pourroit rendre contraire l'usage de certains remèdes : comme l'opium, etc.

Il paroît peut-être inutile d'ajouter que , en quelque lieu que cela se fasse, la consultation doit être décrite par le médecin de la famille.

AVIS SUR LE CHOIX

D'UNE NOURRICE.

IL est aisé de comprendre qu'il faut beaucoup de précautions dans le choix de celle à qui on veut confier la charge importante d'un enfant.

On doit toujours exiger, dans une nourrice, l'apparence de la santé, un caractère moral irréprochable, un lait sain et abondant, des seins bien formés sous tous les rapports, et des mamelons proéminens. Ce ne sont pas là les seules circonstances dont on doive s'assurer. Son enfant doit être en bon état, et jouir d'une santé parfaite. On ne peut choisir, en général, une femme qui a accouché d'un enfant mort ; car à moins que la mort n'arrive, en conséquence de quelqu'accident particulier durant la délivrance, il y a toujours dans ces cas quelque raison de soupçonner un vice dans la constitution.

Les femmes adonnées à l'usage du tabac, et celles qui n'ont jamais eu la petite vérole, ou qui en sont très-marquées, ne sont pas propres à être nourrices.

Il ne suffit pas d'écarter les nourrices qui sont soupçonnées de quelque maladie qui peut se communiquer à l'enfant ; elles ne doivent pas même avoir des défauts qui sont suivis des mêmes mauvais effets, tels que celui d'être très-louches.

Quelquefois, cependant, une jeune femme, en santé,

et qui a toutes les marques qui constituent une bonne nourrice, est hors d'état d'en remplir les fonctions : c'est pourquoi, en général, on ne doit prendre pour nourrice que celle qui, ayant déjà nourri son propre enfant, a donné des preuves qu'elle a toutes les qualités propres à cette tâche.

Quoique, par les raisons ci-dessus rapportées, quand il est nécessaire d'envoyer l'enfant chez une nourrice mercenaire, on doive choisir une campagne bien située, cependant il ne faut pas l'éloigner trop de ses parens : autrement, il est rare qu'on apporte fidellement au traitement de l'enfant, toutes les attentions dont sa santé doit dépendre.

F I N.

T A B L E

TABLE

DES

MATIÈRES

CONTENUES DANS CET OUVRAGE. (*)

INTRODUCTION.

SUBSTANCES DONT LE CORPS EST FORMÉ.

SOLIDES.

FLUIDES.

(*) Le Lecteur est averti que, par erreur, on a doublé les *folio* depuis 43 jusqu'à 52 inclusivement.

STRUCTURE ANATOMIQUE DU CORPS HUMAIN.

TÊTE.

TRONC.

EXTRÉMITÉS DU CORPS.

Partie IV.   C c

MALADIES DES FEMMES.

PARTIE Ire. —— CHAPITRE Ier.

Diversités dans la structure, qui constituent le sexe.

CHAPITRE II.

Maladies sexuelles.

C H A P I T R E I I I^e

Grossesse.

PARTIE IIᵉ. —— CHAPITRE Iᵉʳ.

Travail naturel.

CHAPITRE IIᵉ

Travail languissant.

CHAPITRE III.

Travail difficile.

CHAPITRE IVe

Accouchemens outre nature.

CHAPITRE V^e

Accouchemens où il y a plus d'un enfant.

CHAPITRE II.

Maladies qui arrivent après la délivrance.

CHAPITRE III.

Fièvres qui surviennent dans les couches.

TRAITEMENT DES ENFANS.

PARTIE QUATRIÈME.

INTRODUCTION.

CHAPITRE PREMIER.

CHAPITRE PREMIER.

Traitement des Enfans, par rapport à la propreté, à l'habillement, aux alimens, à l'air et à l'exercice.

CHAPITRE II.

Maladies des enfans nouveaux-nés.

CHAPITRE III.

Maladies qui arrivent le plus fréquemment dans les trois ou quatre premiers mois après la naissance.

C H A P I T R E   I V^e

Maladies qui arrivent entre les trois ou quatre premières semaines après la naissance et le période du sevrage.

———

A P P E N D I X.

F O R M U L E S   D E   M É D E C I N E S.

Fin de la Table.

LIVRES

Qui se trouvent chez BATILLIOT *frères,
Imprimeurs-Libraires, rue du Foin Saint-
Jacques,* Nº. *11, à Paris.*

ACADÉMIE des jeux, 5 vol. in-12. fig.   5 l.

Anatomie philosop., par Hauchecorne, 2 v. in-8. 4 l. 10 s.

Art de fabriquer les salins et la potasse, suivi des expériences sur les moyens de multiplier la fabrication de
la potasse, par Pertuis et le Sage, 1 vol. in-8.   1 l.

Catéchisme sur l'art des accouchemens, pour les sages-
femmes et les jeunes chirurgiens : ouvrage imprimé
par ordre du gouvernement, 1 vol. in-12.   1 l. 10 s.

Causes célèbres et intéressantes, avec les jugemens qui
les ont décidées, rédigées par Richer, 22 v. in-12. 24 l.

Cérémonies et coutumes religieuses de tous les peuples
du monde, 4 vol. in-8. ornés de plus de 300 figures
gravées par Bernard Picard,   84 l.

Chronique scandaleuse, ou mémoires pour servir à l'histoire de la génération présente, 5 vol. in-12.   6 l.

Connoissance de soi-même considérée comme la base du
bonheur de l'homme, sous le rapport de la religion, de
la morale et de la société, trad. de l'ang. 1 v. in-8.   2 l.

Couronnes académiques, ou recueil des prix proposés par
les sociétés savantes, avec les noms de ceux qui les ont
obtenus, des concurrens distingués, des auteurs qui ont
écrit sur les mêmes sujets, le titre et le lieu de l'im-
pression de leurs ouvrages, précédé de l'histoire des
académies de France, par de Landine, 2 vol. in-8. 2 l.

582

Cours abrégé de phisique expérimentale, à la portée de
tout le monde, par Famin, 1 vol. in-8.   3 l.
Dictionnaire de la fable, de Chompré, 1 v. in-12. 1 l.
——philosophique, par Voltaire, 8 vol. in-12.   7 l.
Dunciade (la), poëme de Palissot, augmentée du tableau
du jacobinisme, 1 vol. in-18. imprimé par Crapelet, 1 l.
Dissertation sur le thé, le café, le cacao, le tabac, le choco-
lat, etc., 4 parties in-12. broch. en un volume, 1 l. 10 s.
Elémens d'agriculture, ou traité sur la manière de cultiver
toutes sortes de terres, 1 vol. in-12.   12 s.
Essai sur l'histoire des roches, précédé d'un exposé sys-
tématique des terres et des pierres, par Launay, 1
vol. in-12.   1 l.
——sur l'hygrométrie ; savoir : description d'un nouvel
hygromètre comparable, théorie de l'hygromètre, théorie de l'évaporation, etc., par Saussure, 1 v. in-4. fig. 4 l.
Le même, in-8.   2 l.
Expériences et mémoires sur l'agriculture, par Varenne
de Fenouille, 1 vol. in-8.   1 l. 10 s.
Géographie de la France par département, 1 vol. in-12.
carte,   1 l. 15 s.
Henriade de Voltaire, 1 vol. in-12.   1 l. 5 s.
Histoire de la révolution de France, précédée de l'exposé rapide des administrations successives qui ont déterminé cette révolution mémorable, 10 v. in-18. 18 l.
Les tomes 7, 8, 9 et 10 se vendent séparément 2 l.
le volume.
Instructions sur les mesures déduites de la grandeur de
la terre, par la commission des poids et mesures, 1
vol. in-8. fig.
——sur l'établissement des nitrières, et sur la fabrication
du salpêtre, 1 vol. in-8. fig.   1 l.

Jardinier d'Artois, ou élémens de la culture des jardins potagers, par Bonnelle, nouvelle édition, augmentée du traité des œillets, 1 vol. in-8.   1 l. 10 s.

Jardinier (le) fleuriste, 1 vol. in-12. avec quantité de figures,   1 l. 15 s.

Jardins (les), poëme de Delille, 1 vol. in-18.   15 s.

——d'ornemens, ou les georgiques françaises, poëme en quatre chants, suivi des poésies philosophiques, 1 vol. in-8.   1 l. 5 s.

Jugement de Pâris, et autres pièces, par Imbert, 1 vol. in-8. grand papier, orné de sup. fig. et vignettes, 3 l.

Lettres à Emilie sur la mythologie, cinq parties in-8. figures,   7 l. 10 s.

Manuel anti-syphilitique, ou le médecin de soi-même dans la cure des maladies vénériennes, avec un préservatif contre ces maladies, etc., etc., par un docteur de l'ancienne faculté de Paris, 1 vol. in-12. 1 l. 10 s.

Nature (la) considérée dans plusieurs de ses opérations, ou mémoires et observations sur l'histoire naturelle, 1 vol. in-8.   1 l. 5 s.

Nature (la) dans la formation du tonnerre et la reproduction des êtres vivans, pour servir d'introduction aux vrais principes de l'agriculture, par Poncelet, 2 vol. in-8. fig.   3 l.

Nouvelles espagnoles de Michel Cervantès, 2 v. in-8. fig. 8 l.

Nuits (les) d'Young, 2 vol. in-12. fig.   3 l.

Observations sur le sentiment du beau et du sublime, par Emmanuel Kant, 1 vol. in-8. avec son portrait, 1 l.

OEuvres de Voltaire, 45 vol. in-4. figures,   120 l.

   Les tomes 30 à 45 se vendent séparément,   60 l.

——de Florian, 15 v. in-18. figures, y compris sa vie, 10 l.

——de chirurgie de Louis, 2 vol. in-12.   2 l. 10 s.

584

Opuscules physiques de Fontana, traduites par Gebelin,
1 vol. in-8.   3 l.
Ornitologie de la France, contenant les figures de 134
espèces d'oiseaux, gravées en taille douce, 1 v. in-4. 8 l.
Parfait (le) bouvier, 1 vol. in-12.   1 l.
Politicon, ou choix de meilleurs discours sur tous les sujets de la politique, prononcés par les plus célèbres orateurs de notre révolution, avec leur portrait et celui
de Louis XVI, gravés par les meilleurs artistes, 6 vol.
in-8.   18 l.
Pucelle (la) d'Orléans, poëme en 21 chants, avec les
notes, 1 vol. in-12.   15 s.
Religion (la) défendue contre l'incrédulité du siècle, et
économie de la providence dans l'établissement de la
religion, 8 vol. in-12.   6 l.
Recherches sur les Etats-Unis d'Amérique, 4 v. in-8. 9 l.
Recueil amusant de voyages, par Béranger, 7 v. in-12. 9 l.
——de proverbes dramatiques, en vers et en prose, 16
vol. in-12.   12 l.
——de secrets des artistes, par Buc'hoz, 3 v. in-12. 4 l. 10 s.
Romans de Mayer, 2 vol. in-12. fig.   1 l. 10 s.
Système militaire du roi de Prusse, par Mirabeau. 1 v.
in-4. avec environ 100 fig.   6 l.
Tableau des variétés de la vie humaine, par Daignan,
2 vol. in-8.   5 l.
Théâtre complet de Voltaire, 9 vol. in-12.   9 l.
Traité sur la manière d'empailler et de conserver les animaux, les pelleteries et les laines, 1 vol. in-12. 15 s.
——de la sphère, par Mentelle, 1 v. in-12. avec cart. 1 l.
Voyage dans les Alpes, précédé d'un essai sur l'histoire
naturelle des environs de Genève, par Saussure, 2 v.
in-4. fig.   12 l.

——dans la Grèce asiatique, à la péninsule de Cyzique, à Bruce et à Nicée, avec des détails sur l'histoire naturelle de ces contrées, par Sestini, 1 v. in-8.   1 l. 5 s.

——dans le Nord, et histoire des découvertes faites dans ces contrées, par Forster, et mis en français par Broussonet, avec cartes géograp., 2 vol. in-8.   6 l.

Vrai (le) ami des hommes : ouvrage posthume de Thomas, 1 vol. in-8.   1 l.

OEuvres de Nollet, contenant : Leçons de physique expérimentale, 6 vol. in-12. 18 l. L'art des expériences, 3 vol. in-12. 9 l. Lettres sur l'électricité, 3 v. in-12. 6 l. Recherches sur les causes particulières des phénomènes électriques, 1 vol. in-12. 2 l. 10 s. Essai sur l'électricité des corps, 1 vol. in-12. 2 l. Electricité soumise à un nouvel examen, 1 vol. in-12. 2 l.

Code du bonheur, renfermant des maximes et des règles relatives aux devoirs de l'homme envers lui – même, envers ses semblables et envers Dieu; par d'Erlac, 7 vol. in-8.   15 l.

Discours grecs, choisis de divers orateurs, contenant les trois Olyntiennes de Démosthènes, les quatre philippiques du même, les harangues sur la couronne, etc., les discours choisis d'Isocrate, de Lysias, de Lycurgues, l'orateur de Saint-Basile, etc., par l'abbé Auger, 2 v. in-12. en grec, imprimerie de Didot,   5 l.

Discussions importantes débattues au parlement d'Angleterre, par les plus célèbres orateurs, depuis trente ans, renfermant un choix de discours, motions, adresses, répliques, etc., accompagné de réflexions politiques analogues à la situation de la France, depuis les états généraux : ouvrage traduit de l'anglais, 4 v. in-8. 7 l.

Origines (les), ou l'ancien gouvernement de France, de

l'Allemagne et de l'Italie : ouvrage historique où l'on voit dans leur origine la royauté et ses attributs, la nation et ses différentes classes, par de Buat, 3 vol. in-8.   4 l. 10 s.

Siècle de Louis XIV et de Louis XV, 3 v. in-8.   7 l.

Traité complet d'arithmétique à l'usage du militaire, etc., par Trincano, 1 vol. in-8. fig.   2 l.

Voyage dans la mer du Sud par les espagnols et les hollandais, traduit de l'anglais, 1 vol. in-8.   2 l.